性病
效验秘方

主编 傅缨

中国健康传媒集团
中国医药科技出版社

内容提要

　　本书精选治疗性病的验方数百首，既有中药内服方，又有针灸、贴敷等中医外治方；既有古今中医名家经验方，又有民间效验方。每首验方适应证明确，针对性强，疗效确切，患者可对症找到适合自己的中医处方。全书内容丰富，通俗易懂，是家庭求医问药的必备工具书。

图书在版编目（CIP）数据

性病效验秘方／傅缨主编. —北京：中国医药科技出版社，2017.1

（疑难杂症效验秘方系列. 第二辑）

ISBN 978 - 7 - 5067 - 8820 - 5

Ⅰ. ①性⋯　Ⅱ. ①傅⋯　Ⅲ. ①性病—验方—汇编　Ⅳ. ①R289.5

中国版本图书馆 CIP 数据核字（2016）第 308410 号

美术编辑　陈君杞
版式设计　郭小平

出版　**中国健康传媒集团** | 中国医药科技出版社
地址　北京市海淀区文慧园北路甲 22 号
邮编　100082
电话　发行：010 - 62227427　邮购：010 - 62236938
网址　www.cmstp.com
规格　710×1020mm ¹⁄₁₆
印张　17½
字数　232 千字
版次　2017 年 1 月第 1 版
印次　2018 年 8 月第 2 次印刷
印刷　三河市百盛印装有限公司
经销　全国各地新华书店
书号　ISBN 978 - 7 - 5067 - 8820 - 5
定价　**42.00 元**

《性病效验秘方》

编委会

主　编　傅　缨
副主编　熊耀斌
编　委　黄艳琴　张艳华
　　　　童建波　李　媛
　　　　刘　倩

出版说明

昔贤谓"人之所病，病病多，医之所病，病方少"，即大众所痛苦的是病痛多，医者所痛苦的是药方少。然当今之人所病，病病更多；当今之医所病，不是病方少，而是病效方少。故有"千金易得，一效难求"之憾。

《内经》云："言病不可治者，未得其术也"。"有是病，必有是药（方）"，对一些疑难杂症，一旦选对了方、用对了药，往往峰回路转，出现奇迹。

本套《疑难杂症效验秘方系列》第一辑于 2014 年初出版后，受到广大读者的热烈欢迎，不到 3 个月就销售一空，屡次重印。为此，我们组织专家编写了《疑难杂症效验秘方系列》（第二辑），包括糖尿病、冠心病、胃肠疾病、性病、耳鼻喉疾病、儿科疾病、头痛眩晕、便秘泄泻、产前产后病等，共计 9 个分册。第二辑延续第一辑的编写体例，每分册精选古今文献中效方验方数百首，既有中药内服方，又有针灸、贴敷等外治方。每首验方适应证明确，针对性强，疗效确切，患者可对症找到适合自己的中医处方，是家庭求医问药的必备参考书。

需要说明的是，原方中有些药物，按现代药理学研究结果是有毒性和不良反应的，如川乌、草乌、天仙子、黄药子、雷公藤、青木香、马兜铃、生半夏、生南星、木通、商陆、牵牛子，等等，这些药物尤其是大剂量、长时间使用易发生中毒反应。故在选定某一验方之后，使用之前，请教一下专业人士是有必要的！

本套丛书参考引用了大量文献资料，在此对原作者表示衷心感谢！最后，愿本套丛书所集之方，能够解除患者的病痛，这将是我们最为欣慰的事。

中国医药科技出版社

2016 年 10 月

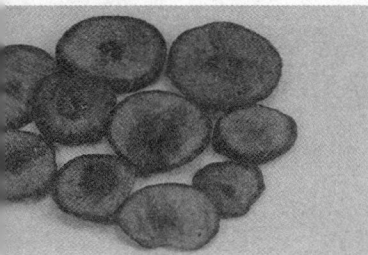

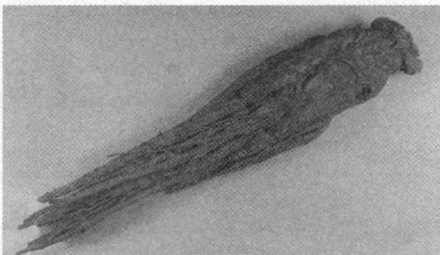

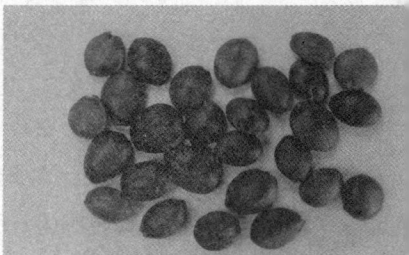

目录

第四章 软下疳

第五章 性病性淋巴肉芽肿

第六章 沙眼衣原体感染

第七章 尖锐湿疣

第九章　滴虫性阴道炎

第十章　细菌性阴道炎

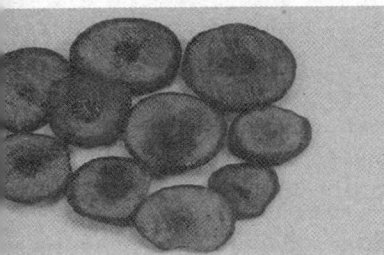

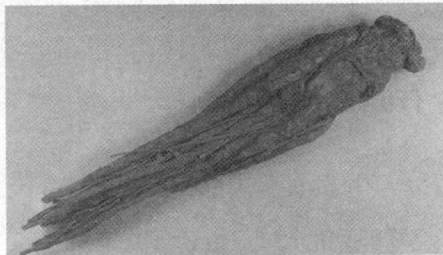

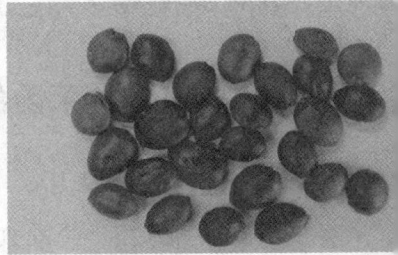

第一章

艾 滋 病

艾滋病（获得性免疫缺陷综合征，AIDS）是由于感染人类免疫缺陷病毒（HIV）引起的细胞免疫功能严重缺陷，使人体丧失免疫功能，极易感染其他疾病的危重性传播传染病。HIV 感染者要经过数年、甚至长达 10 年或更长的潜伏期后才会发展成艾滋病患者，因机体抵抗力极度下降会出现多种感染，如带状疱疹、口腔霉菌感染、肺结核，特殊病原微生物引起的肠炎、肺炎、脑炎，念珠菌、肺孢子虫等多种病原体引起的全身多系统严重感染等，后期常常发生恶性肿瘤，并发生长期消耗，以至全身衰竭而死亡。本病传染源为艾滋病患者及 HIV 感染者或携带者，传播途径为性接触传播、血液传播、母婴传播，发病以青壮年较多，发病年龄多在性生活较活跃的年龄段 18～45 岁，艾滋病传播迅速，已累及世界各地且具有极高的死亡率。

艾滋病属于中医学中的"瘟疫"、"瘟毒"、"阴阳易"、"咽积"等范畴，多由感染邪毒而发病，伴有长期的发热过程，并类似温病的卫、气、营、血传变，病位多累及肺、脾、肾、肝、心、胃肠等多个脏腑。本病总由秽毒侵染，疫毒内传，邪由里发，引起各种血证及精神神经证候，辨证分为疫毒感染、热毒瘀结、气滞血瘀、窍闭痰蒙、脾胃虚弱等证型，病程晚期以虚损为主，常见证型有肺肾两虚、肺肾亏虚、气血亏虚，治疗上多以祛邪外出，扶正固本为主，祛邪解毒、清热解毒、活血化瘀、健脾补肾、补养气血，同时也可结合西医的抗病毒、抗感染等治疗。

人参养荣汤合右归丸加减

人参 10g　黄芪 30g　白芍 10g　当归 15g　陈皮 10g　桂心 8g　白术 12g　茯苓 20g　熟地黄 15g　山药 10g　山茱萸 15g　枸杞子 15g　鹿角胶 10g　菟丝子 15g　制附子 8g　丹参 15g　川芎 10g　五味子 10g　甘草 8g

【用法】取组方中药 10 剂，按一定比例加水浸泡 30 分钟，韩国生产的"KD－2KY 型韩药抽出机"120℃煎药 80 分钟，抽取药汁，1 天 1 剂，分 2 次温水送服，每次 150ml，连续 30 天为 1 个疗程。

【功效】健脾益气养血，补肾滋阴壮阳。

【适应证】**艾滋病（毒结血瘀型）**。症见：发热或低热缠绵，形体极度消瘦，神情倦怠，心悸气促，头晕目眩，腰膝酸痛，食欲不振、恶心或呃逆频作，腹泻剧烈或五更泄泻，腹痛肢冷，盗汗，口干，毛发枯槁易脱落，爪甲苍白，皮肤瘙痒，或有鹅口疮。舌红、无苔，或舌淡、苔薄白，脉沉细无力或细数。

【疗效】以本方治疗艾滋病 2 例，治疗后 1 个月，2 例发热患者体温正常，乏力感消失；治疗 2 个月，咳嗽减轻，3 个月时消失；治疗半年体重逐渐增加，仅肿大的淋巴结无明显变化。

【来源】李建忠，程月兰，时培荣，等．人参养荣汤合右归丸加减组方治疗艾滋病临床研究．中华实验和临床感染病杂志，2008，2（3）：182－185

生脉散合百合固金汤

人参 10g　麦冬 15g　五味子 10g　熟地黄 15g　百合 10g　甘草 10g　生地黄 15g　浙贝母 6g　白芍 15g　玄参 15g　桔梗 10g

【用法】高效抗逆转录病毒治疗（HAART），同时煎煮中药，水煎服，每天 2 次，每日 1 剂。服药时间与西药间隔 2 小时，治疗 90 天。

【功效】补肺益气，滋肾养阴。

【适应证】艾滋病（肺肾不足型）。症见：干咳无痰或少量黏痰或少量黏痰中带血，气短，胸痛，全身乏力，持续低热不退，咳嗽，形体消瘦，甚至骨瘦如柴，出现恶病质的表现。舌质淡、苔薄白，脉沉细。

【临证加减】若腹泻者，加薏苡仁 30g、茯苓 15g；纳呆者，加鸡内金 10g、焦三仙各 10g；失眠者，加夜交藤 10g、柏子仁 10g；出现皮疹者，加赤芍 15g、牡丹皮 15g、荆芥 10g、蝉蜕 10g、地肤子 30g。

【疗效】以本方治疗艾滋病 28 例，结果有效 22 例（临床症状、体征改善较明显，总积分下降≥1/3），稳定 3 例（临床症状、体征改善不明显，总积分下降<1/3），无效 3 例（临床症状、体征无改善或加重，总积分不下降或有所增加），总有效率 89.3%，中医证候积分减少，大多数患者临床症状、体征得到改善，免疫功能提高。

【来源】卢杰. 高效抗逆转录病毒联合中药疗法治疗艾滋病效果分析. 河北医药，2012，34（12）：1884－1885

清金化痰汤加减

半夏 10g　茯苓 15g　陈皮 10g　黄芩 15g　枳实 10g　生石膏 30g
甘草 10g　杏仁 10g　瓜蒌仁 15g

【用法】水煎服，每天 2 次，每日 1 剂。

【功效】清热解毒，宣肺化痰。

【适应证】艾滋病（热毒内蕴，痰热内扰型）。症见：发热、头痛、恶心呕吐、神志不清；或神昏谵语、项强惊厥、四肢抽搐；或伴癫痫或呈痴呆状；或因周围神经损害，有肢体疼痛、行动困难等。苔黄腻，脉细数或滑数。

【来源】卢杰. 中医辨证治疗 HIV/AIDS45 例. 河北中医，2011，33（2）：201－202

补中益气汤合血府逐瘀汤加减

黄芪 20g　桃仁 15g　红花 10g　当归 15g　川芎 15g　赤芍 10g

人参20g　白术10g　牛膝15g　桔梗10g　甘草10g

【用法】水煎服，每天2次，每日1剂。

【功效】益气活血，化瘀解毒。

【适应证】**艾滋病（气虚血瘀，邪毒壅滞型）**。症见：发热咳嗽，气短或干咳无痰，或咯痰黏稠，面色晦暗，舌质黯、苔薄白，脉沉。

【来源】卢杰. 中医辨证治疗 HIV/AIDS45 例. 河北中医，2011, 33（2）：201－202

🪷 生脉散合百合固金汤加减

人参10g　麦冬15g　五味子10g　甘草10g　百合10g　浙贝母6g

熟地黄15g　白芍15g　生地黄15g　玄参15g　桔梗10g

【用法】水煎服，每天2次，每日1剂。

【功效】补气养血。

【适应证】**艾滋病（气阴两虚，肺肾不足型）**。症见：发热或低热缠绵，形体极度消瘦、神情倦怠，心悸气促、头晕目眩，腰膝酸痛，食欲不振，恶心或呃逆频作，腹泻剧烈或五更泄泻，腹痛肢冷，盗汗，口干，毛发枯槁易脱落、爪甲苍白、皮肤瘙痒，或有鹅口疮，舌红、无苔，或舌淡、苔薄白，脉沉细无力或细数。

【来源】卢杰. 中医辨证治疗 HIV/AIDS45 例. 河北中医，2011, 33（2）：201－202

🪷 龙胆泻肝汤加减

龙胆草12g　当归15g　生地黄15g　黄芩15g　车前子15g　滑石20g　赤芍15g　栀子10g　泽泻10g　柴胡10g　甘草10g　白鲜皮15g　地肤子20g

【用法】水煎服，每天2次，每日1剂。

【功效】清肝泻火，利湿解毒。

【适应证】**艾滋病（肝经风火，湿毒蕴结型）**。症见：头痛目赤，胁痛，口苦，身重疲乏，舌苔黄腻，脉濡数。

【来源】卢杰. 中医辨证治疗 HIV/AIDS45 例. 河北中医，2011，33（2）：201 - 202

❁ 补天大造丸加减

人参10g　茯苓10g　白术15g　甘草10g　当归15g　熟地黄15g

山药15g　泽泻10g　枸杞15g　山茱萸10g　菟丝子20g　鹿角胶10g

龟胶10g

【用法】水煎服，每天2次，每日1剂。

【功效】大补元气，滋阴补肾。

【适应证】**艾滋病（肾阴亏虚，元气不足型）**。症见：潮热起伏，纳差，倦怠神疲，咳嗽少痰，咽痛，腰膝酸痛无力，舌红、少苔，脉弦细数。

【来源】卢杰. 中医辨证治疗 HIV/AIDS45 例. 河北中医，2011，33（2）：201 - 202

❁ 肾气丸、四神丸、右归丸加减

附子　续断　肉豆蔻各6g　肉桂3g　山茱萸　菟丝子　枸杞　怀

山药　杜仲　白术　仙茅　五味子各10g　熟地　茯苓各12g　鹿角

胶15g

【用法】水煎服，每天2次，每日1剂。

【功效】温补脾肾，益气回阳。

【适应证】**艾滋病晚期（脾肾两亏型）**。症见：发热或低热缠绵，形体极度消瘦、神情倦怠，心悸气促，头晕目眩，腰膝酸软，食欲不振，恶心或呃逆频作，腹泻剧烈或五更泄泻，腹痛肢冷，盗汗，口干，毛发枯槁易脱落，爪甲苍白，皮肤瘙痒，或有鹅口疮，舌红、无苔，或舌淡、苔薄白，脉沉细无力或细数。

【来源】王晓华. 性病中医治疗. 南京：江苏科学技术出版社，2004：276

🏵 归脾汤加减

人参 10g　茯苓 15g　白术 15g　甘草 10g　当归 10g　川芎 10g
熟地黄 20g　白芍 15g　黄芪 20g　龙眼肉 10g

【用法】水煎服，每天 2 次，每日 1 剂。

外洗方每日 1 次，水煎 30 分钟，取汁 500ml，分 4 次用纱布取药汁擦洗或热敷患处。

【功效】补气养血。

【适应证】**艾滋病无症状期（气血亏虚型）**。症见：少气懒言，乏力自汗，头晕目眩，面色苍白或萎黄，心悸失眠，舌淡而嫩，脉细弱。

【临证加减】若见皮疹者，中药（当归 15g、川芎 15g、熟地黄 15g、生地黄 15g、苦参 30g、地肤子 30g、黄柏 15g、牡丹皮 15g、荆芥 15g、防风 15g、蛇床子 30g）煎汤外洗。

【来源】卢杰. 中医辨证治疗 HIV/AIDS45 例. 河北中医，2011，33（2）：201－202

🏵 丹栀逍遥散加减

牡丹皮 15g　栀子 15g　白术 15g　柴胡 10g　川芎 10g　当归 15g
白芍 15g　茯苓 10g　薄荷 10g　生姜 10g　甘草 10g

【用法】水煎服，每天 2 次，每日 1 剂。

【功效】疏肝理气泻火。

【适应证】**艾滋病无症状期（肝郁气滞火旺型）**。症见：无明显艾滋病临床典型体征，素有情志不畅，或因确诊情绪波动，忧虑太息，胸胁胀满不舒，舌淡红、苔薄白，脉弦滑或涩。

【来源】卢杰. 中医辨证治疗 HIV/AIDS45 例. 河北中医，2011，33（2）：201－202

🏵 温胆汤加减

半夏 10g　茯苓 10g　陈皮 10g　竹茹 15g　枳实 15g　生姜 10g

甘草 10g

【用法】水煎服，每天 2 次，每日 1 剂。

【功效】清热化痰，理气和中。

【适应证】**艾滋病无症状期（痰热内扰型）**。症见：发热、头痛、恶心呕吐、神志不清，或神昏谵语、项强惊厥、四肢抽搐，苔黄腻，脉细数或滑数。

【来源】卢杰. 中医辨证治疗 HIV/AIDS45 例. 河北中医，2011，33（2）：201－202

清热解毒方

板蓝根 大青叶 紫草 甘草各 15g 金银花 贯众 连翘 白术 茯苓 薏苡仁各 20g 黄连 6g

【用法】水煎服，每天 2 次，每日 1 剂。

【功效】祛邪解毒。

【适应证】**艾滋病无症状期（疫毒感染型）**。症见：无任何临床症状或有一过性的疲乏，平素体质尚可，舌脉如常人。检查示 HIV 阳性。

【来源】王晓华. 性病中医治疗. 南京：江苏科学技术出版社，2004：266

六君子汤加味

党参 茯苓 白术 甘草各 12g 砂仁（后下）3g 金银花 连翘 黄芩各 10g 天花粉 蒲公英 穿心莲 紫花地丁各 15g

【用法】水煎服，每天 2 次，每日 1 剂。

【功效】扶正固本，清热解毒。

【适应证】**艾滋病无症状期（正虚邪恋型）**。症见：伴有一过性的乏力，腹泻，消瘦，舌淡，脉虚。检查示 HIV 阳性。

【来源】王晓华. 性病中医治疗. 南京：江苏科学技术出版社，2004：266

四逆散合小柴胡汤加减

柴胡 香附 红花各 6g 党参 茯苓 白术各 12g 黄芩 乌药

牡丹皮　川芎各10g　虎杖　甘草各15g　干姜　制附子各5g

【用法】水煎服，每天2次，每日1剂。

【功效】疏肝理气，扶正解毒。

【适应证】**艾滋病无症状期（肝郁气滞型）**。症见：素有情志不畅，或因确诊情绪波动，忧虑太息，胸胁胀满不舒，舌淡红、苔薄白，脉弦滑或涩。

【来源】王晓华. 性病中医治疗. 南京：江苏科学技术出版社，2004：267

🪷 参苓白术散合真人养脏汤

莲子20g　薏苡仁20g　砂仁15g　桔梗15g　白扁豆10g　白茯苓20g　党参30　白术30g　山药30g　当归8g　肉豆蔻8g　肉桂3g　炙甘草5g　白芍12g　木香6g　诃子12g

【用法】水煎服，每天2次，每日1剂，2周为1个疗程，持续2个疗程。

【功效】调解脾胃，祛邪解毒。

【适应证】**艾滋病慢性腹泻（脾肾两虚型）**。症见：腹泻频繁，慢性迁延、反复发作，大便可呈水样便、便溏，表面伴有黏液或黏液泡沫，或有脓血便者，伴消瘦、纳差、发热、恶心、腹痛或吞咽困难。

【疗效】以本方治疗艾滋病慢性腹泻40例，结果临床治愈25例（临床症状缓解，大便次数1～2次/天，形状、颜色正常，其他合并症状明显改善，观察3个月以上未复发），显效7例（大便次数较前减少，基本成形，其他合并症状稍有改善），有效4例（大便次数较前减少2次以上，仍不成形），无效4例（大便次数及形状同治疗前，其他合并症状无改善），总有效率90.00%。

【来源】陈明，陈铿，杨慧芳. 参苓白术散合真人养脏汤治疗艾滋病腹泻40例的疗效观察. 甘肃中医，2008，21（11）：22-23

🪷 加味赤石脂禹余粮汤

赤石脂25g　禹余粮25g　乌梅5g　芡实30g　党参15g　炒白术

18g 茯苓 18g 炒山药 30g 炒薏苡仁 30g 炒白芍 18g 炙甘草 6g。

【用法】水煎服，每天 2 次，每日 1 剂。

【功效】健脾益肾，化湿和中，涩肠止泻。

【适应证】**艾滋病顽固性腹泻（脾虚湿盛型）**。症见：久泻不止，或反复发作，大便稀薄，或呈水样，色褐而臭，可有黏液，肛门灼热，小便短赤，神疲纳呆，面色少华，舌质淡红、苔薄黄腻，脉细数而无力。

【临证加减】若肛门灼热者，加白头翁、马齿苋；湿热明显者，加炒黄连、广木香；腹痛者，加蒲黄、五灵脂；大便黏滞不爽者，加槟榔、厚朴；大便夹有脓血者，加地榆炭、仙鹤草；大便稀如水样者，加藿香、车前子。

【疗效】以本方治疗艾滋病顽固性腹泻 56 例，结果临床治愈 20 例（腹泻消失，其他症状明显改善，大便常规检查正常），好转 30 例（腹泻减轻，大便次数明显减少，其他症状相对改善），未愈 6 例（未达到以上标准者），总有效率 89.29%。

【来源】党中勤. 加味赤石脂禹余粮汤治疗艾滋病顽固性腹泻 56 例. 中国中医基础医学杂志，2013，19（7）：843－845

半夏泻心汤加减

半夏 20g 黄芩 10g 黄连 10g 党参 20g 干姜 10g 炙甘草 12g
大枣 3 枚，炒白术 12g 炒扁豆 12g 葛根 10g

【用法】中药水煎服，每天 2 次，每日 1 剂，7 日为 1 个疗程。
环丙沙星片 0.5g，复方苯乙哌啶片 2 片，黄连素片 0.3g，均每天 3 次。

【功效】益气解毒，清热燥湿，消食宽中。

【适应证】**艾滋病常见机会性感染腹泻（湿热中阻型）**。症见：腹泻、便溏、腹胀或伴有恶寒发烧、泻下急迫；或大便不爽、大便黄而臭，肛门灼热，小便黄赤；或泻下黄臭，得泻而痛减；或时溏时泻，水谷不化，稍有油腻等难消之物则发。实验室检查：大便细菌培养可检测到空肠弯曲菌或沙门菌和志贺菌，CD_4^+ T 淋巴细胞均在 100～500/mm^3。

【疗效】以本方治疗艾滋病腹泻 52 例，结果显效 45 例（临床症状消失，大便次数每天≤2 次，或恢复正常次数，大便性状恢复正常），有效 5 例（临床症状基本消失，大便次数减少，大便性状好转），无效 2 例（临床症状减轻，但大便次数仍多，性状无明显好转），总有效率 96.15%。

【来源】邱廷山，李学芝. 中西医结合治疗 HIV/AIDS 常见机会性感染腹泻 52 例. 四川中医，2010，28（8）：67－68

参苓白术散合葛根芩连汤加减

党参 18g　炒白术 12g　茯苓 12g　薏苡仁 15g　黄连 6g　砂仁 6g　白扁豆 15g　制大黄 15g　黄芩 15g　葛根 15g　五味子 6g　乌梅 12g　补骨脂 18g　神曲 15g　炒麦芽 20g

【用法】水煎服，每天 3 次，每日 1 剂，7 天为 1 个疗程。

甲硝唑片 0.4g，环丙沙星片 0.5g，复方苯乙哌啶片 2 粒，盐酸小檗碱 0.3g，均每日 3 次，口服。

【功效】健脾益气，燥湿解毒，消食宽中。

【适应证】**艾滋病腹泻（湿邪阻滞型）**。症见：大便溏泻，脘闷食少，腹痛腹胀，或伴有恶寒发热，泻下急迫；或大便不爽、粪色黄而臭，肛门灼热，小便黄赤；或泻下粪臭如败卵，得泻而痛减；或时溏时泻，时发时止，水谷不化，稍进油腻等难消化之物则发；或五更泄泻，滑泻不禁，形寒肢冷，下腹坠胀。实验室检查：大便细菌培养可检测到空肠弯曲菌或沙门菌和志贺菌，CD_4^+T 淋巴细胞均在 100～400/mm^3。

【疗效】以本方治疗艾滋病腹泻 48 例，结果显效 38 例（临床症状消失，大便次数每日≤2 次，或恢复正常次数，大便性状恢复正常），有效 7 例（临床症状基本消失，大便次数减少，大便性状好转），无效 3 例（临床症状减轻，但大便次数仍多，性状无明显好转），总有效率 93.75%。

【来源】范中有，任文，邢燕丽. 中西医结合治疗 HIV/AIDS 腹泻 48 例. 河南中医杂志，2008，28（5）：55－56

止泻方

人参 10g　黄芪 15g　白术 20g　茯苓 20g　薏苡仁 20g　肉桂 15g

补骨脂 20g　肉豆蔻 20g　吴茱萸 6g　石榴皮 20g

【用法】水煎服，每天 2 次，每日 1 剂，2 周为 1 个疗程。

伊曲康唑 200mg 口服，每日 1 次，连续 2 周。

【功效】补脾暖肾，涩肠止泻。

【适应证】**艾滋病腹泻（脾肾亏虚型）**。症见：发热或低热缠绵，神情倦怠，腰膝酸痛，食欲不振，恶心或呃逆频作、腹泻剧烈或五更泄泻，腹痛肢冷，盗汗，口干，毛发枯槁易脱落，爪甲苍白，皮肤瘙痒，或有鹅口疮，舌红、无苔，或舌淡、苔薄白，脉沉细无力或细数。

【临证加减】若湿热内阻者，加半夏 10g、葛根 20g、黄芩 10g、黄连 6g；食滞胃肠者，加山楂 10g、神曲 15g、莱菔子 15g、枳实 10g、槟榔 10g；肝气乘脾者，加防风 12g、陈皮 12g、柴胡 6g、木香 10g；脾肾阳虚甚者，加制附子 6g（先煎）、干姜 10g、诃子 15g、炙甘草 10g。

【疗效】以本方治疗艾滋病腹泻 40 例，结果显效 13 例（症状消失，大便 1 日 1～2 次，且粪便性状恢复正常），有效 22 例（症状基本消失，大便 1 日 1～2 次，粪便性状基本恢复正常），无效 5 例（症状无明显改善甚至加重，大便 1 日 3 次以上，粪便性状无改变），总有效率 87.5%。

【来源】陆雪萍，黄进. 中西医结合治疗 HIV/AIDS 相关腹泻 40 例. 中国性学杂志，2015，31（6）：532 – 533

参苓白术散加减

党参 10g　茯苓 15g　白术 15g　甘草 10g　桔梗 10g　砂仁（后下）10g　白扁豆 20g　山药 20g　薏苡仁 20g　黄连 5g

【用法】水煎服，每天 2 次，每日 1 剂。

【功效】健脾和胃，利湿止泻。

【适应证】**艾滋病腹泻（脾肾亏虚，湿邪阻滞型）**。症见：神情倦怠，腰膝酸痛，食欲不振，恶心或呃逆频作，腹泻剧烈；或脘闷食少，腹痛腹胀，大便不爽；或泻下粪臭如败卵，得泻而痛减；或时溏时泻，时发时止，水谷不化。舌红、无苔，或舌淡、苔薄白，脉沉细无力或细数。

【来源】卢杰.中医辨证治疗 HIV/AIDS45 例.河北中医，2011，33（2）：201－202

🪷 胃苓汤加味

猪苓 10g　茯苓 15g　泽泻 10g　白术 15g　桂枝 6g　苍术 10g　陈皮 6g　厚朴 10g　生姜 10g　甘草 6g　大枣 5 枚

【用法】水煎服，每天 2 次，每日 1 剂。

【功效】健脾利湿。

【适应证】**艾滋病（湿邪困脾型）**。症见：泄泻，身体困乏，小便不利，口不渴，脉濡缓，舌质淡、苔白腻。

【来源】宋娟，张翼.中医药治疗艾滋病腹泻临床经验总结.河南中医学院学报，2009，24（3）：3－4

🪷 半夏泻心汤

清半夏 20g　黄芩 10g　黄连 6g　党参 15g　干姜 10g　大枣 5 枚甘草 6g

【用法】水煎服，每天 2 次，每日 1 剂。

【功效】辛开苦降，调和肠胃。

【适应证】**艾滋病腹泻（寒热错杂，升降失调型）**。症见：久泻不止，或反复发作，大便稀薄，或呈水样，色褐而臭，可有黏液，肛门灼热，小便短赤，神疲纳呆，面色少华，舌质淡红、苔薄黄腻，脉细数而无力。

【临证加减】肛门灼热者，加白头翁；腹痛者，加炒白芍、炒白术、防风、陈皮；大便黏滞不爽者，加槟榔、厚朴；大便夹有脓血者，加地榆；大便稀如水样者，加山药、苍术、马齿苋、诃子。

【疗效】以本方治疗艾滋病腹泻68例，结果治愈24例（大便正常，其他症状消失，临床检验正常），好转31例（大便次数明显减少，其他症状改善），未愈13例（症状未见改善），总有效率80.88%。

【来源】屈冰，张明利，张书亮. 半夏泻心汤治疗艾滋病相关腹泻68例. 中医研究，2008，21（8）：37－38

🪷 升阳益胃汤加减

党参20g　黄芪30g　白术10　茯苓15g　炙甘草6g　防风9g　陈皮9g　白芍10g　泽泻15g　羌活9g　独活9g　柴胡25g　半夏9g　黄连4.5g　生姜6g

【用法】水煎服，每天3次，每日1剂。

【功效】补中气，升脾阳，下渗湿。

【适应证】**艾滋病腹泻伴发热（阳虚湿盛型）**。症见：怠惰嗜卧，口苦舌干，饮食无味，食不消化，水样大便或溏便，每日数次，腹痛，泄后痛减，兼见肺病，洒淅恶寒，舌质红、苔薄黄。

【临证加减】发热较甚者，加大柴胡用量，可用到50g；肛门灼热甚者，黄连加至10g；腰膝酸软、手足不温、黎明腹泻者，加补骨脂10g、大枣6g、肉豆蔻10g、五味子6g、吴茱萸6g；脾虚甚者，加升麻6g、葛根10g。

【疗效】以本方治疗艾滋病腹泻伴发热10例，结果临床治愈6例（临床症状缓解，大便次数每天1~2次，形状、颜色正常，其他合并症状明显改善，观察3个月以上未复发），显效2例（大便次数较前减少，基本成形，其他合并症状稍有改善），有效1例（大便次数较前减少2次以上，仍不成形），无效1例（大便次数及形状同治疗前，其他合并症状无改善）。

【来源】潘金丽. 升阳益胃汤治疗艾滋病腹泻伴发热10例. 中医研究，2009，22（1）：45－46

消风散加减 1

荆芥 6g　防风 6g　蝉蜕 6g　苦参 5g　金银花 10g　竹叶 5g　生石膏 30g（先煎）　紫草 10g　生地 10g　牡丹皮 6g　赤芍 6g　生甘草 5g

【用法】水煎服，每天 2 次，每日 1 剂，5 剂为 1 个疗程，休息 1 天后再服第 2 个疗程，持续 11 天。

氯雷他定胶囊口服，每次 10mg，每天 2 次。

【功效】祛风清热，养血息风。

【适应证】**艾滋病抗病毒后皮疹（风热蕴表型）。** 症见：风团、红斑、丘疹，起病急骤，先发于躯干及头面上肢，瘙痒，伴恶寒、发热、头痛，小便黄，舌质淡红或舌尖红、苔薄黄，脉浮数。

【疗效】以本方治疗 14 例，结果痊愈 10 例（皮疹消失，无瘙痒），有效 3 例（皮疹消失 50% 以上，瘙痒明显减轻），无效 1 例（皮疹消失不到 50%，或无变化，瘙痒无明显减轻），总有效率 92.86%。

【来源】熊卫标，伍兰萼. 中西医结合治疗艾滋病抗病毒后皮疹疗效观察. 实用中西医结合临床，2012，12（1）：37 – 38

消风散加减 2

防风 10g　荆芥 10g　蝉蜕 10g　苦参 10g　竹叶 10g　牡丹皮 15g　赤芍 15g　生石膏（先下）30g　生地 20g　当归 20g　紫草 20g

【用法】水煎服，每天 2 次，每日 1 剂，持续 28 天。

氯雷他定胶囊口服，每次 10mg，每天 2 次。

【功效】祛风清热，养血息风。

【适应证】**艾滋病并发皮疹（血热生风，湿热瘀阻型）。** 症见：起病急，红斑、丘疹及风团集中于躯干及头面，伴头痛、恶寒、发热，苔薄，脉浮散，小便腥黄，皮疹瘙痒感强烈，呈红色，且温度越高症状越明显，便秘，舌红，躁郁，口渴。

【疗效】以本方治疗艾滋病并发皮疹20例，结果痊愈13例（皮疹完全消失，无瘙痒症状），有效5例（皮疹面积减少50%以上，瘙痒等临床症状显著缓解），无效2例（皮疹仍然存在，面积减少数低于50%，或加重），总有效率90.0%。

【来源】陈永宏，牟方政，向江琳，等. 中西医结合治疗艾滋病患者并发皮疹临床观察. 四川中医，2015，33（9）：126－127

当归饮子加减

当归 白芍 川芎各30g 生地黄 白蒺藜 防风 荆芥 徐长卿各10g 何首乌 黄芪 甘草各15g

【用法】水煎服，每天2次，每日1剂。

【功效】养血润燥，疏风止痒。

【适应证】**艾滋病皮疹（血虚风燥型）**。症见：皮肤干燥，瘙痒时重时轻，遍布搔痕，或结血痂，伴面色不华，失眠心悸，头晕，舌淡。

【来源】王晓华. 性病中医治疗. 南京：江苏科学技术出版社，2004：271

祛疹方

荆芥6g 蝉蜕6g 防风6g 苦参5g 金银花10g 竹叶5g 生石膏（先下）30g 紫草10g 生地黄10g 牡丹皮6g 赤芍6g 生甘草5g

【用法】水煎服，每天2次，每日1剂，5剂为1个疗程，休息1天后再服第2个疗程。

同时服氯雷他定胶囊，每次10mg，每日2次。

【功效】清热养血，除湿祛毒。

【适应证】**艾滋病皮疹（气血亏虚，湿热瘀阻型）**。症见：瘙痒难忍，皮肤炎症性色素沉积、剥脱性丘疹和瘢痕性结节。

【疗效】以本方治疗艾滋病皮疹 28 例，结果基本治愈 10 例（治疗后皮疹消失，无瘙痒感），有效 11 例（治疗后皮疹消失大于 50%，瘙痒感明显减轻），无效 7 例（治疗后皮疹消失小于 50%，瘙痒感无明显减轻），总有效率 75.00%。

【来源】饶兵. 中西医结合方法治疗 56 例艾滋病患者皮疹的临床效果分析. 临床医药实践，2014，23（2）：92 - 94

补气托毒消风汤

黄芪 30g　白术 15g　金银花 20g　徐长卿 30g　苦参 30g　荆芥 15g　防风 15g　牛蒡子 15g　龙胆草 15g　当归 15g　白芍 10g　桂枝 10g　甘草 6g

【用法】抗病毒治疗，同时结合中药内服，水煎服，每天 2 次，每日 1 剂，儿童量酌减，1 个月为 1 个疗程。

【功效】补脾气，托毒邪，消风止痒。

【适应证】艾滋病皮疹（气血亏虚，外感邪毒型）。症见：四肢、胸腹甚或全身针头至米粒大小的丘疹或丘疱疹，有的出现红斑或风团，甚则出现水疱或糜烂，周围红晕，皮肤瘙痒。实验室检查 CD_4^+T 淋巴细胞均在 100 ~ 400/mm^3。

【疗效】以本方治疗艾滋病皮疹 52 例，治疗 1~3 个疗程后，结果显效 39 例（CD_4^+T 淋巴细胞升高 ≥30% 或 50/mm^3，临床症状总积分下降 ≥1/3，生存质量评定总积分 ≥1/3），有效 9 例（CD_4^+T 淋巴细胞升高或下降 <30% 或 50/mm^3，临床症状总积分下降 <1/3，生存质量评定总积分 <1/3），无效 4 例（CD_4^+T 淋巴细胞下降 ≥30% 或 50/mm^3，临床症状总积分不下降或有增加，生存质量评定总积分不下降或有增加），总有效率 92.31%。

【来源】忽中乾，魏从强，董勇河，等. 自拟"补气托毒消风汤"治疗艾滋病并发皮疹 52 例临床观察. 四川中医，2008，26（4）：87 - 88

🪷 龙胆泻肝汤加减 1

龙胆草 6g　泽泻 15g　生地黄 30g　赤芍 15g　黄芩 12g　川楝子 10g　通草 10g　栀子 10g　金银花 20g　柴胡 6g　茵陈 20g　车前子 10g　甘草 10g

【用法】水煎服，每天 2 次，每日 1 剂。

同时口服伐昔洛韦片 300mg，每天 2 次，疗程 4 周。

【功效】清热利湿，祛邪解毒。

【适应证】**艾滋病伴发带状疱疹（肝经湿热型）。**症见：皮疹焮红，上有数群簇集成串的丘疹和疱壁紧张的水疱，自觉灼热刺痛，伴夜难入寐，口苦口干，溲赤便秘，舌红、苔薄黄或黄腻，脉弦数或弦滑。

【疗效】以本方治疗艾滋病伴发带状疱疹 10 例，结果全部治愈（皮疹消退，疼痛消失）。

【来源】段行武，张润田，王玉光，等．中西医结合治疗艾滋病伴发带状疱疹临床观察．中国中医药信息杂志，2011，18（10）：79－80

🪷 龙胆泻肝汤加减 2

龙胆草 6g　生地黄 30g　赤芍 15g　黄芩 12g　川楝子 10g　通草 10g　栀子 10g　金银花 20g　柴胡 6g　车前子 10g　甘草 10g　炒白术 9g　茯苓 9g

【用法】水煎服，每天 2 次，每日 1 剂，连用 7 天。

抗病毒治疗，阿昔洛韦片 0.4g，每天 3 次，连用 7 天。

【功效】凉血化肝，化斑解毒。

【适应证】**艾滋病合并带状疱疹（肝胆湿热型）。**症见：皮疹色红，疱壁紧张，灼热刺痛，伴口苦咽干，大便干或小便黄，舌质红、苔薄黄或黄厚，脉弦滑数。

【疗效】以本方治疗艾滋病合并带状疱疹 64 例，结果显效 31 例（临床症状消失，皮疹完全消退，疼痛消失），有效 28 例（临床症状消失，皮疹大部分消退，疼痛减轻），无效 5 例（皮疹未明显消退，疼痛未减轻），总有效率 92.2%。

【来源】赵化忠. 中西医结合治疗艾滋病合并带状疱疹疗效研究. 中医中药杂志，2012，(32)：115 – 117

🪷 止痛饮

太子参 30g　龙胆草 10g　栀子 10g　甘草 12g　当归 10g　川芎 12g　三七粉 3g（冲服）　赤芍 12g　桃仁 10g　红花 10g

【用法】水煎服，每天 2 次，每日 1 剂，10 天为 1 个疗程。

【功效】益气养阴，行气活血，清热除湿，化瘀止痛。

【适应证】**艾滋病并发带状疱疹后遗神经痛（肝经湿热型）。** 症见：疼痛针刺样，持续不缓解，拒按，舌质暗、边尖有瘀点，脉沉涩。

【疗效】以本方治疗 AIDS 并发带状疱疹后遗神经痛 30 例，结果治愈 18 例（患处神经疼痛症状完全消失，半年后没有复发者），好转 10 例（患处神经疼痛症状减轻，间歇时间延长，停药后，又出现发病者），无效 2 例（经过 3 个疗程以上治疗后，神经疼痛症状没有改善者），总有效率 93.3%。

【来源】邱廷山，柳凯. 中西医结合 AIDS 并发带状疱疹后遗神经痛 60 例临床观察. 中国医疗前沿，2012，7（18）：16

🪷 御寒汤

黄芪 40g　苍术 12g　党参 15g　羌活 10g　白芷 10g　防风 10g 黄柏 10g　黄连 3g　升麻 10g　陈皮 10g　款冬花 12g　甘草 10g

【用法】水煎服，每天 2 次，每日 1 剂，7 剂为 1 个疗程。

【功效】益气固卫，祛风散寒。

【适应证】**艾滋病咳嗽头痛（气虚感寒型）。** 症见：患者咳嗽或喘，汗出恶风，咯清痰或黄痰，鼻塞流清涕或黄涕，遇风寒则咳甚，脉浮虚，舌正红或稍淡、苔薄白；或患者遇风寒则头痛发作或加重，易汗出，或伴鼻塞流清涕，舌质稍淡、苔薄白，脉浮紧、沉取无力。

【临证加减】若咯黄痰或流黄涕者，加鱼腥草30g、芦根30g、冬瓜仁30g；若发热者，加柴胡20g；若热象明显者，去黄柏改为黄芩，量可用到20~30g；若气虚明显者，黄芪量可用到50~60g。

【来源】闫磊，郭会军. 李发枝教授运用御寒汤治疗艾滋病气虚感寒证经验. 中华中医药杂志，2014，29（11）：3465－3466

谷精草合剂

　　谷精草15g　木贼12g　青葙子12g　辛夷花（打碎后下）12g　僵蚕12g　蝉蜕12g　黄芩15g　霜桑叶15g　菊花15g　桔梗10g　白芍10g　蔓荆子12g　金银花30g　羌活10g　防风10g　冬瓜仁30g　石膏（先下）30g　甘草10g

【用法】水煎服，每天2次，每日1剂，7剂。

【功效】疏散风热，清肝泻火。

【适应证】**艾滋病头痛（风热上壅型）**。症见：头胀痛，遇热加重，或伴鼻塞流黄涕，或伴发热，舌质红、苔薄黄，脉浮或浮数。

【来源】郭会军，闫磊，蒋自强. 李发枝教授运用谷精草合剂治疗艾滋病头痛经验. 中医杂志，2013，（12）：82－84

桂枝麻黄各半汤合玉屏风散加减

　　黄芪12g　桂枝10g　白芍10g　麻黄8g　防风6g　杏仁12g　甘草6g　生姜3片　葱白寸段

【用法】水煎服，每天2次，每日1剂，3剂。

【功效】益气固表，调和营卫，驱邪外出。

【适应证】**艾滋病发热（肺卫气虚型）**。症见：易患感冒发热，兼见畏寒肢冷，鼻塞流涕，咳嗽少痰，周身困重，少气乏力，舌质稍红、苔薄白稍腻，脉浮数细。

【临证加减】若咳嗽、痰少稀白者，加葶苈子 10g、川贝母 10g。

【疗效】以本方治疗艾滋病发热 1 例，服药 3 剂后体温降至正常，自感身轻，咳嗽痰少，后加葶苈子 10g、川贝母 10g，2 剂后病愈。常服该方，随访半年，病情稳定。

【来源】于晓敏，蒋自强. 中医药治疗艾滋病外感发热证经验. 中医研究，2009，22（11）：43－45

❀ 桂枝汤合补中益气汤加减

桂枝 9g　白芍 9g　甘草 6g　生姜 9g　黄芪 30g　红参 6g　当归 3g　橘皮 6g　升麻 6g　柴胡 6g　白术 9g　大枣 3 枚

【用法】水煎服，每天 2 次，每日 1 剂，5 剂。

【功效】调和营卫，健脾益气。

【适应证】**艾滋病发热（肺脾气虚型）**。症见：面红发热，微恶风寒，少气懒言，多汗，失明，口腔糜烂，纳呆，左侧肢体无力，麻木不遂，上下肢肌肉萎缩，左上肢带状疱疹，舌质红、苔白腻，脉细弱，神志清，精神差。检查：咽部白色念珠菌感染。

【疗效】以本方治疗艾滋病发热 1 例，精神转佳，口腔糜烂减轻，体温降低，发热时间明显减少，汗出减少，饮食增加；仍呈间断性发热、舌淡红、苔薄白，脉细弱。上方改黄芪为 60g，加细辛 3g、桑枝 45g，7 剂后体温恢复正常。

【来源】于晓敏，蒋自强. 中医药治疗艾滋病外感发热证经验. 中医研究，2009，22（11）：43－45

❀ 李发枝教授经验方

羌活 6g　白芷 6g　防风 10g　升麻 10g　黄芪 60g　苍术 15g　黄

芩6g 黄连3g 党参20g 陈皮10g 款冬花12g 甘草10g

【用法】水煎服，每天2次，每日1剂，6剂。

【功效】益气固卫，祛风散寒。

【适应证】**艾滋病反复感冒（脾肺气虚型）**。症见：易出汗，每遇寒凉打喷嚏、流鼻涕，头痛，咳嗽咳痰加重，胸闷，食欲差，起立时头晕，脉弱，舌质淡红、苔根黄腻。

【疗效】以本方治疗艾滋病反复感冒1例，结果6剂后，患者喘咳大减，食欲倍增，汗出明显减少，不恶风，原方加杏仁10g，再服7剂，病证消失。

【来源】张明利. 李发枝教授治疗艾滋病经验举隅. 中医研究，2008，21（10）：54-55

🪷 玉屏风散加味

黄芪30g 白术 防风 连翘 甘草各10g 党参 枸杞 茯苓各15g 金银花 板蓝根各20g 桔梗 川贝母各6g 淡竹叶 黄芩各12g

【用法】水煎服，每天2次，每日1剂。

【功效】益气固表，透邪外出。

【适应证】**艾滋病前驱期发热（气虚发热型）**。症见：热势不高，或因劳累加重，乏力短气，语声低微，自汗，神疲倦怠，或微恶风寒，或淋巴结肿大，舌淡、苔薄白，脉浮，重按无力。

【来源】王晓华. 性病中医治疗. 南京：江苏科学技术出版社，2004：267

🪷 养阴清肺汤合加味葳蕤汤加减

葳蕤 白薇 淡豆豉 桔梗 川贝母 玄参 甘草各10g 益智仁 生地 麦冬各12g 板蓝根 大青叶 金银花各15g 青黛 天竺黄各6g 薄荷5g

【用法】水煎服，每天2次，每日1剂。

【功效】养阴清热，解表达邪。

【适应证】**艾滋病前驱期发热（阴虚发热型）**症见：手足心热，或五心烦热，或心悸失眠、口渴咽痛，腋下淋巴结肿大，舌红、少苔，脉细数微浮。

【来源】王晓华.性病中医治疗.南京：江苏科学技术出版社，2004：267－268

🪷 白虎加人参汤加减

石膏（先煎）20g　人参　知母　连翘　茯苓　川贝母各10g　甘草　金银花　牡丹皮各15g　青黛　桑白皮　黄芩　竹叶　栀子各12g　陈皮6g

【用法】水煎服，每天2次，每日1剂。

【功效】清热解毒，益气生津。

【适应证】**艾滋病前驱期发热（阳明经热型）**。症见：热势较高，汗出而热不退，烦躁，倦怠无力，形体消瘦，或咳嗽胸痛，舌质红，脉数或洪大。

【来源】王晓华.性病中医治疗.南京：江苏科学技术出版社，2004：268

🪷 生脉散合养心汤加减

黄芪　白术　当归　茯神　酸枣仁各15g　人参　黄精　龙眼肉各10g　熟地　丹参各12g　生龙骨（先下）20g　陈皮6g　甘草6g

【用法】水煎服，每天2次，每日1剂。

【功效】益气补血养心。

【适应证】**艾滋病乏力（心气虚型）**。症见：心悸，失眠、多梦，焦虑烦躁不安，周身乏力，头晕，手足冷，面有红疹，或面色苍白，舌淡、苔白滑，脉涩。

【来源】王晓华.性病中医治疗.南京：江苏科学技术出版社，2004：269

🪷 中药扶正通痹汤

黄芪60g　党参20g　桂枝15g　白芍15g　龙葵30g　白花蛇舌草

CMS1P

10g 当归 20g 地龙 20g 川芎 10g 红花 10g 威灵仙 15g 伸筋草 30g 生姜 15g 大枣 12 枚

【用法】水煎服，每天 2 次，每日 1 剂，1 个月为 1 个疗程。

【功效】补气养血，化瘀通痹。

【适应证】**艾滋病并发末梢神经炎（阳气痹阻，血行不畅型）**。症见：肢体远端对称性感觉、运动和神经功能障碍，患者出现指（趾）端烧灼疼痛、麻木感，肌力减退，腱反射减弱或消失，肢端皮肤发凉、苍白、潮红或轻度发绀等。实验室检查：CD_4^+T 淋巴细胞均在 100～400/mm^3。

【疗效】以本方治疗艾滋病并发末梢神经炎 50 例，结果显效 38 例（CD_4^+T 淋巴细胞升高≥30% 或 50/mm^3，临床症状总积分下降≥1/3，生存质量总积分≥1/3），有效 8 例（CD_4^+T 淋巴细胞升高或下降＜30% 或 50/mm^3，临床症状总积分下降＜1/3，生存质量总积分＜1/3），无效 4 例（CD_4^+ 淋巴细胞下降≥30% 或 50/mm^3，临床症状总积分不下降或有增加，生存质量总积分不下降或有增加），总有效率 92%。

【来源】忽中乾. 中药治疗艾滋病并发末梢神经炎疗效观察. 辽宁中医杂志，2008，35（5）：721－722

除瘤方

旱莲草 15g 郁金 15g 全蝎 5g 蒲公英 15g 女贞子 15g 甘草 5g 桑椹 20g 茯苓 15g 防风 10g 猫爪草 20g 蝉蜕 5g 僵蚕 10g

【用法】行 HAART 治疗抑制 HIV 病毒，每天胸腺肽 100mg 静脉滴注辅助治疗，共 14 天。

同时中药内服，头煎加水约 500ml，先泡 20 分钟，武火煮沸后，改小火再煮沸 30 分钟，取液约 200ml；二煎，加水约 400ml，武火煮沸后，改小火再煮沸 30 分钟，取液约 200ml；两煎药汁混合后，分成 2 份，早、晚饭后口服（温服），每天 2 次，每日 1 剂。

【功效】利气化痰，活血散结。

【适应证】**艾滋病合并卡波西肉瘤（气滞血瘀型）**。症见：左手背肿物胀痛、瘙痒，经久不消，基底部红肿，容易破溃、出血、流脓，常因情志不遂或郁怒而加重，伴胁胀不适、口干不欲饮，舌边瘀斑，舌暗红、苔白腻，脉弦细。

【疗效】以本方治疗艾滋病合并卡波西肉瘤1例，结果患者左手背内侧暗红色肿物胀痛好转，肿物缩小至1.5cm×1cm×1cm大小，边界清，关节无活动障碍，其他部位无肿物出现，患者局部感染逐渐控制，3个月后各实验室指标逐渐好转，随访患者肿物持续缩小，表面平伏，无全身其他不适感。

【来源】李佩，符林春，岑玉文. 中西医结合治疗艾滋病合并卡波西肉瘤1例. 中国热带医学，2010，10（3）：334-341

补阳还五汤合犀角地黄汤加减

生地　红花　当归　赤芍　牡丹皮各10g　黄芪　鳖甲　猫爪草　白花蛇舌草　半枝莲　紫花地丁各15g　三棱　莪术各6g

【用法】水煎服，每天2次，每日1剂。

【功效】补气化瘀，活血清热。

【适应证】**艾滋病卡波西肉瘤或其他恶性肿瘤（气虚血瘀型）**。症见：周身乏力，气短懒言，面色黄白，饮食不香，并见四肢、躯干部位出现多发性肿瘤，瘤色紫暗，易出血，淋巴结肿大，舌暗淡，脉沉细无力。

【来源】王晓华. 性病中医治疗. 南京：江苏科学技术出版社，2004：276

黄芪赤风汤加味

黄芪60g　赤芍15g　防风10g　升麻10g　白花蛇舌草30g　车前子30g（另包）　土茯苓40g　生薏苡仁30g　苍术20g　黄柏12g　甘草15g

【用法】水煎服，每天2次，每日1剂。合并生殖器疱疹者14剂，合并尖锐湿疣者30剂。

【功效】益气祛湿清热。

【适应证】**艾滋病合并生殖器疱疹（气虚湿热下注型）**。症见：外生殖器部位出现集簇的小水疱，破溃后糜烂，局部灼热伴疼痛不适，无发热，舌质红、苔黄腻，脉滑。

艾滋病合并尖锐湿疣（气虚湿热下注型）。症见：肛周有深褐色菜花状丘疹，大如鸽蛋，小如绿豆大小，痛痒难忍，仍自汗、盗汗、乏力，舌淡红、苔黄腻，脉濡数。

【疗效】以本方治疗艾滋病合并生殖器疱疹1例，结果14剂后疱疹及糜烂面完全消退，临床痊愈，16个月后随访未复发；治疗艾滋病合并尖锐湿疣1例，服药后患处痛痒减轻，自汗盗汗明显减少，乏力稍好，随访至今尖锐湿疣未再复发。

【来源】张佩江，王丹妮. 李发枝教授运用黄芪赤风汤治疗艾滋病合并生殖器疱疹、尖锐湿疣经验. 中国中医基础医学杂志，2014，20（10）：1423-1424

🪷 四君子汤加减

人参10g　白术9g　茯苓9g　甘草6g

【用法】水煎服，每天2次，每日1剂。

【功效】益气健脾，清热化湿。

【适应证】**艾滋病合并马尔尼菲青霉素菌感染（脾气虚损，湿热瘀阻型）**。症见：发热，乏力消瘦，面色萎黄，丘疹或灰白色小结节，瘰疬肿大，自汗，腹痛或腹泻，腹部包块；湿重于热者，苔白或厚腻或口糜、舌质淡白或胖大有齿印，脉沉细或滑细；热重于湿者，苔黄、舌质红，脉细数；挟瘀者，苔白、舌质暗或有淤点，脉弦。

【临证加减】湿重于热者，加制半夏6g、砂仁6g；热重于湿者，加黄连6g、栀子9g；挟瘀者，加丹参9g、郁金10g。

【来源】邓小娥. AIDS合并马尔尼菲青霉素菌感染的中医辨证初探. 广西中医药，2006，（1）：30-31

附子理中汤合右归丸加减

人参（另煎）6g　白术10g　干姜9g　甘草6g　附子（先煎）6g　丹参9g　郁金10g

【用法】水煎服，每天2次，每日1剂。

【功效】温补肾阳，补气健脾。

【适应证】**艾滋病合并马尔尼菲青霉素菌感染（脾肾阳虚型）。** 症见：低热，乏力，消瘦，面色萎黄，皮疹或结节，瘰疬肿大，久泻不止，或有黑便，腹膨胀或肢体浮肿、脱发、腰痛，舌质暗或有瘀点、苔白，脉沉弦细；挟湿者苔白或厚腻或口糜、舌质淡白或胖大有齿印，脉沉细或滑细无力；热重者苔黄、舌质红，脉沉细数。

【临证加减】若挟湿者，加制半夏6g、砂仁6g；热重者，加黄连6g、栀子9g。

【来源】邓小娥. AIDS合并马尔尼菲青霉素菌感染的中医辨证初探. 广西中医药，2006，（1）：30－31

五味消毒饮加减

石膏（先下）12g　知母10g　黄芩10g　生地黄15g　白芍12g　牡丹皮12g　连翘10g　白鲜皮10g　地肤子10g　蝉蜕10g　防风10g　僵蚕10g　鱼腥草12g　蒲公英12g

【用法】利巴韦林抗病毒治疗，静脉滴注清开灵注射液。

同时内服中药，水煎服，每天2次，每日1剂。

若瘙痒者，用5%硫磺炉甘石洗剂涂擦全身，每天3~4次。

【功效】清热凉血，解毒渗湿。

【适应证】**艾滋病合并成人水痘（外感邪毒，湿热搏结型）。** 症见：发热伴胸闷、气喘、咳嗽、咳痰、疲乏，面部散在数个孤立性透明水疱，按之疼痛。

【疗效】以本方治疗艾滋病成人水痘 1 例,结果治疗 21 天后水痘处于发生的高峰期,患者面部、躯干和四肢逐渐出现水痘伴疼痛感,原方案继续治疗,30 天后多数水疱结痂并脱落,仅上肢散在有水疱,无疼痛,治疗 41 天后病情稳定出院。

【来源】张敏,陈秀敏,张丽,等. 艾滋病合并成人水痘的中西医治疗及护理. 中国中医药现代远程教育,2014,12(16):101 – 102

扶正方

黄芪 20g 党参 15g 白术 15g 茯苓 15g 山药 15g 丹参 15g 白花蛇舌草 15g 紫花地丁 15g 天花粉 15g 砂仁(后下)12g 桃仁 12g 厚朴 12g

【用法】高效抗逆转录病毒治疗,同时煎煮中药,水煎服,每天 2 次,每日 1 剂,3 个月为 1 个疗程。

【功效】扶正固本,益气养血,清热解毒。

【适应证】**艾滋病生活质量低下(脾虚蕴毒,气滞血瘀型)。**症见:低热,乏力,消瘦,面色萎黄,纳呆食少,便溏,舌紫黯或有紫斑,脉沉涩。

【疗效】以本方治疗艾滋病生活质量低下 30 例,结果患者活动能力、日常生活、健康感受、生活感受、家庭支持等生活质量提高,临床症状改善,增效减毒延长生存期。

【来源】丘纯,蔡凯. 中西医结合治疗在改善艾滋病患者生活质量方面的观察与研究. 中国实用医药杂志,2011,6(31):123 – 124

健脾养肝汤加减

生黄芪 30g 党参 15g 炒白术 30g 茯苓 30g 虎杖 30g 旱莲草 20g 仙灵脾 20g 桑寄生 20g 菟丝子 20g 白花蛇舌草 30g 白芍 15g 灵芝 15g 当归 15g 丹参 30g 黄芩 15g 赤芍 30g 甘草 10g

【用法】头煎加水约500ml，先泡20分钟，武火煮沸后，改小火再煮沸30分钟，取液约200ml；二煎，加水约400ml，武火煮沸后，改小火再煮沸30分钟，取液约200ml；两煎药汁混合后，分成2份，每天2次，每日1剂，早、晚饭前半小时服，15天为1个疗程。

配合常规护肝西药：甘利欣150mg或肝复肽60mg，静脉滴注，日1次，10天为1个疗程，15天复查1次肝功能。

【功效】健脾养肝，祛邪解毒。

【适应证】**艾滋病合并肝损伤（肝郁脾虚型）**。症见：胁肋胀闷、胀痛，嗳气易怒，脘腹胀痞满，纳呆便溏，舌体胖边有齿痕、质淡，苔薄白或白腻；或身目尿黄，恶心呕吐，舌苔黄腻。

【临证加减】若热偏盛者，加栀子、连翘、茵陈、水牛角；湿偏盛者，加炒苍术、藿香、土茯苓、车前子；脾虚明显者，加山药、砂仁、半夏、陈皮；偏肾阴虚者，加何首乌、枸杞子、女贞子；转氨酶升高者，加五味子、连翘、龙胆草、柴胡。

【疗效】以本方治疗艾滋病合并肝损伤78例，结果显效47例（服药1个疗程后，实验室检查肝功能正常，临床症状消失，生活质量显著提高），有效26例（服药2个疗程后，实验室检查肝功能正常，临床偶有乏力、纳差、肝区不适等症状，生活质量有所提高），无效5例（服药3个疗程后，实验室检查肝功能仍异常，临床症状无明显改善），有效率94%。

【来源】李金山，李艳丽，蒋士卿.中西医结合治疗AIDS合并肝损伤疗效观察.河南中医学院学报，2006，21（5）：6-9

❀ 黄连温胆汤加减

黄连3g　法半夏10g　陈皮10g　茯苓15g　泽兰10g　枳实6g
淡竹茹15g　茵陈6g　炙甘草3g　浙贝母10g

【用法】复方甘草酸苷胶囊口服，每次2粒，每天3次。

水煎服，每天2次，每日1剂，7剂为1个疗程，休息1天后再服第2个疗程。

【功效】疏肝利胆,清热利湿。

【适应证】**艾滋病治疗后肝损伤(湿热瘀结型)。**症见:厌食、恶心、疲劳、周身乏力、腹胀、右肋胀痛,或伴有眼黄、尿黄等,舌质红、苔黄或黄腻、脉弦或滞缓。实验室检查:丙氨酸氨基转移酶(ALT)和天冬氨酸氨基转移酶(AST)轻、中度升高,一般 >40U/L,在 300U/L 以内,血清总胆红素(TBIL)和直接胆红素(DBIL)升高。

【疗效】以本方治疗艾滋病治疗后肝损伤 20 例,结果痊愈 12 例(ALT≤40U/L,AST≤40U/L,ALT/AST≤1,临床症状及体征明显改善),有效 6 例(40U/L < ALT≤80U/L,40U/L < AST≤80U/L,ALT/AST > 1,临床症状及体征稍改善),无效 2 例(ALT > 80U/L,AST > 80U/L,ALT/AST > 1,症状及体征无改善或加重),总有效率 90%。

【来源】熊卫标,伍兰尊. 中西医结合治疗艾滋病抗病毒治疗后肝损伤疗效观察. 实用中西医结合临床杂志,2011,11(5):59 - 60

🪷 麻杏石甘汤合二陈汤、三子养亲汤加减

炙麻黄 10g 杏仁 10g 生石膏(先下)30g 清半夏 20g 陈皮 15g 茯苓 30g 莱菔子 15g 芥子 10g 黄芩 10g 地龙 30g 甘草 5g

【用法】头孢曲松钠 3.0g 加入 0.9% NS250ml 中静脉滴注,每日 1 次。水煎服,每天 2 次,每日 1 剂,10 天为 1 个疗程。

【功效】清宣肺热,化痰止咳。

【适应证】**艾滋病合并肺炎(痰热壅肺型)。**症见:咳嗽咳痰,痰黄而黏稠腥臭,发热口渴,烦躁不宁,小便短赤,大便秘结,舌红、苔黄腻,脉滑数。

【临证加减】若高热者,生石膏加至 60g;便秘者,莱菔子加至 30g 或加全瓜蒌 30g;痰多黄稠者,加鱼腥草 30g、冬瓜仁 30g。

【疗效】以本方治疗艾滋病合并肺炎 65 例,结果痊愈 17 例(主要症状、

体征完全或基本缓解，客观指标恢复正常，治疗前后总积分减少90%以上），显效28例（主要症状、体征明显缓解，客观指标接近正常，治疗前后总积分减少70%～90%），好转14例（主要症状、体征好转，客观指标有所改善，治疗前后总积分减少30%～69%），无效7例（主要症状、体征无变化，客观指标变化不明显或加重，治疗前后总积分减少低于30%），总有效率90.77%。

【来源】屈冰，张明利，徐立然. 中西医结合治疗艾滋病合并肺炎65例. 中医研究，2008，21（2）：38-39

❀ 解毒方

黄芪30g　党参15g　山药20g　当归10g　金银花10g　连翘10g　丹参10g　紫草10g　甘草6g

【用法】水煎服，每天2次，每日1剂。

核苷逆转录酶抑制剂，蛋白酶抑制剂。

黄芪粥食疗：黄芪15～30g、大米100g、白糖适量；每日早、晚各服1次。

甘草车前子竹叶饮：甘草、车前子、淡竹叶各50g，洗净后煎煮，代茶饮用。不同期的艾滋患者可长期服用，尤其是有皮肤感染和疱疹的患者。

【功效】清热解毒，祛邪醒脑。

【适应证】艾滋病神经系统并发症（瘀毒入络型）。症见：发热头痛、身困乏力进行性加重，意识模糊、颈强、呕吐、畏光和四肢关节疼痛，发作性意识丧失，肢体抽搐，后渐出现烦躁、谵妄等精神症状，脑膜刺激征呈阳性，巴宾斯基征阳性。

【临证加减】热盛者，加四瓣草、黄芩（炒）、地榆；皮肤感染和疱疹者，加车前子、淡竹叶。

【疗效】以本方治疗艾滋病神经系统并发症5例，结果4例病情明显好转出院，其中随访1例因经济问题未规律服药1年后死亡，2例已存活有3年，

1 例已存活有 6 年，1 例住院期间病情恶化自动出院。

【来源】王万群，杜慧萍．中西医结合治疗艾滋病神经系统并发症 5 例．光明中医，2010，25（5）：841－842

止呃方

丁香 6g　柿蒂 5 枚　人参 10g　吴茱萸 10g　生姜 3 片

【用法】人参碾碎，热水泡 15 分钟后依次加入柿蒂、丁香、吴茱萸、生姜，再煎 5 分钟后过滤，液量约 100ml，早、晚各服 1 次。

穴位封闭：取双侧合谷、内关、足三里穴，用 10ml 注射器配 5 号针头，抽取利多卡因 3ml、山莨菪碱 30mg、甲氧氯普安 20mg 混合液共 10ml，垂直刺入，得气后，抽吸无回血，每侧合谷、内关穴位注入药液 1.5ml，每侧足三里穴位注入药液 2ml，2 天为 1 个疗程。

【功效】益气健脾，和胃降逆，升清降浊。

【适应证】**艾滋病顽固性呃逆（胃失和降型）**。症见：喉间呃呃连声，声短而频，不能自制，超过 24 小时。

【疗效】以本方治疗艾滋病顽固性呃逆 30 例，结果治愈 17 例（呃逆症状完全消失，1 周内未复发），好转 9 例（症状减轻，呃逆次数减少），未愈 4 例（呃逆次数无减少，症状无明显改善），治愈好转率 87%。

【来源】余丰，梁飞立，邓梅花．中西医结合治疗艾滋病顽固性呃逆疗效观察．现代中西医结合杂志，2013，（3）：295－296

甘草泻心汤

炙甘草 20g　党参 10g　黄芩 12g　黄连 4g　制半夏 10g　干姜 6g
大枣 14 枚

【用法】水煎服，每天 2 次，每日 1 剂。

房间紫外线消毒隔离，益口含漱液每日多次口腔护理。

5% 葡萄糖 1000ml + 阿昔洛韦 1g 静脉慢速滴注，每天 1 次。

制霉菌素片剂 150 万单位研成粉末后与 20ml 甘油混合，涂布患处，每天 3 次。

【功效】补正气，和中固本，清热化湿解毒。

【适应证】**艾滋病口腔溃疡（邪毒浸淫型）**。症见：舌缘、颊黏膜出现毛状白斑及溃疡，体型消瘦，溃疡从口角向内发展，直径 7~10mm，口唇糜烂，舌面凹凸不平、触之疼痛难忍，进食困难。

【疗效】以本方治疗艾滋病口腔溃疡 16 例，16 例患者口腔溃疡均愈合，轻型患者愈合时间 7~10 天，重型患者愈合时间为 15 天，定期随访无复发。

【来源】汪喜明，黎希予，刘文涛. 中西医结合治疗护理艾滋病口腔溃疡. 湖北中医杂志，2014，36（5）：46

🪷 健脾汤联合益胃汤

人参 9g　茯苓 12g　木香 6g　甘草 6g　山楂 15g　麦芽 10g　神曲 12g　白术 15g　山药 15g　肉豆蔻 10g　玉竹 6g　沙参 10g　麦冬 15g

【用法】水煎服，每天 2 次，每日 1 剂，10 天为 1 个疗程。

维生素 B_1 100mg，每天 1 次；多潘立酮 10mg，多酶片 2 片，口服，每天 3 次。

【功效】扶正健脾，养阴消食。

【适应证】**艾滋病抗病毒后食欲不振（脾胃不和型）**。症见：消瘦，神疲懒言，倦怠，面色少华，腹部胀满、食后腹胀甚，便溏、泄泻，脉细，苔薄、舌质淡红或有齿痕。

【临证加减】若呕吐者，加莱菔子 12g、枇杷叶 6g、半夏 6g；腹胀痛者，加陈皮 6g、延胡索 12g；肢体乏力者加黄芪 18g、牛蒡子 15g；心烦失眠者，加合欢花 12g、夜交藤 15g；腹泻者，加砂仁 10g、莲子 10g、石榴皮 9g。

【疗效】以本方治疗艾滋病抗病毒后食欲不振 30 例，结果治愈 25 例（食欲显著增强，食量增加），好转 4 例（食欲好转，食量略有增加），无效 1 例（食欲、食量未见改善），总有效率 97%。

【来源】余丰，梁立飞，苏文桂．中西医结合治疗老年艾滋病抗病毒后食欲不振的临床研究．现代中西医结合杂志，2012，21（24）：2673－2674

外敷方

土茯苓 40g 忍冬藤 20g 苦参 20g 白鲜皮 20g

【用法】抗生素：头孢曲松钠静脉滴注。

西药湿敷：患肢抬高，用雷佛奴尔溶液湿敷，每次 20～30 分钟，每日 2 次，减轻局部炎症。

中药外敷：将上药浓煎成糊状备用。常规消毒，敷贴药膏于患处，清洁纱布包扎，每日 1 次。

【功效】清热解毒。

【适应证】**艾滋病合并丹毒（邪毒浸淫型）**。症见：发热、寒战、不适和恶心，患肢红肿，痒痛剧烈，难以忍受，舌红、苔黄腻，脉弦数。

【疗效】以本方治疗艾滋病合并丹毒 2 例，分别在住院 12 天、18 天后痊愈出院。

【来源】徐文洁．中西医结合治疗与护理艾滋病合并丹毒 2 例．湖北中医，2008，30（7）：44

柴胡疏肝散合内消瘰疬丸

川芎 香附 白芍 黄芪 玄参各 10g 牡蛎（先煎）30g 陈皮 柴胡 甘草 三棱 莪术 血竭各 6g

【用法】水煎服，每天 2 次，每日 1 剂。

【功效】疏肝理气，化痰散结。

【适应证】**艾滋病淋巴结肿大（气滞痰凝型）**。症见：全身结核瘰疬，伴精神不畅，忧虑太息，胸胁胀满，脉弦。

【来源】王晓华．性病中医治疗．南京：江苏科学技术出版社，2004：272

活络效灵丹合消瘰丸加减

当归　丹参各15g　牡蛎（先煎）30g　生黄芪12g　玄参　乳香
没药各10g　浙贝母　三棱　莪术　胆南星　半夏　甘草各6g

【用法】水煎服，每天2次，每日1剂。

【功效】活血化瘀，消痰散结。

【适应证】**艾滋病淋巴结肿大（痰瘀互结型）**。症见：瘰疬坚硬，推之不移，粘连成块，舌质紫暗淤斑，脉弦涩。

【来源】王晓华.性病中医治疗.南京：江苏科学技术出版社，2004：272

百合固金汤、麦冬汤、六味地黄丸加减

百合　百部　浙贝母　桔梗　甘草各6g　北沙参　天冬　麦冬各
12g　玉竹　熟地　怀山药　玄参　枇杷叶各10g　瓜蒌皮15g

【用法】水煎服，每天2次，每日1剂。

【功效】益气养阴，清热化痰。

【适应证】**艾滋病并呼吸系统损害（肺肾阴虚型）**。症见：临床尤见卡氏肺炎、肺结核，发热，干咳无痰或少量黏痰，或痰中带血，气短胸痛，动则喘促，全身乏力，消瘦，口干咽燥，盗汗，周身可见淡红色皮疹，伴轻度瘙痒，舌质红、少苔，脉沉细小数。

【来源】王晓华.性病中医治疗.南京：江苏科学技术出版社，2004：275

补中益气汤、真人养脏汤、参苓白术散加减

黄芪15g　广木香3g　白术　怀山药　茯苓　扁豆　当归　白芍
各10g　石榴皮　人参　诃子　肉豆蔻　炙甘草各6g

【用法】水煎服，每天2次，每日1剂。

【功效】健脾益气，和胃止泻。

【适应证】艾滋病消化系统损害（脾胃虚损型）。症见：腹泻久治不愈，呈稀水状，少数夹有脓血或黏液，里急后重不明显，常伴有腹痛，并见发热、消瘦、全身乏力，食欲不振、恶心呕吐，吞咽困难或腹胀肠鸣，口腔黏膜与舌部疼痛及有白斑，或有白色块状物（鹅口疮），舌质淡、苔黄腻或白腻、花剥，脉濡细。

【来源】王晓华．性病中医治疗．南京：江苏科学技术出版社，2004：275－276

安宫牛黄丸、紫雪丹、钩藤饮加减

西洋参 郁金 五味子各6g 麦冬 龟甲（先煎） 鳖甲（先煎） 龙骨（先煎） 牡蛎（先煎）各15g 白芍 天竺黄 石菖蒲 生地 玄参各10g 琥珀（先煎）3g

【用法】水煎服，每天2次，每日1剂。

【功效】清热化痰，息风开窍。

【适应证】艾滋病神经系统损害（窍闭痰蒙型）。症见：病情凶险，预后极差，可在数日内死亡，发热头痛，恶心呕吐，神志不清，或神昏谵语，项强惊厥，四肢抽搐，或伴癫痫或呈痴呆状，或因周围神经损害而有肢体疼痛，行动困难等，苔黄腻，脉细数或滑数。

【来源】王晓华．性病中医治疗．南京：江苏科学技术出版社，2004：277

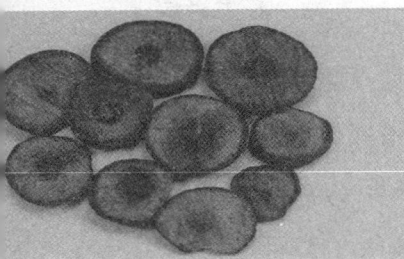

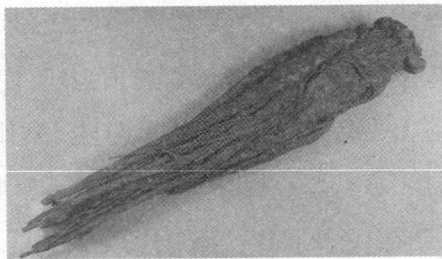

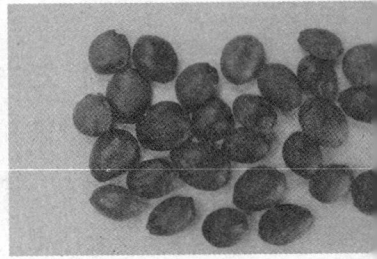

第二章

梅 毒

梅毒是由苍白密螺旋体苍白亚种或称梅毒螺旋体（TP）感染引起的一种慢性系统性疾病。本病表现极为复杂，几乎可侵犯全身各器官，造成多器官的损害。梅毒螺旋体侵入人体，经过2～4周的潜伏期，大量繁殖后通过免疫反应引起侵入部位出现溃疡，即硬下疳，硬下疳3～8周后可自行消失；又可侵入附近淋巴结，经血液播散到全身其他组织和器官，此时表现为二期梅毒；若治疗不及时，又进展到三期梅毒，发生心血管或神经系统损害，以及皮肤、骨与内脏的树胶肿损害。本病以含有大量梅毒螺旋体的携带者为主要传染源，主要通过性接触传播，少数通过母婴及输血传播，其中胎儿在母体内经胎盘传染者又叫先天梅毒。

梅毒一般属于中医学"霉疮"、"广疮"、"时疮"、"棉花疮"等范畴，症起似杨梅，又称"杨梅疮"，多由外感淫秽邪毒，蕴热化火，毒气内伤脏腑，外攻肌肤而致。早期以实证为主，晚期以虚证为主。辨证按临床表现各异分为肝经湿热，瘀热互结，脾虚湿蕴，气血亏虚，毒结筋骨等证型，治疗上多以凉血解毒，结合主症清热排毒，祛湿消疮，化斑消结，或晚期扶正祛邪，补气排毒为主，同时也可结合西医的驱梅治疗。

🪷 中药解毒汤

土茯苓 50g 紫花地丁 10g 金银花 10g 白鲜皮 10g 甘草 10g 白花蛇舌草 20g 百部 20g 野菊花 20g

【用法】中药水煎服，每天 2 次，每日 1 剂，连服 30 剂，后每月初服 7 剂，半年后停药。

分两侧臀部肌内注射苄星青霉素 240 万单位，每周 1 次，连续治疗 3 周。

【功效】清热解毒，化斑消疮。

【适应证】**梅毒（热毒化火型）**。症见：全身发热，头痛，骨节疼痛，咽痛，皮疹红晕继发斑片（杨梅疮），状如赤豆，舌红、苔黄，脉滑数。

【临证加减】硬下疳者，加黄柏 10g、龙胆草 6g；全身出疹、色暗红者，加水牛角 20g、生石膏（先煎）40g；腹股沟有硬结者，加穿山甲、皂角刺各 20g；掌跖鳞屑多、色红者，加生地黄 30g、丹参 20g；扁平湿疣者，加浙贝母、黄柏各 10g。

【疗效】以本方治疗梅毒 39 例，结果痊愈 36 例（临床治愈见症状及体征消失或在原皮损处残留浅表性斑痕或色素沉着斑，3 个月内 RPR 滴度下降 4 倍或 4 倍以上，不一定转阴；血清学治愈见症状与体征消失，RPR 滴度每 2 ~ 3 个月检查 1 次，连续 3 次阴性），未愈 3 例（梅毒性损害尚未完全消失，RPR 滴度不下降甚至上升），临床治愈率 92.30%。

【来源】甘娟，张华，翁碧峰. 解毒汤配合苄星青霉素治疗梅毒 78 例疗效观察. 中国实用医药，2011，6（35）：1 - 3

🪷 托毒汤

金银花 45g 土茯苓 45g 蒲公英 30g 生黄芪 20g 薏苡仁 20g 赤小豆 20g 龙胆草 10g 马齿苋 10g 苍耳子 10g 皂角刺 10g 大枫子仁 3g 车前子 15g（另包）

【用法】水煎服，每天 2 次，每日 1 剂。

外洗方（盐汁石硇液）：煅石膏 100g，硇砂 10g，大青盐 2000g，包心白菜 5000g。白菜洗净，切成 3cm 厚片段，青盐末分层撒在菜体上，加盖密封腌制 1 周，压榨取汁，加入硇砂和石膏粉搅匀，冷藏保存，外洗，每天 2～3 次。

【功效】扶正解毒，化腐生肌。

【适应证】**梅毒（脾肾亏虚型）**。症见：发热，咽痛，头痛，四肢疼痛，晚上加重，生殖器椭圆形无痛性硬结，中心软化糜烂及浅溃疡，四周焮肿，中间凹陷，腐烂成窝，色紫红，皮肤出现皮疹和散发性红色梅斑疹，丘疹有浸润，舌红、苔黄腻，脉滑数。血清反应阳性。

【临证加减】若下疳阴疮或龟头溃烂者，加儿茶 3g；脾虚血亏者，加党参、白术、当归各 10g；肾阴或肾精不足者，加淫羊藿、五味子、菟丝子各 10g；毒在胸上者，加桔梗 12g；毒在腹下者，加牛膝 12g。

【疗效】以本方治疗梅毒 59 例，结果痊愈 51 例（阴疮消失，掌跖部斑疹消退，血清反应转为阴性，停药后 1～5 年无复发），有效 4 例（愈后 2 年内有复发，仍服前药而愈），无效 4 例（经治疗 10 天内症状无改善），总有效率 93%。

【来源】柏选正，张利亚. 托里攻毒法治疗梅毒 59 例. 陕西中医，1991，(6)：252

🌸 黄升丹

黄升丹（水银 30g、牙硝 20g、明矾 36g）　雄黄 2g　白矾 5g　大米 500g

【用法】将黄升丹、雄黄、白矾三味混合研成细粉，大米蒸熟，待凉，搅拌成泥状，加入三味药粉拌匀，搓成蚕豆大小药丸，晾干备用。每次 20 粒，口服，每日 2 次，15 天为 1 个疗程，服药期间停用一切抗菌素及其他药物。

【功效】清热解毒，杀虫燥湿。

【适应证】**梅毒（邪毒浸淫型）**。症见：低热，头痛，肌肉及关节疼痛，继则躯干及四肢出现丘疹，大小不一，如黄豆大，排列成环形，红铜色，不痛不痒，全身淋巴结轻度肿大。血清反应强阳性。

【疗效】以本方治疗梅毒 40 例，结果 2 个疗程治愈 15 例（临床症状消失，血清反应 3 次以上阴性，随访 10 年不复发），显效 16 例（临床症状消失，血清反应或呈弱阳性），3 个疗程有效 8 例（临床症状较前减轻，血清反应常成阳性），无效 1 例（实验室检查及临床症状均无改善）。

【来源】赵晓香．黄升丹治疗梅毒 40 例疗效观察．浙江中医学院学报，1994，18（3）：27

🪷 单味土茯苓

土茯苓 250g

【用法】土茯苓 250g，1 天 1 剂，三餐饭前 30 分钟水煎温服，20 天为 1 个疗程。

【功效】解梅毒。

【适应证】**男性梅毒（湿热毒瘀型）**。症见：前后二阴疳疮显现，四周红肿，色紫红，亮如水晶，溃后腐烂，但无脓水，边周坚硬凸起，中间凹陷呈窝，妨碍活动行走，小便黄赤或淋沥，舌红、苔黄，脉弦数或滑数。

【疗效】以本方治疗梅毒 30 例，结果治愈 27 例，治愈率 90%，平均治疗 2.6 个疗程，3 例煎药不便，半途改用青霉素治疗。

【来源】王庆泉．土茯苓治疗梅毒 30 例报道．时珍国医国药，2001，12（9）：822

🪷 托里消毒散

熟地　黄芪　金银花　土茯苓各 15g　人参　川芎　当归　白芍　白芷　白术　桔梗　皂角刺各 10g　甘草 15g

【用法】水煎服，每天 2 次，每日 1 剂，15 天为 1 个疗程。

【功效】益气养血，扶正托邪，清热解毒，凉血消肿。

【适应证】**梅毒（正虚毒结型）**。症见：无名肿毒高出皮面，不痛不痒，大如桃核，表面呈褐红色，破溃后分泌物稀薄，疮面深红，中心凹陷，边缘隆起呈堤状，形状多长圆形，久不愈合，舌红、苔白腻，脉濡。

【疗效】以本方治疗梅毒21例，结果治愈6例（最后2次血清RPR均阴性），显效7例（最后1次RPR阴性），好转5例（RPR滴度第1次＞第2次≥第3次），无效3例（RPR滴度无变化或升高）。

【来源】贾亚利.托里消毒散加减干预梅毒血清固定效果.中国乡村医药，2013，(18)：44-45

🪷 中药排毒汤

土茯苓15g　黄芪15g　茯苓12g　川芎12g　白术12g　金银花20g　木通10g　生薏苡仁20g　木瓜10g　皂荚10g　生大黄4.5g

【用法】水煎服，每天2次，每日1剂，分早、晚饭后服用，10天为1个疗程。

首次治疗前30分钟，肌内注射5mg地塞米松以防吉-赫氏反应，以后肌内注射普鲁卡因青霉素80万单位，每日1次。

【功效】除湿祛毒，养血通络。

【适应证】**早期梅毒（邪毒浸淫型）**。症见：前阴或肛门见硬结，四周焮肿，有灼热感，表面轻度糜烂，或伴见发热恶寒，胸胁胀痛，心烦易怒，食欲不振，小便短赤涩痛，大便秘结或稀而灼肛，舌红、苔黄腻，脉弦数。RPR均阳性，滴度1：8～1：128，TPHA梅毒螺旋体血浆试验阳性。

【疗效】以本方治疗早期梅毒36例，结果痊愈31例（临床症状及体征完全消失，或在梅毒损害处残留瘢痕或色素斑，血清RPR滴度下降4倍或转阴），好转4例（临床症状或梅毒损害未完全消退，但血清RPR滴度下降4倍或4倍以上），未愈1例（临床症状或梅毒损害未完全消退，血清RPR滴度下降不足4倍或滴度上升），总有效率97.2%。

【来源】王砚宁，董国辉，赵鹏.中西医结合治早期梅毒36例.江西中医药，2000，31（2）：48

凉血败毒汤

生甘草15g 生大黄15g 防风6g 木通7g 当归10g 赤芍10g
黄芪30g 土茯苓150g 桔梗15g 川芎15g

【用法】中药水煎服，每天2次，每日1剂，持续4周。

口服阿奇霉素片，每日3次，每次3片；每周1次卞星青霉素240万单位肌内注射。

【功效】清热凉血，祛邪解毒。

【适应证】**早期梅毒（热毒血瘀型）**。症见：一期见局部淋巴结肿大，典型硬下疳，二期见扁平疣、丘疹、斑疹、鳞屑性皮疹。淋巴结穿刺活检可见梅毒螺旋体，实验室血清学检查阳性。

【疗效】以本方治疗早期梅毒40例，结果完全痊愈37例（患者临床症状完全消失，快速血浆反应素环状卡片试验RPR复查结果转为阴性），有效2例（患者症状未完全消失，但RPR复查结果转阴），无效1例（患者症状未明显好转，RPR复查结果仍为阳性），总有效率97.5%。

【来源】李宏.中西医结合治疗早期梅毒80例临床疗效分析.中国性科学，2013，22（2）：66-82

清热排毒汤

木通6g 金银花9g 土茯苓30g 生薏苡仁12g 黄芪20g 川芎5g 茯苓12g 白术9g 木瓜6g 大黄4.5g 皂荚3g

【用法】中药水煎服，每天2次，每日1剂，持续14天。

羟苄青霉素240万单位肌内注射，每周1次，共3次。

【功效】除湿解毒，养血通络。

【适应证】**早期梅毒（邪毒浸淫型）**。症见：单发或多发硬下疳，近卫淋巴结肿大，掌跖及全身皮疹。血清学检测阳性，RPR滴度1:8～1:256。

【疗效】以本方治疗梅毒46例，结果临床痊愈41例（患者1个月内无梅毒症状，血清学反应滴度下降4倍或4倍以上，但不一定转阴），血清学治愈39例（1年内临床症状消失，血清学转阴）。

【来源】王砚宁，刘先锋，张郁．青霉素与清热排毒汤治疗早期梅毒46例．现代中西医结合杂志，2000，9（19）：1878－1879

解毒方

土茯苓30~60g　金银花12g　威灵仙9g　白鲜皮9g　生甘草6g
苍耳子15g

【用法】头煎加水约500ml，先泡20分钟，武火煮沸后，改小火再煮沸30分钟，取液约200ml；二煎，加水约400ml，武火煮沸后，改小火再煮沸30分钟，取液约200ml；两煎药汁混合后，分成3份，早、中、晚口服（温服），每日1剂，2个月为1个疗程。

【功效】清血解毒。

【适应证】**早期梅毒（邪毒浸淫型）**。症见：二阴溃烂成疮，脓汁臊臭，局部暗红，边缘硬肿，小便淋涩热痛，大便秘结，心烦口渴，舌质红、苔黄，脉滑数。

【临证加减】若体虚者，可兼服八珍汤；见腹股沟淋巴结肿大者，兼服小金散。

【来源】邵莲风，赵月霞．中西医治疗梅毒．内蒙古中医药，1995，（S1）：40

龙胆泻肝汤

龙胆草15g　土茯苓30g　金银花15g　生地15g　黄芩15g　滑石20g（包煎）　赤芍15g　栀子15g　泽泻15g　甘草10g

【用法】水煎服，每天2次，每日1剂。

【功效】清血解毒，利水泻火。

【适应证】**一期梅毒（疳疮期湿热下注型）**。症见：男女前后二阴疳疮显现，四周嫩肿色紫红，亮如水晶，溃后腐烂，但无脓水，边周坚硬凸起，中间凹陷成窝，小便黄赤或淋沥，舌质红、苔黄，脉弦或滑。

【来源】姜杰，闫力. 梅毒的辨证施治与施护. 长春中医学院学报，2002，（2）：40

黄连解毒汤合犀角地黄汤

黄连10g　黄芩5g　黄柏15g　水牛角40g（先煎）　牡丹皮12g
生地12g　赤芍12g　土茯苓30g　蒲公英15g　防风10g　蝉蜕10g
甘草10g

【用法】水煎服，每天2次，每日1剂。

【功效】凉血解毒，祛风消斑。

【适应证】**二期梅毒（杨梅疮热毒邪结型）**。症见：病发感染毒后10周左右，疮前多先有发热头痛，骨节酸痛或咽痛，2~3日后出现皮疹，继而全身症状逐渐消失，疹出形态各异，有色如黄蜡，破烂肉翻的花杨梅，形如赤豆嵌入肉内的杨梅豆，形如风疹的杨梅疹，先起红晕，后期斑节的杨梅斑，皮疹常见于胸部，后见腰腹，四肢屈侧颜面及颈部，最后见手足部，不觉痒痛或仅觉微痒，小便黄赤或淋沥，舌红、苔黄，脉数。

【来源】姜杰，闫力. 梅毒的辨证施治与施护. 长春中医学院学报，2002，（2）：40

黄连解毒汤加减

黄连6g　黄柏10g　黄芩10g　生栀子10g　野菊花15g　紫花地丁15g　蒲公英30g　金银花30g　龙胆草6g　车前子10g

【用法】水煎服，每天2次，每日1剂。

【功效】清热泻火解毒。

【适应证】**一期梅毒（毒热内蕴型）**。症见：冠状沟、包皮或大小阴唇溃烂成疮，脓汁臊臭，局部暗红，边缘硬肿，小便淋涩热痛，大便秘结，心烦口渴，舌质红、苔黄，脉滑数。

【来源】王晓华. 性病中医治疗. 南京：江苏科学技术出版社，2004：102－103

🌸 六味地黄丸加减

生地　熟地　山药　山茱萸　茯苓　牡丹皮　赤芍　泽泻各10g

知母　黄柏各12g　紫花地丁　野菊花　金银花各30g

【用法】水煎服，每天2次，每日1剂。

【功效】滋阴降火解毒。

【适应证】**一期梅毒（阴虚火旺型）**。症见：患处红肿溃烂，分泌物不多，午后发热，口干咽燥，大便秘结，小便短少，有时茎中痛，舌质红、少苔，脉细数。

【来源】　王晓华. 性病中医治疗. 南京：江苏科学技术出版社，2004：103

🌸 化斑解毒汤

黄连3g　连翘　知母　紫草　土茯苓各15g　玄参　生地各20g

白茅根30g　柴胡　枳壳各10g　甘草5g

【用法】水煎服，每天2次，每日1剂。

【功效】发汗解表，消散疮毒。

【适应证】**二期梅毒（疫毒发斑型）**。症见：胸、腰腹、四肢屈侧、颜面、颈部等处，出现红色杨梅疹、杨梅痘或杨梅斑，恶寒发热或往来寒热，并见头痛，身体酸重，骨节疼痛，胸闷气短，舌苔白腻或白滑，脉浮数。

【临证加减】若见舌红苔黄，脉弦数或滑数，内热壅盛者可酌加黄芩、栀子。

【来源】王晓华. 性病中医治疗. 南京：江苏科学技术出版社，2004：103

🌸 中药解毒汤

土茯苓50g　百部30g　生石膏（先煎）30g　水牛角（先煎）

20g 紫花地丁 20g 金银花 20g 白鲜皮 20g 白花蛇舌草 20g 野菊花 10g 甘草 6g。

【用法】水煎服，每天 2 次，每日 1 剂，连服 30 剂；后每月初服 7 剂，每天 1 剂，半年后停药。

苄星青霉素 240 万单位，分两侧臀部肌内注射，每周 1 次，连续治疗 3 周。

【功效】清热解毒，化斑消疮。

【适应证】一、二期梅毒（蕴热化火型）。症见：胸腹可见红色斑疹、斑丘疹，并附有少许鳞屑，掌部可见环状脱屑性斑疹，双侧腹股沟略有肿胀，无触痛。实验室检查：RPR 阳性 1:16，TPPA（＋）。

【临证加减】若硬下疳者，加黄柏 10g、龙胆草 6g；腹股沟有硬结者，加穿山甲 5g、皂角刺 20g；掌跖鳞屑多、色红者，加生地黄 30g、丹参 20g；扁平湿疣者，加浙贝母、黄柏各 10g。

【疗效】以本方治疗一、二期梅毒 47 例，结果 3 个月后 RPR 转阴 6 例，6 个月后 RPR 转阴 11 例，1 年半后复查 RPR 转阴 46 例，转阴率为 97.87%。

【来源】张华，孟辉.中西医结合治疗梅毒 47 例疗效观察.新中医，2006，38（2）：58－59

解毒方

土茯苓 50g 薏苡仁 30g 金银花 30g 防风 25g 川木瓜 25g 木通 15g 白鲜皮 15g 甘草 10g

【用法】头煎加水约 500ml，先泡 20 分钟，武火煮沸后，改小火再煮沸 30 分钟，取液约 200ml；二煎，加水约 400ml，武火煮沸后，改小火再煮沸 30 分钟，取液约 200ml；两煎药汁混合后，分成 3 份，口服（温服），每天 3 次，每日 1 剂。

外用处方（黄芩 25g、黄柏 25g、五月茶 50g、绿茶 20g）水煎外洗患处，

1日1次。

内服及外洗2个月后，加用青霉素钠盐60万单位肌内注射，每日1次，15天为1个疗程。

【功效】清热解毒。

【适应证】**皮肤黏膜梅毒和心血管晚期梅毒（邪毒浸淫型）**。症见：全身淋巴结肿大，外阴带有米粒样浸润性丘疹7个，触之相当坚实，圆形整齐，高出皮面，皮疹微糜烂，暗红色有少许浆液，部分形成疤痕。活组织、血清学、脑脊液检查确诊皮肤黏膜梅毒和心血管晚期梅毒。

【疗效】以本方治疗梅毒1例，一共治疗90天好转，随访14年无复发。

【来源】陆春早. 中西医结合治疗梅毒病1例. 云南中医杂志，1994，（2）：20

🪷 真武汤加减

炮附子（先煎）10g　干姜10g　茯苓30g　党参15g　白术20g　赤芍15g　车前子20g（包）　红花10g　当归20g　益母草30g　焦麦芽20g　炒枳壳10g　大黄6g　甘草6g　生姜15g

【用法】水煎服，每天2次，每日1剂，共4剂。

神阙、水分穴位艾灸，双肾区中药溻渍。

给予0.9% NS150ml + 青霉素注射液480万单位，每日2次。

甲泼尼龙琥珀酸钠片48mg口服，每日1次。

【功效】温补肾阳，活血利水。

【适应证】**梅毒肾病（肾阳虚损，水瘀互阻型）**。症见：全身重度水肿，疲乏，胸闷、气短，腰痛、畏寒肢冷，口干、头晕，腹胀，纳呆，小便混浊、泡沫多，夜尿量多于昼尿量，大便正常，舌质淡暗、苔白厚腻，脉沉缓。

【来源】陶青玲，薛国忠. 中西医结合治疗梅毒肾病1例. 中国中西医结合肾病杂志，2015，16（11）：1012 – 1013

化毒散

大黄 30g　穿山甲 15g　当归尾 15g　僵蚕 9g　蜈蚣 5g　酒 500g

【用法】配服至宝丹，实者多服，体虚者少服。水煎服，每天 2 次，每日 1 剂。

【功效】解毒化瘀，扶正固本。

【适应证】**梅毒后期（杨梅结毒，正虚毒结型）**。症见：梅毒后期，发无定处，可侵及皮肤或侵犯脏腑危及生命，发于皮肤者，疮节逐渐肿起，以后溃破，腐臭不堪；发于头部巅顶，可渐至颅顶塌陷；发于口鼻者，鼻塌唇缺，口鼻相通；发于骨节者，则筋骨疼痛，日轻夜重，可损筋伤骨，愈后僵直；亦可内侵脏腑，骨髓危及生命。

【来源】姜杰，闫力. 梅毒的辨证施治与施护. 长春中医学院学报，2002，(2)：40

芎归二术汤加减

白术　苍术　川芎　当归　茯苓　薏苡仁各 10g　人参　皂角刺厚朴　防风　木通　独活各 6g　金银花 15g　穿山甲　甘草各 3g　土茯苓 60g

【用法】水煎服，每天 2 次，每日 1 剂。

【功效】益气健脾，化湿解毒。

【适应证】**三期梅毒见皮下有硬结，又名树胶肿（肺脾蕴毒型）**。症见：皮肤成无名肿毒，高出皮面，不痛不痒，大如核桃，表面呈褐红色，破溃后分泌物稀薄，形似树胶，疮面深红，中心凹陷，边缘隆起呈堤状，形状多长圆形，久不愈合，舌红、苔白腻，脉濡。

【临证加减】若疮溃者，去皂角刺、穿山甲；热毒明显者，加蒲公英；疮溃体虚者，加黄芪。

【来源】王晓华. 性病中医治疗. 南京：江苏科学技术出版社，2004：104

四逆汤合生脉饮加减

附子　干姜　麦冬　五味子　当归各10g　人参　红花　炙甘草各5g

【用法】水煎服，每天2次，每日1剂。

【功效】温补心阳，回阳固脱。

【适应证】**三期梅毒（心气阳虚型）**。症见：结毒破溃，疮口苍白，久不收口，并可见面色无华，气短懒言语，身倦神疲，畏寒喜温，心悸怔忡，心胸痹痛，舌淡、少苔，脉结代。

【临证加减】若余毒未清者，加土茯苓；口干咽燥者，加麦冬、生地黄。

【来源】王晓华. 性病中医治疗. 南京：江苏科学技术出版社，2004：104

地黄饮子加减

熟地　巴戟天　山茱萸　肉苁蓉　茯苓　菖蒲　当归　白芍　川芎　续断　木瓜各10g　肉桂　附子各5g　石斛　薏苡仁　麦冬　五味子　骨碎补各15g

【用法】水煎服，每天2次，每日1剂。

【功效】温补肝肾，填髓息风。

【适应证】**三期梅毒Abadie综合征，又名脊髓痨（肝肾亏损型）**。症见：患梅毒数十年，逐渐两足瘫痪或萎软不行，肌肤麻木或如蚁行作痒，腰膝酸软，头晕耳鸣，心悸恍惚或气短，小便困难，舌淡红、苔少，脉沉细。

【临证加减】若命门火衰、督脉阳虚较甚者，加鹿角胶、仙灵脾、锁阳；虚阳上越者，加枸杞、制何首乌；刺痛如闪电较甚者，加羌活、独活、威灵仙、川草乌、牛膝。

【来源】王晓华. 性病中医治疗. 南京：江苏科学技术出版社，2004：105

六味地黄汤配太乙紫金锭

山慈菇60g　五倍子60g　千金子霜30g　红芽大戟45g　朱砂9g
雄黄9g　麝香9g

【用法】水煎服，每天2次，每日1剂。

【功效】清热解毒，滋补肝肾。

【适应证】**先天梅毒或小儿遗毒（肝肾不足型）**。症见：发于出生后3～
90天之间，见婴儿消瘦，皮肤干枯，貌似老人，口角呈放射性破裂，愈合结
疤，手掌足底可有光亮斑片及大水疱，臀部皮肤剥脱，形如烂斑，或鼻孔肿
胀，出脓血，严重者可致鼻骨塌陷，膝及踝关节附近可发生肿胀和剧痛，引
致四肢不能运动。

【来源】姜杰，闫力．梅毒的辨证施治与施护．长春中医学院学报，2002，(2)：40

第三章

淋　病

　　淋病是指由淋病奈瑟球菌（Neisseria gonorrhoeae，NG，简称淋球菌）引起的泌尿生殖系统的化脓性感染的性传播疾病。淋球菌原发感染于男性尿道或女性宫颈管内膜，或从女性宫颈播散至输卵管、卵巢、腹膜、巴氏腺、尿道及直肠，同时累及咽部、直肠和眼结膜等其他部位感染，继发性感染多伴发合并症，其中经血液播散至全身可导致播散性淋球菌感染。临床表现多见尿道炎、宫颈炎以及排尿困难、尿频、尿急、尿痛、排出黏液或脓性分泌物等典型症状，也可侵犯眼睛、咽部、直肠和盆腔等处以及血行播散性感染引起关节炎、肝周炎、败血症、心内膜炎或脑膜炎等疾病。本病主要通过性交传染，多发生于性活跃的青年男女，男性发病率多于女性。

　　本病多属中医学中的"淋病"、"淋浊"、"精浊"、"毒淋"等范畴，病机主要为湿热秽毒蕴结膀胱所致，湿热聚结下焦，流注膀胱、精室、尿道，血行不畅，毒结发作；或饮食偏嗜，痰毒凝集，下流瘀阻，膀胱气化失司；或脾胃虚弱，精浊不分而淋下；或淋浊迁延日久，久病及肾，耗损肾气，因虚生热。总由感染淋毒邪浊，化热化湿，瘀结下焦所致，急性期多为湿热实证，久病则虚实夹杂。临床辨证多分为湿热毒蕴、正虚邪恋、脾肾虚损型，治疗上多清利湿热、解毒化浊、滋阴降火、健脾渗湿、凉血化浊等。

加味八正散

萹蓄 12g　瞿麦 10g　栀子 10g　滑石（包煎）15g　车前子 15g

木通 6g（仅用 3～4 天）　甘草 10g

【用法】头煎加水约 500ml，先泡 20 分钟，武火煮沸后，改小火再煮沸 30 分钟，取液约 200ml；中药每日 1 剂，水煎服，二煎，加水约 400ml，武火煮沸后，改小火再煮沸 30 分钟，取液约 200ml；两煎药汁混合后，分成 2 份，口服（温服），每天 2 次。服药 4 天后，去木通，余药继续服用 6 天，共连续 10 天。

淋必治（普强药厂比利时分厂）2g，肌内注射，每天 1 次，连续 10 天。

【功效】清热泄火，利水通淋。

【适应证】**单纯性淋病（湿热下注型）**。症见：尿频、尿急等尿道刺激症，行动不便，排尿困难。

【临证加减】流脓者，加苦参 20g、黄柏 30g、蒲公英 30g、败酱草 20g；尿道刺痛者，加大、小蓟各 30g、白茅根 20g；阴痒者，加蛇床子 15g、土茯苓 20g；便秘者，加大黄 12g。

【来源】李文全，姜湘德. 中西医结合治疗单纯性淋病 58 例. 中国中西医结合杂志，1997，（7）：437

淋病 1 号

牡丹皮　山药　生地黄　白芍各 15g　茯苓　泽泻　鱼腥草　白茅根　黄柏各 30g　蒲公英 25g　败酱草 20g

外洗方剂：苦参 30g　白矾　生百部　黄柏各 15g　蛇床子　白鲜皮各 20g

【用法】淋病 1 号方水煎服，每日 1 剂，分 2 次服，1 周为 1 个疗程，小儿酌减。

外洗方剂药物用水 1000ml 煎为 500ml，放入盆中降温适度，然后浸洗 20

分钟左右，每日1剂，浸洗2次，1周为1个疗程，用量成人和儿童可相同。

淋必治注射液，每日1次，每次分两侧臀部肌内注射各2.0g，依病情3～5天为1个疗程，儿童用量酌减。

【功效】扶正祛邪，燥湿杀菌解毒。

【适应证】**淋病（肝肾阴虚，湿热邪毒乘虚侵入型）**。症见：带下脓性，味腥臭，外阴瘙痒，下腹坠痛，尿急，尿痛，腰酸。全部患者取分泌物涂片镜检，均在多形核细胞内找到革兰阴性双球菌。

【疗效】本组40例，用药1个疗程后有32例痊愈，8例好转，2个疗程后6例痊愈，共治愈38例；其中2例症状好转，但白带仍检出淋病双球菌（细胞外）。

【来源】董玲，王蓓，秦福山．中西医结合治疗淋病40例．中医药学报，2000，（4）：14

蠲淋汤加减

土茯苓30g　鸦胆子30粒（去壳装胶囊吞服）　蒲公英30g　白芍15g　海金沙10g　石韦10g　车前子10g　生黄芪30g　牛膝15g　红花5g　生甘草5g

【用法】上述中药水煎服，每天2次，每日1剂，14日为1个疗程。

【功效】清热利湿通淋。

【适应证】**淋病（湿热下注型）**。症见：有尿频，尿急，尿痛，尿道口红肿，流脓，或白带增多，外阴瘙痒，排尿不适，部分患者阴茎、睾丸红肿。少数患者有发热、畏寒全身症状。

【临证加减】下焦湿毒型重者，加土茯苓50～60g；热毒亢盛者，加生地黄10g、淡竹叶10g、黄连5g；阴虚火旺者，加女贞子10g、旱莲草20g、知母10g、黄柏10g、生地黄10g，减海金沙、石韦、车前子；肾虚毒恋者，加熟附子5g、肉桂3g，减海金沙、石韦、车前子。

【疗效】以本方治疗淋病38例，38例患者经治疗7天，全部症状消失者

31 例，菌检转阴 16 例；治疗 14 天，全部症状消失者 34 例，菌检转阴34 例；另 4 例又继续治疗 7 天症状消失，菌检转阴，全部患者基本治愈。

【来源】章岳泉．蠲淋汤加减治疗淋病 38 例临床观察．浙江中医学院学报，1996，(3)：13－14，56

清化淋带汤

土茯苓　鱼腥草　马齿苋　车前草各30g　木通　滑石　萆薢
鸭跖草　黄柏各10g　赤芍　蒲公英　生大黄各15g

【用法】上方加水 1000～1500ml 武火煎，每次服 150～200ml，每日 3 次，1 日 1 剂；将药渣浓煎后坐浴 15 分钟，1 日 1 次。10 天为 1 个疗程，连用 2 个疗程。

【功效】清热解毒，化瘀通淋。

【适应证】**淋病（湿热下注型）**。症见：小便频数涩痛，尿量小而尿意不尽，或痛不敢尿，甚或尿道口时时流溢出绀样或脓性分泌物，少腹拘急，会阴胀痛或腰腹沉重下坠感，睾丸胀痛。女性则外阴潮红充血，白带量多，色黄质稠，有臭气。口苦口干，舌红、苔黄腻，脉滑数。

【临证加减】少腹坠胀者，加乌药、青皮疏利下焦气机；夹血者，加小蓟、藕节炭、地榆炭、牡丹皮清热凉血止血；经久不愈者，去车前草、木通、滑石、黄柏，加丹参、马鞭草、莪术、琥珀（研末冲服）；脓多者，加炮山甲、皂角刺、白芷、天花粉以增强清热排脓之效。

【疗效】经上述方法治疗后，68 例中 62 例痊愈（临床症状消失，实验室检查转阴），占91.18%；5 例显效（临床症状明显减轻，实验室检查仍为阳性），占7.35%；1 例无效（临床症状改善不明显，实验室检查阳性），占1.47%。总有效率98.5%。

【来源】郑青松，卓儒杰．清化淋带汤治疗淋病 68 例疗效观察．浙江中医杂志，1997，(5)：214

导赤土茯苓银花汤

生地 12 克　土茯苓 12 克　金银花 12g　淡竹叶 10g　木通 10g　栀子 6g

【用法】水煎 3 次，合药液约 1000ml，分 3 次 1 日服完，每日 1 剂，5 日为 1 个疗程。

【功效】清热解毒，利尿通淋。

【适应证】**淋病（下焦湿热型）**。症见：尿道口发肿、发红、发痒以及尿频、尿急、尿痛或尿血、排尿困难等症状。同时，尿道口多流出白色或黄色黏稠脓性分泌物。个别病例有晚间阴茎勃起性疼痛和腹股沟淋巴结肿大、压痛等。

【临证加减】发热者，加青蒿、柴胡；呕吐者，加藿香、法半夏；尿血者，加白茅根，重用栀子；水肿者，加车前草。

【疗效】以本方治疗淋病 14 例，10 例获得痊愈（症状、体征消失，实验室检查正常），2 例显效（症状、体征部分消失，实验室检查有所好转），2 例无效（体征及实验室检查无好转，其中 1 例转用青霉素治疗，1 例中断治疗）。

【来源】李寿彭．导赤土茯苓银花汤治疗淋病 14 例．成都中医学院学报，1989，(2)：29 - 31

白茅通淋汤

白茅根　金银草各 30g　萹蓄　滑石（包煎）　瞿麦各 15g　木通　栀子　黄柏　连翘　香附各 10g　车前子 12g　甘草 3g

【用法】上述中药，水煎 3 次，合药液约 1000ml，分 3 次 1 日服完，每日 1 剂，5 日为 1 个疗程。

【功效】清热利湿，消郁通淋。

【适应证】**淋病（湿热下注，郁结膀胱型）**。症见：小便频数涩痛，尿量小而尿意不尽，或痛不敢尿，甚或尿道口时时流溢出泔样或脓性分泌物，少腹拘急，男性睾丸胀痛。女性外阴潮红充血，白带量多，色黄质稠，有臭气。口苦口干，舌红、苔黄腻，脉滑数。

【临证加减】大便秘结者，加大黄；发热恶寒者，加柴胡、黄芩；咽干口燥者，加天花粉、麦冬；腰痛者，加山茱萸、杜仲；小腹胀痛者，加木香、沉香或乌药。

【疗效】以本方治疗淋病51例，服药4剂小便频数短涩、滴沥刺痛、小腹拘急消失，尿检无脓血细胞为治愈共45例；服药4剂小便恢复正常，尿检偶见脓细胞为好转共4例；服药4剂症状和尿检无变化为无效共2例。有效率为96.8%。

【来源】刘汉兴.白茅通淋汤治疗淋证51例.陕西中医，1992，(11)：510

祛热化瘀汤

川牛膝30g 滑石粉15g（布包） 当归尾9g 木通6g 泽兰9g 乳香（微炒）4.5g 甘草梢9g 鱼腥草20g 金银花50g 蒲公英30g

【用法】上述中药每日1剂，每日2~3次口服，6天为1个疗程。

注意事项：服药6小时后感觉腹部微痛。

采用新达罗250mg口服，每日3次，连用6天。

【功效】利湿化浊，解毒清热。

【适应证】**急性淋病（湿热瘀结型）**。症见：男性患者临床表现有尿痛、尿道口红肿、溢黄绿色脓性分泌物；女性患者临床表现有外阴红肿，尿道口脓性分泌物，白带多，有腥味。

【疗效】以本方治疗急性淋病15例，15例患者按上述方法，均获痊愈（临床症状消失，分泌物涂片阴性。）

【来源】张新立.中西医结合治疗急性淋病15例.现代中西医结合杂志，2000，(16)：1586

🪷 愈淋汤

萹蓄 30g　瞿麦 15g　金银花 20g　连翘 20g　木通 15g　车前子 15g
（包煎）　栀子 25g　酒制黄柏 20g　滑石（包煎）15g　金钱草 20g　甘
草 10g

【用法】上述中药日 1 剂，水煎 3 次，早、中、晚空腹分服，7 剂为 1 个
疗程。

【功效】清热解毒利湿，利水通淋。

【适应证】**急性淋病（温热下注，膀胱气化不利型）**。症见：小便频数涩
痛，尿量小而尿意不尽，或痛不敢尿，甚或尿道口时时流出脓性分泌物，少
腹拘急，会阴胀痛或腰腹沉重下坠感，舌红、苔黄腻，脉滑数。

【临证加减】尿痛者，加琥珀末 6g（冲服）；血尿者，加阿胶、小蓟各
15g；会阴小腹疼明显者，加川楝子 10g。

【来源】康爽，蒋再新. 中西医结合治疗急性淋病 33 例的疗效观察. 黑龙江医学，
1997，（11）：66

🪷 导赤散合八正散加减

金银花　蒲公英　瞿麦　萹蓄　滑石（包煎）各 15g　黄柏　淡
竹叶　木通　车前子　海金沙　生地　大黄　小蓟各 10g　甘草 6g

【用法】水煎服，每天 2 次，每日 1 剂。

西药：西医以抗感染治疗。用青霉素钠静脉滴注，或者联用氟哌酸、灭
滴灵静脉滴注。同时口服环丙沙星片；也可用菌必治、淋必治。局部用 0.1%
新洁尔灭液冲洗。

【功效】清热解毒，通淋化湿，利尿。

【适应证】**急性淋菌性尿道炎（热毒蕴结型）**。症见：尿道口发肿、发
红、发痒以及尿频、尿急、尿痛或尿血、排尿困难。

【疗效】治愈：用药 6～12 天，临床症状完全消失，涂片检查淋球菌阴

性，随访 3 个月无复发。治愈 38 例，占 79.38% 。有效：用药 6～12 天，临床症状消失，涂片检查阴性，3 个月随访有部分患者复发。有效 8 例，占 16.66% 。无效：用药 6～12 天，临床症状基本消失，但涂片检查阳性，易反复发作。无效 2 例，占 4% 。总有效率 96% 。

【来源】刘保春，黄宗惠，傅寿根．中西医结合治疗急性淋菌性尿道炎 48 例．吉林中医药，1997，(6)：32

清淋解毒汤加减

车前草 15g　土茯苓 20g　白花蛇舌草 20g　川草藤 20g　白茅根 15g　黄柏 15g　金银花 16g　蒲公英 18g　鱼腥草 20g　金钱草 20g　大黄 10g　半枝莲 15g

外洗方：苦参 40g　白花蛇舌草 40g　蛇床子 40g　金银花 40g　蒲公英 30g　黄柏 30g。

西药：肤阴洁

【用法】内服方用法：清水五碗煎成一碗，药渣复煎，两液混合，分早、晚各服 1 次，每日 1 剂，7 天为 1 个疗程。

外洗方用法：水约 2000ml、煎成 1000ml，分 3～4 次外洗阴部，每天 1 剂，5 天为 1 个疗程。

肤阴洁一瓶，加温水稀释成 2% 的溶液，男性浸泡生殖器，女性坐浴 30 分钟，10 天为 1 个疗程。

【功效】清热解毒，利湿通淋。

【适应证】急性淋病（尿湿热蕴毒型）。症见：尿频、尿急、尿痛，排尿困难，尿道口红肿，发痒及轻微刺痛，继有稀薄淡白色或淡黄色黏液流出，甚则为黄白色脓液，入夜阴茎常有痛性勃起等症状，舌质红、苔黄腻，脉滑数等。

【来源】黄榕康．中医治疗淋病的临床经验．新编男科理论与临床——中华中医药学会第七届中医男科学术大会，2006：3

辨证施方加氟哌酸

草薢 15g 木通 12g 龙胆草 15g 车前草 30g 栀子 12g 石韦 15g 泽泻 12g 枳壳 15g 生甘草 6g

【用法】水煎服，每天 2 次，每日 1 剂。

氟哌酸 0.2g，每日 4 次，口服，甲氧苄啶 0.1g，每日 2 次，口服。

【功效】利湿化浊清热。

【适应证】**慢性淋病（湿浊下注，膀胱不利型）**。症见：都有不洁性交史。追问病史，发病初期都有尿道口红肿、灼痛、流黄白色脓液，尿道分泌物涂片检查均有淋病双球菌。

【临证加减】久病乏力，加黄芪 60g；附睾、腰腹疼痛者，加丹参 30g；小腹胀满者加天台乌药 15g。

【疗效】以本方治疗慢性淋病 9 例，2 周为 1 个疗程，经过 2～4 个疗程的治疗，9 例患者症状都消失，尿常规检查无异常发现，尿道口内拭子涂片未发现淋病双球菌。追访最长 1 年，最短 45 天，未见复发。

【来源】潘晓明，李彪. 辨证施方加氟哌酸治疗慢性淋病 9 例体会. 内蒙古中医药，1991，（1）：31

八正散加减

滑石（包煎）30g 生栀子 萹蓄 瞿麦 金钱草 车前草各 15g 木通 大黄 茯苓 陈皮 白术 厚朴 甘草各 9g 灯心草 3g

【用法】水煎服，每天 2 次，每日 1 剂，14 日为 1 个疗程。

【功效】清热利湿通淋。

【适应证】**慢性淋病（湿热下注型）**。症见：小便时轻度或中度疼痛、不适。有的患者腹股沟有牵拉痛，用力挤尿道口可有少量脓性分泌物出现。

【疗效】以本方治疗慢性淋病 30 例，治愈（临床症状和体征消失，PCR 复查阴性）21 例，占 70%；好转（临床症状与体征基本消失，PCR 复查阳性）6 例，占 20% ；无效（治疗后无明显好转，PCR 复查阳性）3 例，占 10% 。总有效率占 90% 。

【来源】陶承军，八正散加味治疗男性慢性淋病 30 例．浙江中医学院学报，1996，（5）：26

三黄汤加减

黄芩 黄连 丹参 黄柏 苦参各 30g 金银花 15g 红花 10g

【用法】用水煎成 200ml 左右药液，待凉后（约 37～38℃）装入干净输液瓶内，一如输液状，惟剪去输液管过滤器以下部分，断端连接一次性导尿管，患者取侧卧位，导尿管用石腊油润滑后，徐徐插入肛内约 10cm 左右（术前嘱自然排空大便），使用输液管调节器调节药液进入速度，使药液在 5 分钟左右全部进入直肠内，保留时间约 1 小时，每日 1 次，15 日为 1 个疗程。

头孢三嗪 0.25g，1 天 1 次，肌内注射，连续 10 天；或壮观霉素 2.0g，1 天 2 次，肌内注射，连用 10 天。

强肾片：每日 3 次，每次 2～4 片，15 天为 1 个疗程。

【功效】清热解毒。

【适应证】**女性慢性淋病（肝肾两虚型）**。症见：表现为下腹部胀痛，白带增多，阴道口内痛或痒，日久伴腰酸、乏力、头晕等症。

【疗效】治疗组 43 例中，治愈 32 例（74.42%），好转 7 例（16.28%），未愈 4 例（9.3%），总有效率 90.7% 。

【来源】赵丽隽，赵萍萍．三黄汤加减配合西药治疗女性慢性淋病 43 例．浙江中医学院学报，1999，（4）：30

通淋祛毒汤

黄柏 15g 苦参 30g 土茯苓 40g 栀子 10g 瞿麦 15g 萹蓄 15g
草薢 10g 金银花 10g 车前子 30g 鱼腥草 30g 紫花地丁 30g 野菊

花30g

【用法】水煎服，每天2次，每日1剂，5周为1个疗程。一般服用1个疗程后复查PCR。

【功效】清热利湿通淋。

【适应证】**慢性淋病（湿热下注型）**。症见：全部病例均小便时尿道刺痛不适，有的患者腹股沟有牵拉痛，用力挤尿道口有稀薄脓黏液状分泌物。20例患者经PCR（聚合酶链式反应）检查报告淋球菌均为阳性。

【临证加减】若肾阴虚者，加生地黄；气虚者，加黄芪；脓多者，加龙胆草；血尿者，加白茅根、茜草；睾丸胀痛者，加金铃子。

【疗效】本方治愈（临床症状和体征消失，PCR复查阴性）14例，占70%；好转（临床症状与体征基本消失，PCR复查阳性）4例，占20%；无效（治疗后无明显好转，PCR复查阳性）2例，占10%。总有效率90%。

【来源】郁任杰．通淋祛毒汤治疗慢性淋病20例．实用中医药杂志，1998，（1）：23

❀ 治淋煎

黄柏10g　草薢20g　败酱草30g　蒲公英20g　土茯苓30g　野菊花30g　鱼腥草30g　赤芍20g　连翘20g　马鞭草30g　白花蛇舌草20g　通草6g　生黄芪15g

【用法】水煎服，每天2次，每日1剂，15天为1个疗程。

【功效】清热利湿，活血解毒，通淋祛浊。

【适应证】**慢性淋病（湿热毒邪内蕴，正不胜邪而稽留型）**。症见：有明显的急性淋病史，病史超过2个月；有尿道刺激症状和晨起尿道口有"糊口"现象；尿检白细胞增多，尿道分泌物或前列腺液涂片或培养淋球菌阳性。

【疗效】经2个疗程治疗，结果治疗组53例中，治愈49例（临床症状和体征消失，尿常规检查正常，前列腺和尿道内棉拭子接种淋球菌培养阴性），无效4例（临床症状无改善，或有所改善，但淋菌培养阳性），治愈率92%。

【来源】汪卫平．治淋煎治疗慢性淋病 53 例临床观察．浙江中医学院学报，1998，
(3)：31

补肾解淋汤加减

山茱萸 12g　怀山药 20g　黄芪 20g　白术 15g　菟丝子 15g　黄柏
15g　川草藤 20g　土茯苓 25g　白花蛇舌草 20g　败酱草 15g　路路通
15g 克　车前子 15g　薏苡仁 20g　白茅根 18g

【用法】用法：清水四碗半、煎成一碗，药渣再煎成一碗，两次药混合，
分早、晚各服 1 次，每天 1 剂，20 天为 1 个疗程。

【功效】健脾补肾，除湿解毒。

【适应证】**慢性淋病（余毒未尽，脾肾两虚型）**。症见：发病 2～3 个月
后，尿道有轻微烧灼感、瘙痒、或蚁行感，时轻时重，尿内有丝状物，晨起
尿道外口被少许分泌物糊住，捏压阴茎时，有少量白色牛奶样黏液，解尿后
尿道微痛，每于劳累时加重，有时出现尿流很细，成分叉状，腰膝酸软，神
疲乏力，舌质淡红、苔薄白，脉沉细。

【临证加减】合并前列腺炎者，加王不留行 16g、赤芍 15g、穿山甲 10g、
丹参 15g、三七 10g、半枝莲 20g；合并睾丸炎、附睾炎者，加橘核 20g、川楝
子 15g、大青叶 15g、穿山甲 10g、桃仁 15g、小茴香 10g；合并精囊炎（血
精），加茜草根 15g、藕节 15g、地榆 15g、生地 25g；合并阳萎者，加巴戟天
15g、淫羊藿 15g、杜仲 15g、冬虫夏草 6g、阳起石 20g；合并急性盆腔炎或亚
急性期者，加清淋解毒汤、川芎 10g、赤芍 15g、瞿麦 15g、木通 15g、荔枝核
25g 进行加减；合并慢性盆腔炎者，补肾解淋汤加小茴香 10g、川芎 12g、赤
芍 15g、丹参 15g、荔枝核 25g、橘核 20g，进行随症加减。

【来源】黄榕康．中医治疗淋病的临床经验．2006 年云南省中医男科诊疗技术培训
班讲义与论文集，2006：3

丹栀逍遥散加减

牡丹皮 10g 栀子 15g 蒲公英 20g 金银花 20g 车前子 30g 柴
胡 10g 黄柏 10g 当归 10g 白芍 10g 枳壳 10g 木香 10g 白术 10g
茯苓 15g 生薏苡仁 30g 甘草梢 5g

【用法】上述药物每日 1 剂，煎 3 次，分早、中、晚服，15 天为 1 个
疗程。

【功效】清热除湿，调理肝脾。

【适应证】**慢性淋病（湿热留滞，肝脾失调型）**。症见：情绪抑郁不欢，
胸闷胁胀，少腹、阴阜、会阴、茎中不适，尿频不畅，余沥不尽，神疲纳少，
大便时溏，晨起尿道口有少许分泌物黏着，淋球菌检测阳性，苔薄白微腻，
脉细弦。

【来源】朱成彬. 中医药治疗慢性淋病的体会. 江苏中医，1999，（8）：13 – 15

毒淋清汤

土茯苓 30g 金银花 20g 白花蛇舌草 20g 虎杖 20g 木通 10g
知母 10g 黄柏 10g 生地 20g 山药 20g 枸杞 15g 黄芪 40g 甘草
梢 5g

【用法】上述药物每日 1 剂，煎 3 次，分早、中、晚服，15 天为 1 个疗程。
配合针灸治疗。主穴取足三里、三阴交、关元、气海、肾俞、长强，用
毫针针刺或用艾条灸，每日 1 次，每次 2 ~ 3 个穴位，7 日为 1 个疗程。

【功效】清热解毒，滋养肝肾。

【适应证】**慢性淋病（淫毒留恋，肝肾阴亏型）**。症见：毒淋日久，腰酸
膝软，便干溲黄，晨起尿道口有少许分泌物黏着，尿道轻度灼热刺痛，饮酒、
疲劳时尤甚，尿频尿急，会阴、少腹重坠，口干肢倦，饮食无味，淋球菌检
测阳性，舌红、苔少，脉细数。

【来源】朱成彬. 中医药治疗慢性淋病的体会. 江苏中医，1999，（8）：13 – 15

萆薢分清饮

益智仁 10g　川萆薢 10g　石菖蒲 10g　乌药 10g　茯苓 10g　炙甘草 5g　食盐少许

【用法】水煎服，每天 2 次，每日 1 剂，10 剂为 1 个疗程，隔周服第 2 个疗程。

【功效】温化肾气，固涩膀胱，利湿化浊。

【适应证】**慢性淋病（湿毒壅滞下焦型）**。症见：尿道口有淡黄色黏液，时有尿急感，伴腰膝酸软，性功能减退，夜尿多且清长，苔薄白，脉沉细无力。

【疗效】3 个疗程后症状完全消失，3 次淋检均为阴性。

【来源】刘力. 慢性淋病治以萆薢分清饮. 江西中医药，1999，（3）：62

消淋清浊饮

龙胆草 10g　黄柏 15g　苦参 15g　茯苓 20g　泽泻 10g　滑石（包煎）30g　萆薢 10g　甘草 6g

【用法】水煎服，每天 2 次，每日 1 剂。服中药期间，停用任何西药。治疗后第 7、14、21、28 天各做尿道分泌物涂片查 G－双球菌 1 次。

【功效】利湿清热，分清泌浊。

【适应证】**慢性淋病（湿热蕴结型）**。症见：尿频、尿急、尿痛，排尿困难，尿道口红肿，发痒及轻微刺痛，继有稀薄淡白色或淡黄色黏液流出，甚则为黄白色脓液，舌红、苔黄腻，脉滑数。

【临证加减】湿热下注者，加白茅根 15g；脾肾虚者，加黄芪 20g、枸杞 10g、白术 10g。

【来源】商涛，盛云鹤. 消淋清浊饮治疗男性慢性淋病 34 例. 福建中医药，1999，（3）：39－40

🪷 清淋汤

土茯苓15g 连翘10g 蒲公英10g 黄柏6g 百部10g 萹蓄10g
栀子6g 麦冬15g 木通10g 黄芩6g 牡丹皮6g 泽泻6g 灯心草
3g 苦参6g 补骨脂6g 甘草6g

【用法】水煎服，每日1剂，每次300ml，每日1次。辅以外用肤阴洁药
液外洗。

青霉素640万单位，加入10%葡萄糖液300ml中，静脉滴注，每日1次，
共3天。

【功效】清利湿毒，通淋止痛。

【适应证】**慢性淋病（湿热下注型）**。症见：男性有尿道感染症状及尿道
口分泌物等，女性有脓性白带。所有病例经细菌室检查，镜下可见淋球菌。

【疗效】以本方治疗慢性淋病60例，结果痊愈54例，治愈率90%（临床
症状体征全部消失，尿液澄清透明，治疗结束后14天，男性前列腺按摩取材
及女性分泌物经细菌室检查为阴性，视为治愈）。

【来源】李秀超，李军．中西医结合治疗淋病的临床研究．临床和实验医学杂志，
2006，（8）：1163

🪷 驱淋净

萆薢30g 金银花30g 连翘30g 板蓝根20g 百部20g 蛇床子
20g 苦参20g 黄柏20g 茯苓15g 黄芪20g 败酱草20g 甘草10g
鸡血藤20g 红藤20g 赤芍15g 枸杞20g

【用法】水煎温服，日服3次，每次150ml，连服7日为1个疗程。

利福平0.3g，每天3次，口服；氧氟沙星片0.2g，每天2次，口服；维
生素B₆0.2g，每天3次，口服，连服7日为1个疗程。

【功效】清热解毒，利湿化浊，活血化瘀，滋阴补肾。

【适应证】**慢性淋病（湿毒蕴结型）**。症见：患者有急性化脓性尿道炎表

现；部分伴有会阴部、小腹部胀痛、腰痛，尿滴沥不净；少数患者伴有睾丸、附睾胀痛。

【疗效】以本方治疗慢性淋病 68 例，结果痊愈 58 例（临床症状及体征完全消失，经分泌物 G 氏染色镜检，未见淋病双球菌），好转 8 例（临床症状明显好转，经分泌物 G 氏染色镜检，可见淋病双球菌），无效 2 例（临床症状未改善，经分泌物 G 氏染色镜检，仍可查到淋球菌），总有效率 97.0%。

【来源】闵光辉，李晓丽. 中西医结合治疗慢性淋病 88 例疗效观察. 黑龙江中医药，2001，(6)：14－15

氟哌酸加中药

蛇床子 花椒 苦参各 50g

【用法】中药煎水用棉球擦洗阴道，每日 1 次，5～7 天为 1 个疗程。

西药：氟哌酸。

【功效】清热利湿杀虫。

【适应证】**女性淋病性阴道炎（湿热下注型）**。症见：小便频数涩痛，尿量小而尿意不尽，或痛不敢尿，外阴潮红充血，白带量多，色黄质稠，有臭气。口苦口干，舌红、苔黄腻，脉滑数。

【疗效】以本方治疗女性淋病阴道炎 21 例，其中痊愈 17 例，显效 2 例，总有效 19 例，无效 2 例，总有效率 90.5%。

【来源】单燕梅，张爱华，牟瑞芳. 氟哌酸加中药擦洗治疗女性淋病性阴道炎. 新医学，1995（24）

八正散加味

瞿麦 10g 蒲公英 20g 木通 10g 金银花 20g 黄柏 20g 车前子 15g 天葵子 20g 白花蛇舌草 30g

【用法】水煎服，每天 2 次，每日 1 剂。

头孢曲松钠2g加入0.9%氯化钠注射液100ml中，每日1次静脉滴注。

【功效】利水通淋，清热利湿。

【适应证】**慢性淋菌性前列腺炎**。症见：尿道烧灼感，尿道口有少量脓性分泌物，会阴及下腹部坠胀感，饮酒后症状加重，肛门指诊前列腺肿大，有压痛。舌质红、舌苔黄腻，脉细数，尺脉沉细。前列腺液（EPS）检查：脓细胞>10个高倍视野（HP），卵磷脂小体减少，前列腺液培养可见淋球菌。

【临证加减】若血精者，加白茅根20g；便秘者，加丹参30g、赤芍10g。

【疗效】以本方治疗慢性淋菌性前列腺炎68例，结果痊愈56例（自觉症状消失，前列腺指诊质地恢复正常或前列腺液镜检，连续3次恢复正常；分段尿和前列腺液淋球菌培养阴性），好转12例（症状和前列腺质地改善，前腺液镜检白细胞正常；分段尿和前列腺液淋球菌培养未阴转）。

【来源】韩国恩，王仲培. 中西医结合治疗慢性淋菌性前列腺炎68例. 河北中医，2008，（5）：520

🌸 加味五淋散

当归10g　赤芍10g　炮穿山甲10g　连翘30g　甘草6g　制香附30g

【用法】水煎服，每天2次，每日1剂。

【功效】泄热通淋，活血和营。

【适应证】**淋病性尿道炎（气滞血瘀型）**。症见：轻微尿道痛，尿道口时有少量分泌物，晨时较明显，会阴部有坠胀感或发硬感，尿线细弱，排尿不畅。

【临证加减】畏冷发热者，加荆芥、柴胡；腹胀便秘者，加枳实、大黄；尿中有血者，加白薇、大小蓟；腹股沟淋巴结肿痛者，加金银花。

【疗效】以本方治疗淋病性尿道炎52例，结果痊愈41例（经过1~2个疗程治疗，临床症状消失，1周后行细菌学检查，每周1次，连续3次涂片检查双球菌阴性者），显效6例（经过治疗临床症状消失，但涂片检查仍为阳性者），无效5例（经治疗临床症状没有明显改善者）。

【来源】张侠武. 加味五淋散治疗淋病性尿道炎. 吉林中医药, 2006,（9）：10

🪷 关玉散

黄柏　苦参　蛇床子　枯矾等（各等量研粉备用）

【用法】用关玉散10g，加水300ml，煮沸10~15分钟，煎至药液120ml，冷却，澄清。令患者先排尿后采取坐位，稍向后仰。医者用10ml注射器吸取药液后把注射器乳头插入尿道口，采用不保留自然冲洗法冲洗尿道，连续将药液用完为一次治疗。治疗后可让患者尽量于2小时后再排尿，一般采用2~3日冲洗治疗1次，7~10次为1个疗程。

【功效】收敛除湿，解毒清热。

【适应证】**慢性淋病性尿道炎（湿热下注型）**。症见：①有急性或亚急性淋病性尿道炎病史。患者尿液外观虽不混浊，但可见少量淋丝，镜检可见到少量的白细胞或红细胞。分泌物或前列腺液涂片，可发现多形核白细胞。浆内有革兰阴性双球菌（可以是非典型性、退行性）。②病史超过2个月，已经用过多种抗生素治疗，再选用抗生素药物有困难者。③症状时轻时重，多有非特异性尿道灼热感、痒感或蚁走感。一般无排尿痛或有轻微尿道痛，尿道口时有少量分泌物，晨时较明显。有的患者内裤常见少量黄色污迹。有的患者从阴茎根部向尿道口挤压有少量稀薄分泌物溢出。当合并前列腺炎时，会阴部有坠胀感或发硬感；当合并膀胱尿口炎时，会在排尿终了激惹起痉挛性后尿道刺痛；尿道狭窄时尿线细弱，排尿不畅。

【疗效】患者在接受第1次冲洗治疗时，当即尿道症状就会明显减轻或消失，经数小时或十几小时后症状又会出现。随时间推移，冲洗次数增加，尿道症状以及其他症状亦会逐渐减轻，一般经过5~10次治疗，临床症状可基本解除。80例患者经过1~2个疗程治疗全部治愈。1~3个月后复诊或随访无复发。

【来源】张建华，张晨光. 中药冲洗治疗男子慢性淋病性尿道炎80例. 河南中医，

1999，(5)：54 – 55

🪷 五味消毒饮加味

　　　　金银花 15g　蒲公英 10g　紫花地丁 10g　野菊花 15g　青天葵 10g

泽泻 10g　土茯苓 40g　黄柏 10g　石斛 10g　郁金 10g

【用法】上述中药水煎服，每天 2 次，每日 1 剂，10 天为 1 个疗程，一般服药 2 个疗程。

同时用药渣复煎药液阴道冲洗，每日 1 次，经期停用阴道冲洗。

【功效】清热解毒，利湿止痒。

【适应证】**淋菌性阴道炎（湿浊下注型）**。症见：白带增多呈脓性、味臭，阴部灼热辣痛、瘙痒感，尿频、尿痛。妇科检查：阴唇黏膜充血，阴道内脓性分泌物增多，阴道穹窿部及宫颈充血明显。

【疗效】以本方治疗淋菌性阴道炎 76 例，治愈 57 例（临床症状、体征全部消失，分别在治疗结束后 7 天和月经干净后 3 天取阴道分泌物涂片检查或细菌培养，3 次均为阴性），无效 19 例（治疗后无变化），治愈率为 75%。

【来源】吴金娥. 五味消毒饮加味治疗淋菌性阴道炎 76 例. 江苏中医，2000，(3)：21 – 22

🪷 复方八正汤

　　　　金银花　蒲公英　土茯苓　滑石（包煎）各 30g　车前子　龙胆草　萆薢　地肤子各 15g　萹蓄　瞿麦　木通各 10g

【用法】水煎服，每天 2 次，每日 1 剂。

【功效】利尿通淋。

【适应证】**慢性淋病性尿道炎（湿浊下注，气化不利型）**。症见：患者可有尿道口红肿刺痛，并有黄白色脓液流出，伴有尿痛、尿频、排尿困难。女性患者有尿痛、尿频、宫颈红肿、触痛，有脓性分泌物、白带增多、外阴痛痒，部分患者有腰部酸痛，全身不适，轻度发热感。取尿道和女性阴道分泌物涂片检查发现有大量的淋病双球菌。

【疗效】痊愈：临床症状体征消失，计29例，占70.7%；显效：临床症状基本消失，计9例，占22.0%；无效：症状如故，计3例，占7.3%。服药最少者4剂，最多者27剂，平均13剂。

【来源】占盛青.复方八正汤治疗淋病41例.江苏中医，2000，（1）：23

蒲灰散合白头翁汤

蒲黄20g　滑石（包煎）15g　白头翁15g　黄连6g　黄柏25g　秦皮10g　败酱草20g　土茯苓35g　车前草10g

【用法】上方水煎服，每天2次，每日1剂，2周为1个疗程，一般1~2个疗程。

【功效】清热解毒，化瘀排脓。

【适应证】**淋菌性尿道炎（湿热秽浊型）**。症见：尿道口红肿，尿急、尿频、尿痛、淋沥不止，尿液浑浊如脂，尿道口流脓，严重者尿道黏膜水肿，附近淋巴结红肿疼痛，可有发热等全身症状，舌红、苔黄，脉滑数。

【疗效】痊愈21例，有效12例，无效3例，总有效率91.67%。治愈病例中有10例经1年随访，未见复发。

【来源】史宏.蒲灰散合白头翁汤化裁治疗淋菌性尿道炎36例.广西中医药，1997，（3）：16，26

龙胆泻肝汤

龙胆草10g　泽泻5g　车前子10g　木通10g　生地10g　当归20g　栀子10g　黄芩20g　甘草10g　土茯苓15g　苦参10g　虎杖10g　白头翁10g

【用法】每日1剂，水煎3次，早、中、晚饭后1小时服。服药及治疗期间应注意休息，禁止剧烈运动和过度兴奋，禁止房事，忌食刺激性食物（如酒、辛辣、浓茶、咖啡等）。7日为1个疗程，一般轻者1~2个疗程，重者3个疗程。

【功效】清热泻火，利水通淋。

【适应证】**淋菌性尿道炎（湿热下注型）**。症见：性病接触史；尿频、尿急、尿道口流脓等症状；淋菌涂片检查为阳性者。

【疗效】以本方治疗淋菌性尿道炎20例中，1~2个疗程治疗后痊愈者18例；3个疗程好转者1例；3个疗程无效者1例，总有效率95%。所有病例在服药过程中未出现明显副作用。

【来源】赵光祚.龙胆泻肝汤加味治疗淋菌性尿道炎20例.江西中医药，1996，（1）：39

🪷 大黄通泻汤

枳实10g　半枝莲15g　黄柏20g　栀子20g　甘草10g　大黄20g（后下）

【用法】将上述中药加水约600ml，浸泡20分钟，煎20分钟后加入大黄20g再煎5分钟，取药共煎2次，混合。掺入另蒸参须液（每剂参须量10g）。分2次饭前服，早、晚各1次，5天为1个疗程。3个疗程后判定疗效。

【功效】清肠泻火，利水通淋。

【适应证】**直肠淋病（毒邪流窜型）**。症见：下腹硬结疼痛，大便不通，小便溢浊或点滴淋沥，腰酸下坠感，舌红、苔薄黄，脉滑数。

【疗效】第1个疗程后痊愈9例（15%）；第2个疗程后痊愈30例（53.6%）；第3个疗程后痊愈9例（16%），好转6例（10.7%），无效2例（4.7%）。总有效率95.7%。治疗期间有3例出现轻度腹痛，不影响治疗。余无其他副作用。

【来源】袁庆丰，赵凤仪，欧曼娥.大黄通泻汤治疗直肠淋病56例疗效观察.临床皮肤科杂志，1995，（6）：378

治淋安胎汤

　　　　紫花地丁 25g　金银花 25g　红藤 15g　蒲公英 25g　黄芩 15g　瞿
麦 10g　萹蓄 10g　川木通 5g　杜仲 15g　车前子 10g　生甘草 5g

【用法】中药水煎服，每天 2 次，每日 1 剂，连服 7 剂。

壮观霉素 40g 肌内注射或头孢噻肟 10g 静脉注射。

【功效】清热解毒，活血行气。

【适应证】**妊娠淋病（湿毒型）**。症见：所有病例均有配偶感染史及其他
密切接触史，自觉阴部瘙痒，脓性白带，不同程度的尿频、尿急、尿痛。

【疗效】以本方治疗妊娠淋病 20 例，治疗组判愈 19 例，判愈率 95%。

【来源】时代强，蒋江永. 中西医结合治疗妊娠淋病 20 例疗效观察. 中国性病艾滋
病防治，1997，(2)：39

克淋消疣膏

　　　　土茯苓 10g　萆薢 10g　泽泻 10g　败酱草 16g　车前子 10g　连翘
15g　蚤休 6g　野菊花 15g

【用法】头煎加水约 500ml，先泡 20 分钟，武火煮沸后，改小火再煮沸
30 分钟，取液约 30ml；二煎，加水约 400ml，武火煮沸后，改小火再煮沸
30 分钟，取液约 30ml；分早、晚 2 次口服（温服），每日 1 剂，每次 30ml，
每日 2 次，连服 1 个月。

　　青霉素 640 万单位及氨苄青霉素 4g 加入葡萄糖液中静脉滴注，每日 1 次，
一共 7 天。

　　同时用 CO_2 激光治疗尖锐湿疣：用 20% 盐酸普鲁卡因 2ml 加 5－氟尿嘧
啶 2ml 作局部浸润麻醉，再用 CO_2 激光烧灼，深度以消除疣基底部为度，创
面涂上 5－氟尿嘧啶软膏；待 3~5 天创面愈合后复查，一般经 1~3 次处理后
可彻底清除疣状物。

【功效】清热解毒，通淋活血，消疣。

【适应证】淋病合并尖锐湿疣（风热犯肺型）。症见：男性患者症状主要表现为尿道口红肿、发痒，尿涩痛、尿频、尿急，尿道口有稀薄或黄色脓液，龟头、阴茎冠状沟等处有疣状物。女性患者尿道症状不明显，主要有阴道分泌物增多，外阴刺痒，外阴、阴道、宫颈处或肛周可见疣状物。疣状物以菜花状、蕈状最常见。全部病例治疗前经尿道或阴道分泌物聚合酶链反应（PCR）检查：淋球菌、乳头瘤病毒 DNA 呈阳性反应。

【疗效】以本方治疗淋病合并尖锐湿疣 46 例，男 27 例，女 19 例，均同时患有淋病、尖锐湿疣，结果痊愈 46 例（经治疗后全部症状、体征消失，复查 PCR：淋球菌、乳头瘤病毒 DNA 均阴性），治愈率 100%。随访 2 个月并复查 PCR，除 1 例男性因再感染淋病外，其余病例淋球菌、乳头瘤病毒 DNA 均为阴性。

【来源】漆林涛，董新华. 中西医结合治疗淋病合并尖锐湿疣 46 例. 医学新知杂志，2002，（4）：227

消淋清腺汤

土茯苓 30g　苦参 20g　蒲公英 20g　石韦 20g　丹参 20g　白花蛇舌草 20g　车前子 10g　赤芍 10g　桃仁 10g　红花 10g　甘草 5g

【用法】上述中药每日 1 剂，水煎分早、中、晚服用，10 日为 1 个疗程。西药治疗患者取截石位，常规消毒会阴部，在肛门与阴囊间旁开中线部 1cm 处行局部麻醉，术者左手戴手套，食指蘸液体石蜡后插入直肠作导引，扪及前列腺，右手持穿刺长针刺入前列腺中，回抽无血液及尿液后，注入盐酸大观霉素 2g，地塞米松 5mg，每日注射 1 次，10 次为 1 个疗程，1 个疗程后即停止使用。

【功效】活血化瘀，清热利湿。

【适应证】慢性淋菌性前列腺炎（热毒瘀结型）。症见：尿痛、尿频、尿道内不适感，会阴及下腹部坠胀等。直肠指诊：前列腺均轻度肿大，有压痛，中间沟存在或变浅，有些则可触及结节。

【临证加减】尿频、尿痛较明显者，酌加金钱草、泽泻、败酱草各 20g；尿道发痒者，加白鲜皮 15g、蝉蜕 5g；红细胞多或血精者，加小蓟 20g、白茅根 10g、茜草 5g；睾丸疼痛者，加川楝子 10g、荔枝核 10g；病程较长，伴有倦怠乏力等表现者，加入党参 10g、黄芪 10g。

【疗效】本组 65 例中，痊愈为症状全部消失，前列腺液常规复查连续 3 次均为白细胞 < 5 个/HP，卵磷脂小体 > 80%/HP，前列腺液连续培养 3 次均为阴性，计 54 例，其中 1 个疗程治愈 46 例，2 个疗程治愈 8 例；有效为症状明显减轻，前列腺液常规复查：白细胞 6 ~ 10 个/HP，卵磷脂小体 60% ~ 80%/HP，计 10 例；无效为自觉症状无明显减轻，前列腺液常规复查，白细胞 > 10 个/HP，卵磷脂小体 60%/HP 以下，计 1 例。总有效率为 98.46%。

【来源】黄列生. 中西医结合治疗慢性淋菌性前列腺炎 65 例. 广西中医药，1999，(2)：22 - 25

❀ 土茯苓汤

土茯苓 20g　生薏苡仁 30g　黄芪 50g　金银花　白花蛇舌草各 20g　蝉蜕　甘草　僵蚕　杏仁各 10g　栀子　皂角刺　苦参各 15g

【用法】上述中药，水煎服，每天 2 次，每日 1 剂，早、晚饭后分服，30 剂为 1 个疗程。

【功效】清热利湿，解毒泄浊。

【适应证】**淋病后尿道炎（湿毒内结型）**。症见：不同程度的尿频尿痛，尿道灼热、瘙痒、蚁行感，睾丸坠胀及小腹、尿道口有乳白色分泌物，乏力等症状。

【临证加减】偏于脾虚湿盛尿道口分泌物较多者，加泽泻、萆薢；腹胀者，加乌药、青皮；睾丸坠胀甚者，加补中益气丸。

【疗效】服用本方 1 个疗程 8 ~ 10 天复查，治愈 38 例（临床症状消失，衣原体、支原体检测转阴），显效 16 例（症状明显改善，病原检测转阴），无效 4 例（症状改善，病原检验阳性），总有效率 93.1%。

【来源】宋修亭，高敬芝．自拟土茯苓汤治疗淋病后尿道炎 58 例．四川中医，1995，(10)：32

🪷 萆薢解毒汤

萆薢 15g　茯苓 12g　泽泻 15g　瞿麦 20g　萹蓄 15g　苦参 15g　黄柏 15g　赤芍 12g　川芎 12g　延胡索 12g　生地 15g

【用法】中药水煎服，每天 2 次，每日 1 剂，连续 12 天。

利福平 0.6g 口服，1 次/天；氧氟沙星 0.2g 口服，2 次/天，连续治疗 14 天为 1 个疗程。

【功效】利湿化浊。

【适应证】**淋病性前列腺炎（湿浊下注型）**。症见：反复发作，尿道刺痒，排尿疼痛，尿道口灼热，部分患者出现腰膝酸痛，尿道深处可见少许分泌物外溢，劳累、饮酒后症状加重，部分急性患者发热，全身不适，尿急、尿频等，直肠及会阴部有膨胀感，严重时可形成前列腺脓肿。

【临证加减】若热邪重者，加蒲公英、紫花地丁；湿邪重者，加车前子、薏苡仁；气血双虚者，加熟地、黄芪；肾阳虚弱者，加杜仲、淫羊藿。

【疗效】以本方治疗淋病性前列腺炎 89 例，治愈 58 例（自觉症状完全消失，肛门指诊及前列腺液化验结果正常），好转 27 例（自觉症状减轻或消失，前列腺检查脓性或白细胞减少），4 例因未坚持服药，治疗无效（经治疗后症状无改善），总有效率 95%。

【来源】余守雅．中西医治疗淋病性前列腺炎分析．四川中医，2005，(4)：56

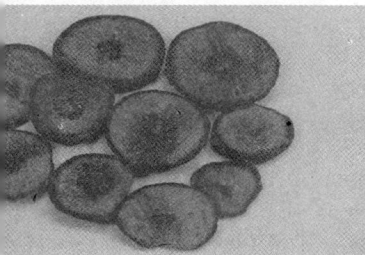

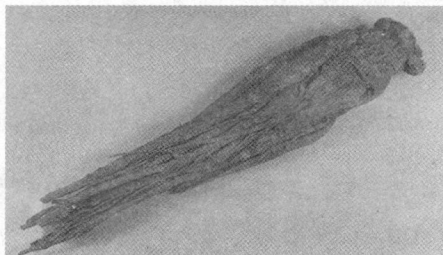

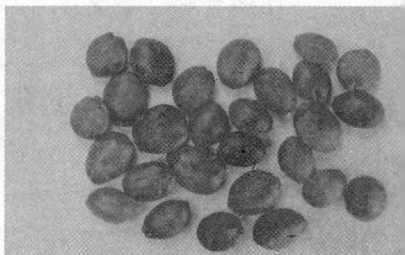

第四章

软 下 疳

　　软下疳是由一种革兰阴性、呈短链的杜克雷嗜血杆菌引起的以外生殖器肿痛、溃烂并伴见腹股沟淋巴结肿大为特征的一种性传播疾病。本病发病快，溃疡占主导，质地柔软、疼痛，同时合并附近淋巴结化脓，多见于热带及亚热带地区，以低社会经济层发病较多。主要传染源是软下疳患者以及无症状的软下疳病菌携带者，通过性接触而传染。男性好发于冠状沟，尤其是系带两侧的小窝、包皮内侧、尿道口及龟头；女性则多发于会阴、阴蒂、大小阴唇及尿道口。男性感染率高于女性，症状较明显；女性症状较轻，不易被察觉。特殊型软下疳包括毛囊性软下疳、隆起性软下疳、白喉样软下疳、侵蚀性软下疳、匐行性软下疳、混合性软下疳。

　　软下疳一般属于中医学"妒精疮"、"杨梅疮"、"疳疮"等范畴，多由淫火郁滞，肝经湿热下注发病。病位在肝、肾、督脉。本病总由湿热毒邪为患，根据病程的发展，按疳疮、横痃分期论治，疳疮辨证分为邪毒浸淫、肝经湿热、热毒内炽、阴虚火炽证型，早期以清热泻火，解毒利湿为主；中期多泻火解毒；后期根据临床表现，视其正邪虚实情况，滋阴泻火，补益肝肾为主。横痃根据外在质地分为热毒瘀滞、毒遏血腐、气血亏虚证型，脓未成则行气活血，解毒散瘀；脓已成则清热溃坚，托毒透脓；脓已溃则益气养血，清解余毒。本病以前阴见症为主，日久不愈多为正虚邪恋，本虚标实之证。临床还多结合熏洗坐浴等外治法，收效甚好。患者应及时就医治疗，同时清淡饮食，保持患处洁净、卫生，预防复发。

🌸 清里解毒汤

　　大黄 15g　生地 15g　金银花 15g　连翘 15g　穿山甲 9g　皂角刺 9g　黄连 9g　升麻 9g　白花蛇舌草 30g　土茯苓 30g　甘草 6g

【用法】每日 1 剂，水煎 2 次，分早、晚温服，药渣再煎，汤液熏洗患部。

同时外敷四味扫毒癀（煅番木鳖仁 5g、煅儿茶 9g、三仙丹 6g、冰片 3g），调鸡蛋油（新鲜鸡蛋加水煮熟，蛋黄捏碎置于勺子内，微火烤至蛋黄焦黄，油即炸出）外搽，早、晚各 1 次，7 天为 1 个疗程。

【功效】托里清毒，散瘀败毒。

【适应证】**软下疳（湿热瘀结型）**。症见：溃疡处有黄色脓性分泌物，味臭难闻，局部紫红，疼痛感明显，大便秘结，舌红、苔黄，脉弦数。溃疡面采集渗出液检查发现链球菌阳性。

【疗效】以本方治疗软下疳 45 例，41 例于治疗后 2～3 天患部疼痛减轻或消失，5～7 天溃疡部基本不流脓液，14 天后痊愈，余 4 例外出未随访结果。

【来源】吴盛荣．吴光烈老中医治疗软性下疳 45 例总结．国医论坛，1994，(1)：24

🌸 加减真人活命饮

　　炮山甲 12g　皂角刺 12g　金银花 15g　天花粉 15g　连翘 10g　土茯苓 20g　生地 15g　赤芍 15g　紫草 15g　黄柏 10g　野菊花 15g　人参 6g

　　外洗方：苦参 50g　蒲公英 30g　大黄 50g　黄柏 30g

【用法】头煎加水约 500ml，先泡 20 分钟，武火煮沸后，改小火再煮沸 30 分钟，取液约 200ml；二煎，加水约 400ml，武火煮沸后，改小火再煮沸 30 分钟，取液约 200ml；两煎药汁混合后，每日 1 剂，每天 2 次，分早、晚温服，连服 7 天为 1 个疗程。

同时结合外洗方使用，每日 1 剂，每次冲洗 20 分钟左右。

【功效】清热解毒，祛瘀排脓。

【适应证】**软下疳（热毒蕴结型）**。症见：患处溃烂成脓，味臭，腹股沟红肿，坚硬灼痛，大便秘结，心烦口干，舌红、苔黄，脉滑数。

【疗效】以本方治疗软下疳 32 例，结果痊愈 20 例（症状消失，皮损完全恢复正常，随访半年以上无复发），好转 11 例（症状缓解，皮损恢复不完全或愈后复发），无效 1 例（症状、皮损较治疗前无明显变化或加重）。

【来源】黄国泉. 加减真人活命饮治疗软下疳. 吉林中医药，1995，(4)：21

龙胆泻肝汤加减

龙胆草 9g　黄芩 12g　牡丹皮 12g　木通 12g　萹蓄 12g　生地 15g　泽泻 15g　土茯苓 30g　车前草 30g　蒲公英 30　甘草 6g

【用法】水煎服，每天 2 次，每日 1 剂。

【功效】清热利湿，解毒化浊。

【适应证】**软下疳（肝经湿热型）**。症见：外阴疳疮，红肿溃烂，柔软而痛，边缘不整如锯齿，疮壁深峭或似穿凿，上覆污秽脓液，气味恶臭，舌质红、苔黄腻，脉滑数。

【临证加减】若脓稠臭秽者，加忍冬藤、野菊花；小便赤涩者，加白茅根、赤茯苓；疼痛剧烈者，加延胡索、炙乳香、炙没药。

【来源】林俊华，汤建桥. 现代名中医皮肤性病科绝技. 北京：科学技术文献出版社，2002：312

黄连解毒汤合五味消毒饮

黄芩 12g　黄柏 12g　栀子 12g　黄连 8g　蒲公英 15g　紫花地丁 15g　金银花 15g　野菊花 15g　炮山甲 15g　天葵子 9g　皂角刺 9g

【用法】水煎服，每天 2 次，每日 1 剂。

【功效】清热泻火，解毒散结。

【适应证】**软下疳（热毒蕴结型）**。症见：外阴等处出现红斑丘疹、或水疱脓疱，继发溃疡糜烂，灼热疼痛，行走不便，伴见发热恶寒，舌质红、苔薄黄，脉浮数。

【临证加减】若壮热者，加生石膏、知母；便结者，加大黄；灼痛者，加延胡索、当归尾。

【来源】林俊华，汤建桥．现代名中医皮肤性病科绝技．北京：科学技术文献出版社，2002：313

🪷 知柏地黄丸加味

黄柏15g　知母12g　熟地黄15g　山茱萸9g　山药15g　茯苓15g　牡丹皮12g　泽泻9g　赤芍15g　天花粉15g　金银花15g

【用法】水煎服，每天2次，每日1剂。

【功效】滋阴降火解毒。

【适应证】**软下疳（阴虚火炽型）**。症见：患处红肿溃烂，迁延不愈，局部灼热刺痛，或腹股沟痰核，触痛，午后发热，口干咽燥，大便秘结，小便短赤，舌红、苔薄黄或少苔，脉细数。

【来源】禤国维，范瑞强．中医皮肤性病科治法锦囊．广州：广东科技出版社，2005：429

🪷 补中益气汤

党参20g　黄芪20g　白术12g　炙甘草6g　陈皮6g　当归9g　升麻6g

【用法】水煎服，每天2次，每日1剂。

【功效】补脾益气，升阳生肌。

【适应证】**软下疳（脾虚气陷型）**。症见：患处溃疡破溃，日久不愈，色淡，脓水稀少，倦怠无力，食少便溏，舌淡、苔薄白，脉沉细。

【来源】禤国维，范瑞强．中医皮肤性病科治法锦囊．广州：广东科技出版社，2005：430

黄连解毒汤加减

黄连10g　黄柏10g　黄芩10g　栀子10g　紫花地丁30g　赤芍10g　牡丹皮10g　生石膏（先煎）30g　知母6g　炙甘草6g

【用法】水煎服，每天2次，每日1剂。

【功效】清热泻火解毒。

【适应证】**软下疳（邪毒浸淫型）**。症见：传染后2~10天，在生殖器部位发生多个脓疱，很快破溃流脓水，味臭，形成溃疡，疼痛，伴恶寒，舌红、苔腻，脉滑数。

【来源】雷鹏程，陈孟禄．皮肤病性病中医治疗学．北京：北京医科大学、中国协和医科大学联合出版社，2001：167

龙胆泻肝汤合山甲内消丸加减

龙胆草10g　黄芩10g　栀子10g　土茯苓30g　延胡索10g　川楝子10g　乳香10g　没药10g　穿山甲10g　僵蚕10g　当归10g　牡丹皮10g　陈皮6g　炙甘草6g

【用法】水煎服，每天2次，每日1剂。

【功效】清热利湿，祛瘀解毒。

【适应证】**软下疳（湿热下注，毒热淤滞型）**。症见：生殖器溃疡持久不愈，溃烂渗出污秽液体，腹股沟淋巴结肿大，心烦口苦，便秘，舌红、苔黄腻，脉数。

【来源】雷鹏程，陈孟禄．皮肤病性病中医治疗学．北京：北京医科大学、中国协和医科大学联合出版社，2001：170

🪷 银青散搽剂

白螺壳 30g　橄榄核 6g　寒水石研细末 6g　梅花冰片 2.1g

【用法】白螺壳去净泥土，与橄榄核各自火煅存性成粉末状，取净末用量，再取梅花冰片，共研细捣匀，以瓶盛装，用时以麻油调搽局部，疗程具体视病情而定。

【功效】清热解毒，敛疮生肌。

【适应证】**软下疳（湿热毒结型）**。症见：外阴等处为红斑丘疹、或水疱脓疮，继而溃疡糜烂，灼热疼痛，伴发热恶寒，小便涩痛，舌质红、苔薄黄，脉浮数。

【来源】张家林. 实用偏方秘方经典. 北京：中医古籍出版社，2003：334

🪷 解毒木通汤加味

木通 6g　黄连 5g　龙胆草 20g　瞿麦 15g　滑石 10g　栀子 8g　黄柏 8g　知母 10g　芦荟 10g　甘草 6g　灯心草 10g　土茯苓 15g　鱼腥草 10g　蒲公英 10g

【用法】水煎服，每天 2 次，每日 1 剂。

【功效】清热泻火，解毒利湿。

【适应证】**软下疳（湿热蕴结型）**。症见：患处红肿热痛，小便艰涩，大便干结，舌红、苔黄腻，脉滑数。

【来源】李小清，于泓珍. 女科医鉴

🪷 除湿汤加减

黄连 6g　黄芩 10g　当归尾 10g　紫草 15g　茜草根 15g　赤茯苓 15g　猪苓 15g　生地 15g　白鲜皮 30g　泽泻 15g

【用法】水煎服，每天 2 次，每日 1 剂。

【功效】清泻膀胱湿热。

【适应证】**软下疳（膀胱湿热型）**。症见：阴部典型软下疳症状，伴见尿频、尿急，小便灼热，尿短少而黄，或见尿血，腰部、小腹胀痛，口渴，舌红、苔黄腻，脉滑数。

【来源】屠佑堂. 中医实用诊疗大全. 武汉：湖北科学技术出版社，2011：539

桂林西瓜霜喷敷治疗

西瓜霜（中国桂林中药厂生产）

【用法】生理盐水或温开水反复冲洗患部，取西瓜霜适量喷敷患处，必要时包扎，1日3～4次，严重者可多次。

【功效】清热解毒，活血化瘀。

【适应证】**软下疳早期（热毒瘀滞型）**。症见：胯腹合缝处可见横痃，红赤肿硬，灼热焮痛，不久破溃，流出脓血，稠黏臭秽，伴发热，便秘，舌质红、苔黄燥，脉弦数。

【疗效】本法治疗患者40例，结果全部治愈，治愈时间最长者24天，最短者5天。

【来源】张家林. 实用偏方秘方经典. 北京：中医古籍出版社，2003：336

软下疳I方

蒲公英20g　车前子20g　金银花20g　菊花20g　泽泻15g　黄芩10g　栀子10g　木通10g　龙胆草10g　生地10g　柴胡3g　当归3g　甘草3g

【用法】每日1剂，分3次服，20天为1个疗程。

【功效】清热利湿，疏肝解毒。

【适应证】**软下疳早期（肝经挟毒，湿热下注型）**。症见：阴部出现一个至数个红疹，迅速变为脓疱，破溃后形成溃疡，圆形或椭圆形，黄豆大小，境界清楚，边缘不规则，自觉无痛，但按压有痛感。

【来源】张家林.实用偏方秘方经典.北京：中医古籍出版社，2003：335

❁ 软下疳Ⅱ方

当归尾20g　金银花20g　菊花20g　蒲公英20g　泽泻10g　白鲜皮10g　连翘10g　牡丹皮10g　栀子10g　猪苓10g　穿山甲9g　皂角刺9g

【用法】水煎，每日1剂，分3次服，10天为1个疗程。

【功效】清热解毒，敛疮生肌。

【适应证】软下疳中期（湿热毒结型）。症见：外阴部溃疡，或深或浅，边缘不整，疮口呈穿凿状或潜蚀性，表面及基底部覆有污秽脓液，触之易出血，伴发热，乏力，头痛等症状。

【来源】张家林.实用偏方秘方经典.北京：中医古籍出版社，2003：334

❁ 加减龙胆泻肝汤

龙胆草12g　黄柏12g　萹蓄12g　木通12g　牡丹皮12g　栀子12g　生地黄15g　泽泻15g　土茯苓15g　蒲公英30g　车前草30g　忍冬藤30g　生甘草6g

【用法】头煎加水约500ml，先泡20分钟，武火煮沸后，改小火再煮沸30分钟，取液约200ml；二煎，加水约400ml，武火煮沸后，改小火再煮沸30分钟，取液约200ml；两煎药汁混合后，分成3份，口服（温服），每天3次，每日1剂，20天为1个疗程。

【功效】清肝利湿，解毒消肿。

【适应证】软下疳中期（湿热下注型）。症见：外生殖器出现圆形或椭圆形，柔软而痛的溃疡，表面糜烂，流溢脓液，伴见腹股沟淋巴结肿大和疼痛，或伴寒战，发热，小便短赤，舌红、苔黄腻，脉弦数。

【来源】张家林.实用偏方秘方经典.北京：中医古籍出版社，2003：334

化疳汤

金银花 12g　连翘 12g　蒲公英 15g　芦荟 10g　牡丹皮 10g　赤芍 10g　萹蓄 10g　瞿麦 10g　生甘草 10g

【用法】水煎，每日 1 剂，分 2 次服，2 周为 1 个疗程。

可同时配合外治法，黄柏煎水洗净疮面或用炒黄柏 10g、儿茶 15g、冰片 1g、血竭 2g、麝香 0.1g 共研细末，撒于患处。

【功效】解毒散结，清热凉血。

【适应证】**软下疳中期（湿热毒结型）**。症见：患处溃疡扩大，上覆黄脓，附近淋巴结肿痛破溃，身发寒热，舌红、苔黄，脉滑数。

【来源】张家林. 实用偏方秘方经典. 北京：中医古籍出版社，2003：334

和气养荣汤

人参 3g　陈皮 3g　白术 3g　黄芪 3g　茯苓 3g　牡丹皮 3g　当归 3g　熟地 3g　沉香 1.5g（研末冲服）　甘草 1.5g

【用法】水煎服，每天 2 次空腹服，每日 1 剂，15 天为 1 个疗程。

【功效】补益气血，扶正化疮。

【适应证】**软下疳后期（气虚毒结型）**。症见：疮疡破溃未收，疮疤苍白，肉芽板滞，坚肿不消，伴神疲倦怠，口淡，纳差，夜寐难安，舌淡、苔薄白，脉细弱。

【来源】张家林. 实用偏方秘方经典. 北京：中医古籍出版社，2003：336

大黄解毒汤

土茯苓 15g　金银花 18g　川芎 9g　防风 9g　木通 12g　茯苓 12g　大黄 6g

【用法】水煎服，每天 2 次，每日 1 剂。

【功效】清热解毒化瘀。

【适应证】**侵蚀性软下疳（湿热蕴毒型）**。症见：前阴腐蚀，患处丘疹、溃疡破后腐败，血水淋沥，周围凸起，中间腐蚀成窝，流出脓水。

【来源】熊伟，熊华，熊丁. 对症用药. 成都：四川科学技术出版社，2004：278

✿ 黄连解毒汤合当归补血汤加味

　　黄芩15g　黄连9g　黄柏15g　栀子15g　黄芪15g　当归9g　茯苓15g　甘草4g

【用法】水煎服，每天2次空腹服，每日1剂。

【功效】清热解毒，益气和血。

【适应证】**腹股沟淋巴结炎（毒邪蕴结型）**。症见：患处丘疹及结节渐成溃疡，色呈肉红，触之易出血，增生肉芽组织成牛肉色，边缘高起呈滚卷状，轻度触痛，并有低热，身痛，食少纳呆，消瘦，舌红、苔少，脉弦。

【来源】禤国维. 皮肤病中医治疗全书. 广州：广东科学技术出版社，1996：433

✿ 白玉膏

　　寒水石9g　轻粉6g　制松香12g　蝲壳粉24g　珍珠粉24g　枯矾6g　龙骨9g　铅粉6g　炉甘石粉24g

【用法】共研细末，另用巴豆30g、蓖麻子油30g、制乳香15g、制没药15g、桐油500g，共同煎熬至巴豆呈黄黑色为止，去渣，然后将药粉和药油混合，再加黄蜡30g、白蜡30g，调成膏备用，将药膏涂于患处1~2毫米厚，纱布包扎，3~5天换药一次。

【功效】除腐生新，抑菌收敛。

【适应证】**丘疹性软下疳合并溃疡（热毒蕴毒型）**。症见：初起为小溃疡，以后渐隆起，很像二期梅毒患者扁平湿疣的状态，特别可见靠边缘区的损害。

【来源】漆洁，张瑞贤，王发渭．二十世纪中医药最佳处方外科卷．北京：学苑出版社，2003：52

知柏八味丸加减

知母15g　黄柏15g　山茱萸12g　怀山药15g　泽泻15g　牡丹皮15g　生地15g　川萆薢15g　苦参15g　蒲公英15g

【用法】水煎服，每天2次空腹服，每日1剂。

【功效】滋补肝肾，清热解毒。

【适应证】**软下疳合并急性女阴溃疡（肝肾阴虚型）**。症见：溃疡表面覆盖坏死膜样物质，疼痛明显，反复发作，缠绵难愈，腰膝酸软，五心烦热，口咽干燥，舌红、少苔，脉沉弦或沉细。

【来源】禤国维．皮肤病中医治疗全书．广州：广东科学技术出版社，1996：371

解毒利湿方

龙胆草12g　栀子9g　黄柏9g　金银花12g　板蓝根15g　薏苡仁20g　泽泻15g　车前子15g　甘草10g

【用法】水煎服，每天2次空腹服，每日1剂。

【功效】清热解毒利湿。

【适应证】**软下疳合并龟头包皮炎（湿毒热盛型）**。症见：包皮潮湿潮红，自觉瘙痒、灼热感，皮肤充血糜烂，恶臭的乳白色脓性分泌物，伴腹股沟淋巴结肿大和疼痛，严重者出现寒战、发热，舌红、苔黄腻，脉数。

【来源】禤国维．皮肤病中医治疗全书．广州：广东科学技术出版社，1996：374

参芪三花汤

太子参30g　土茯苓30g　生黄芪45g　金银花45g　玄参15g　腊梅15g　白芷8g　蝉蜕3g　薏苡仁50g　七叶一枝花10g　皂角刺10g

牡丹皮 9g　赤芍 12g　甘草 6g

【用法】水煎服，每天 2 次空腹服，每日 1 剂，20 天为 1 个疗程。

【功效】益气解毒，利湿敛疮。

【适应证】**软下疳合并龟头包皮炎（脾虚气弱，湿毒留滞型）**。症见：龟头溃疡日久，溃疡上有肉芽生长，表面覆盖稠性脓液、渗出物、污物及坏死物，有臭味，触之疼痛，精神不振，面色无华，形体虚弱，舌红、苔薄白，脉数无力。

【来源】张家林. 实用偏方秘方经典. 北京：中医古籍出版社，2003：264

第五章

性病性淋巴肉芽肿

性病性淋巴肉芽肿（又称腹股沟淋巴肉芽肿、热带或气候性横痃、Nico-lasFacre 氏病）是一种由沙眼衣原体引起的以腹股沟淋巴结肿大、疼痛为主要症状的全身性性病。本病主要表现为生殖器部位出现一过性的水疱性损害，伴局部淋巴结肿大，晚期发生生殖器象皮肿和直肠狭窄，且对人体危害比较大，重者致残。发病频次仅次于淋病、梅毒、软下疳，又称第四性病。该病的传染源为性病性淋巴肉芽肿患者及无症状病菌携带者，主要传播方式为性接触传播，潜伏期为 5 天至 1 个月不等。男性患者多发于冠状沟、龟头、包皮、阴茎甚至手、肛门处，女性患者多发于外阴、阴道后壁、阴唇、子宫颈、直肠等部位，其中男性是高危人群，感染率为女性的 5 倍。

性病性淋巴肉芽肿属于中医学"横痃疽"、"便毒"、"鱼口"等范畴，多由外感邪毒化热、肝经湿热下注、肝肾湿火外发所致，病位在肝、肾，累及大肠、膀胱。本病总由外感淫毒，毒热壅滞，痰浊与秽毒邪气相合，凝集于三阴之经，结肿化痈。病性初起多为实为热，后期则多为虚或虚实错杂。辨证按病程发展可分为初疮期湿热下注、蕴毒期热毒蕴结和溃脓期气阴亏损三个证型，治疗上多疏散淫毒、清热泻火、解毒祛湿、疏通气血，益气托毒等治疗，并结合清热解毒、祛腐生肌外用药。

芙蓉内托散

芙蓉花6g　高丽参4.5g　当归10g　川芎10g　白芷10g　黄芪10g　连翘10g　杏仁10g　金银花12g　茯苓12g　川牛膝12g

【用法】水煎服，每天2次，每日1剂。

【功效】益气托毒，解毒敛疮。

【适应证】**性病性淋巴肉芽肿（余毒残留型）**。症见：会阴、肛周等处散在性分布圆形、椭圆形皮肤缺损，皮色暗红，按之波动，溃破出脓，脓液黄白，先稠后稀，创口紫黯，或夹有败絮样物，此愈彼溃，痛不明显，久不收口，见低热、盗汗、厌食，舌红、少苔，脉细数。

【来源】李东宁，耿承芳. 妊娠与皮肤性病. 上海：复旦大学出版社，2011：126

透骨搜风散

透骨草10g　羌活6g　独活6g　牛膝12g　生芝麻12g　紫葡萄12g　六安茶30g　小黑豆30g　胡桃肉30g　炒槐角15g　红枣5枚　白糖适量

【用法】水煎服，每天2次，每日1剂。

【功效】疏散淫毒。

【适应证】**性病性淋巴肉芽肿（淫毒内攻型）**。症见：初起为丘疹、水疱，细小如粟，不久糜烂溃疡，片小而浅，少量滋水渗液，可伴微热、倦怠、纳差，舌质淡红、苔薄黄，脉浮数。

【来源】李东宁，耿承芳. 妊娠与皮肤性病. 上海：复旦大学出版社，2011：126

阳和汤合十全大补汤

熟地黄30g　川芎6g　芥子6g　当归9g　白芍9g　黄芪9g　党参9g　白术9g　茯苓9g　鹿角胶9g　姜炭1.5g　麻黄1.5g　肉桂3g　生甘草3g

【用法】水煎服，每天 2 次，每日 1 剂。

【功效】健脾温肾，化痰散结。

【适应证】**性病性淋巴肉芽肿（脾肾阳虚型）**。症见：脓水淋沥，迁延日久，瘘道口流出清稀液体，皮色灰白晦暗，疮底秽浊，神疲乏力，气短怕寒，舌质淡胖，脉滑。

【来源】李东宁，耿承芳.妊娠与皮肤性病.上海：复旦大学出版社，2011：126

五味消毒饮合二妙散加减

　　黄柏 10g　苍术 10g　草薢 10g　土茯苓 15g　金银花 15g　紫花地丁 15g　野菊花 30g　蒲公英 30g　六一散 12g

【用法】水煎服，每天 2 次，每日 1 剂。

【功效】清热泻火，解毒祛湿。

【适应证】**性病性淋巴肉芽肿初疮期（湿热下注型）**。症见：患处初为丘疹、水疱，细小如粟，不久糜烂溃疡，片小而浅，少量滋水渗液，伴微热、倦怠、纳差，舌质淡红、苔薄黄，脉浮数。

【临证加减】若尿道痒涩者，加车前草、蚤休；发热不适者，加石膏、知母；胃纳不佳者，加麦芽、谷芽、焦山楂、焦神曲。

【来源】林俊华，汤建桥.现代名中医皮肤性病科绝技.北京：科学技术文献出版社，2002：325－326

仙方活命饮加减 1

　　金银花 30g　野菊花 15g　蒲公英 15g　当归尾 10g　赤芍 10g　贝母 10g　防风 10g　蒲黄 10g　天花粉 12g　皂角刺 12g　穿山甲 12g　制乳香 6g　制没药 6g　甘草 5g

【用法】水煎服，每天 2 次，每日 1 剂。

【功效】清热解毒，散结行瘀。

【适应证】**性病性淋巴肉芽肿蕴毒期（热毒蕴结型）**。症见：腹股沟淋巴结肿大、疼痛，初如杏核，肿胀明显，结核互相融合成块，推之不移，皮色紫红水肿，压痛明显，中心柔软波动，伴发热恶寒，倦怠身痛，胸胁胀闷，口渴咽干，关节肿痛，舌红、苔黄，脉弦数。

【临证加减】若肝郁火盛者，加栀子、黄芩；口干口苦者，加龙胆草、玄参；腹股沟淋巴结肿硬者，加夏枯草、生牡蛎（先煎）。

【来源】林俊华，汤建桥．现代名中医皮肤性病科绝技．北京：科学技术文献出版社，2002：326

🌸 增液汤合托里排脓汤加减

麦冬 15g　生地 15g　玄参 15g　党参 15g　黄芪 15g　穿山甲 15g
皂角刺 9g　升麻 10g　白术 10g　甘草 3g

【用法】水煎服，每天 2 次，每日 1 剂。

【功效】滋阴清热，解毒排脓。

【适应证】**性病性淋巴肉芽肿溃脓期（气阴亏损型）**。症见：腹股沟淋巴结肿大，皮色渐转暗红，按之波动，溃破出脓，脓液黄白，先稠后稀，创口紫暗，或夹有败絮样物，难以收口，形成瘘管，见低热、口渴、盗汗，舌红、少苔，脉细数。

【临证加减】若脓水淋沥，迁延日久，损阴及阳而至虚损者，此时淋巴结仍肿大，瘘道流出清稀液体，瘘道口皮色灰白晦暗，疮底秽浊，神疲气短，食少便稀，小便清长，舌质淡胖，脉滑，此为阳虚之证，宜温阳通脉散寒，方用熟地黄、芥子、炮姜炭、麻黄、甘草、肉桂、鹿角胶等。

【来源】林俊华，汤建桥．现代名中医皮肤性病科绝技．北京：科学技术文献出版社，2002：327

🌸 四黄散

黄连　黄柏　黄芩　大黄各 15g　乳香 10g　没药 10g

【用法】以上药物研细末，水蜜调后热敷，每日 2 次。横痃已溃，见肉芽组织鲜红者，制膏外敷；见肉芽组织部新鲜，脓腐难脱者，八二丹（熟石膏8g、升丹 2g，研细末）药线引流，提脓祛腐；溃后久不收口者，五倍子膏（五倍子 250g 研极细末，加蜂蜜、米醋调膏）涂敷患处，1～2 日换药。

【功效】清热泻火，散结行瘀。

【适应证】**性病性淋巴肉芽肿见腹股沟淋巴结炎（湿毒蕴结型）**。症见：患处糜烂溃疡，疼痛，滋水渗液，伴发热、倦怠，舌红、苔黄，脉弦数。

【来源】林俊华，汤建桥. 现代名中医皮肤性病科绝技. 北京：科学技术文献出版社，2002：327－328

仙方活命饮加减 2

金银花 15g　天花粉 15g　蒲公英 15g　赤芍 12g　虎杖 10g　贝母10g　白芷 10g　当归 10g　防风 10g　皂角刺 9g　穿山甲 9g　甘草 6g

【用法】水煎服，每天 2 次，每日 1 剂。

【功效】清热解毒，消肿排脓。

【适应证】**性病性淋巴肉芽肿见腹股沟淋巴结炎（毒热瘀滞型）**。症见：腹股沟淋巴结肿大，红赤肿硬，灼热焮痛，不久溃破，流出脓血，稠黏臭秽，伴发热、便秘，舌质红、苔黄燥，脉弦数。

【临证加减】若腹股沟淋巴结肿大较硬者，加夏枯草、生牡蛎（先煎）；脓稠难出者，加百部、蜂房；热结便秘者，加生大黄、生何首乌。

【来源】林俊华，汤建桥. 现代名中医皮肤性病科绝技. 北京：科学技术文献出版社，2002：314

托里消毒散加减

太子参 15g　麦冬 15g　白芍 15g　蒲公英 15g　金银花 15g　白芷12g　茯苓 12g　皂角刺 12g　桔梗 12g　黄芪 20g　甘草 5g

【用法】水煎服，每天2次，每日1剂。

【功效】益气养阴，兼清余毒。

【适应证】**性病性淋巴肉芽肿见腹股沟淋巴结炎（气阴亏虚型）**。症见：腹股沟淋巴结肿大，破溃日久不愈，创面色淡，脓水稀少，身倦乏力，口干心烦，大便干结，舌质红、苔少，脉细。

【临证加减】若余毒未清者，加黄连、栀子；肾阳虚者，加制附子、肉桂。

【来源】林俊华，汤建桥．现代名中医皮肤性病科绝技．北京：科学技术文献出版社，2002：314

知柏地黄丸加减

黄柏10g　熟地10g　怀山药10g　茯苓10g　赤芍15g　天花粉15g　金银花15g　知母12g　牡丹皮12g　泽泻9g　山茱萸9g

【用法】水煎服，每天2次，每日1剂。

【功效】滋阴降火，清热解毒。

【适应证】**性病性淋巴肉芽肿见腹股沟淋巴结炎后期（阴虚火旺型）**。症见：腹股沟淋巴结肿大，破溃后疮形平塌，疮脚散漫，疮色紫滞，脓水稀，伴有口唇干燥，大便秘结，小便短赤，舌红、少苔，脉细数。

【临证加减】若腐肉难脱者，加穿山甲、皂角刺；舌干津少者，加玉竹、芦根；疼痛剧烈者，加制乳香、没药。

【来源】林俊华，汤建桥．现代名中医皮肤性病科绝技．北京：科学技术文献出版社，2002：314

补中益气汤加减

党参20g　黄芪20g　白术12g　当归10g　陈皮3g　柴胡6g　升麻6g　炙甘草6g。

【用法】水煎服，每天2次，每日1剂。

【功效】补脾益气，升阳生肌。

【适应证】**性病性淋巴肉芽肿见腹股沟淋巴结炎（脾虚气陷型）**。症见：腹股沟淋巴结肿横痃破溃，久不收口，疮色滞暗，脓血清稀，新肉不生，迟迟难愈，伴神疲倦怠，自汗乏力，舌质淡、苔白或光滑无苔，脉沉濡。

【临证加减】余毒未清者，加黄连、栀子；脓水清稀者，加肉桂、鹿角片；情志抑郁者，加合欢花、远志。

【来源】林俊华，汤建桥．现代名中医皮肤性病科绝技．北京：科学技术文献出版社，2002：315

🪷 逍遥散合海藻玉壶汤

　　柴胡9g　白芍15g　当归9g　茯苓15g　海藻15g　浙贝母5g　川楝子15g　牡丹皮9g　瓜蒌仁15g

【用法】水煎服，每天2次，每日1剂。

【功效】疏肝解郁，理气化痰。

【适应证】**性病性淋巴肉芽肿见腹股沟肉芽肿（肝郁痰凝型）**。症见：阴部丘疹或结节，与皮肤黏膜粘连无痛，兼见胸闷、易怒，舌红、苔黄，脉弦滑。

【来源】禤国维，范瑞强．中医皮肤性病科治法锦囊．广州：广东科技出版社，2005：435

🪷 黄连解毒汤合当归补血汤加味

　　黄芩15g　黄连9g　黄柏15g　栀子15g　黄芪15g　当归9g　茯苓15g　甘草4g

【用法】水煎服，每天2次，每日1剂。

【功效】清热解毒，益气活血。

【适应证】**性病性淋巴肉芽肿见腹股沟肉芽肿（毒邪蕴结型）**。症见：患部丘疹及结节渐成溃疡，色呈肉红，触之易出血，增生肉芽组织成牛肉色，边缘高起呈滚卷状，轻度触痛，并有低热，身痛，食少纳呆，消瘦，舌红、苔少，脉弦。

【来源】禤国维，范瑞强．中医皮肤性病科治法锦囊．广州：广东科技出版社，2005：435

🪷 桃红四物汤合大黄䗪虫丸加减

桃仁10g 红花10g 赤芍10g 当归尾12g 熟地10g 䗪虫6g 山慈菇30g 鱼腥草30g 败酱草30g 虻虫1g 干漆3g 大黄10g 陈皮6g 牛膝6g

【用法】水煎服，每天2次，每日1剂。

【功效】活血化瘀，软坚散结。

【适应证】**性病性淋巴肉芽肿后遗症（血瘀痰凝型）**。症见：病久，全身衰弱，淋巴回流受阻，引起直肠狭窄，生殖器象皮肿，神疲气短，畏寒怕冷，舌淡，脉滑。

【来源】雷鹏程，陈孟禄．皮肤病性病中医治疗学．北京：北京医科大学、中国协和医科大学联合出版社，2001：169

🪷 凉血地黄汤

当归尾12g 生地9g 赤芍9g 枳壳9g 黄芩9g 槐角9g 地榆9g 荆芥9g 升麻9g 天花粉9g 黄连6g 甘草6g

【用法】水煎服，每天2次，每日1剂。

【功效】清热利湿，凉血祛瘀。

【适应证】**性病性淋巴肉芽肿合并肛痈（湿热下注型）**。症见：肛门周围高起红肿疼痛，形如桃李，寒热交作，大便秘结，小便短赤，严重的肛门坠重紧闭，气下行不通，刺痛难忍，脉象滑数。

【来源】熊伟，熊华，熊丁. 对症用药. 成都：四川科学技术出版社，2004：248

补阳还五汤合二妙散加减

黄芪 15g　川芎 10g　当归 10g　赤芍 10g　地龙 10g　桃仁 10g
红花 10g　苍术 15g　黄柏 10g　防己 15g　川萆薢 10g　忍冬藤 30g
木瓜 10g

【用法】水煎服，每天 2 次，每日 1 剂。

【功效】清热利湿，补气活血，通络散结。

【适应证】**性病性淋巴肉芽肿合并结节性红斑（湿热下注，气虚血瘀，经脉阻滞型）**。症见：双小腿散在黄豆大的结节性疼痛，反复发作，膝以下微肿，舌质暗、舌苔薄黄，脉沉细。

【来源】瞿岳云. 疑难病证从瘀论治. 北京：人民军医出版社，2008：397

参苓白术散

党参 10g　茯苓 10g　白术 10g　山药 10g　炙甘草 9g　扁豆 12g
莲子 12g　薏苡仁 12g　桔梗 12g　砂仁（后下）12g　黄柏 8g　栀子 8g

【用法】水煎服，每天 2 次，每日 1 剂。

【功效】健脾渗湿。

【适应证】**性病性淋巴肉芽肿合并脓疱疮（脾虚湿蕴型）**。症见：脓疱此起彼伏，缠绵不愈，脓疱较稀疏，色淡白或淡黄，脓疱周围红晕不明显，破后糜烂而淡红不鲜，伴面色发白或萎黄，胃纳欠佳，大便溏，舌质淡、苔薄白，脉濡缓。

【临证加减】若有热毒者，加金银花 12g、连翘 9g，或再加白花蛇舌草 8g。

【来源】莫新民，贺泽龙. 常见病中医诊治. 北京：人民军医出版社，2008：303

三妙丸

炒黄柏 120g　炒苍术 180g　川牛膝 60g

【用法】上药研末，每次 9～12g，空腹时用姜、盐汤送下，每日 2～3 次。亦可作煎剂，按原方比例酌减。

【功效】清化湿热。

【适应证】**性病性淋巴肉芽肿合并肛瘘（湿热下注型）**。症见：肛周经常流脓液，脓液稠厚，肛门胀痛，局部灼热，肛周有溃口，按之有索状物通向肛内，舌红、苔黄，脉弦或滑。

【临证加减】若红热肿痛甚者，加黄连、黄芩、皂角刺；湿痒肿痛者，加车前子、茯苓、泽泻；脓水增多者，加蒲公英、薏苡仁。

【来源】戴慎，薛建国，岳沛平．中医病证诊疗标准与方剂选用．北京：人民卫生出版社，2001：780

脬损饮

炙黄芪 25g　党参 25g　炒白术 9g　炙升麻 5g　柴胡 5g　当归 9g　炒白芍 12g　陈皮 9g　煅牡蛎（先煎）31g　炙龟甲（先煎）31g　黄丝炭 6g　五倍子 9g　五味子 5g　桑螵蛸 12g　乌贼骨 12g　红枣 7 枚　炙甘草 6g

【用法】水煎服，每天 2 次，每日 1 剂。

【功效】补气健运，收敛生肌。

【适应证】**性病性淋巴肉芽肿窦道、瘘管（湿热瘀结型）**。症见：腹股沟淋巴结红肿热痛，男性见"沟槽征"以及瘘管呈"喷水壶状"，女性可伴发生直肠周围炎。

【来源】漆洁，张瑞贤，王发渭．二十世纪中医药最佳处方外科卷．北京：学苑出版社，2003：52

化腐生肌汤

黄芪 40g　丹参 15g　党参 15g　红花 10g　甘草 10g　牛膝 10g

乳香 6g　没药 8g　天花粉 25g

【用法】水煎服，每天 2 次，每日 1 剂。

【功效】益气养血，活血化瘀。

【适应证】**性病性淋巴肉芽肿合并肛瘘（气血瘀结型）**。症见：肛门肿物，疼痛，破溃后流脓，瘙痒，便秘和排便困难。

【临证加减】若服后食欲减退者，加山楂、砂仁（后下）；疮面见一薄层黄膜者，重用黄芪、加白芷；肉芽不鲜者，重用桃仁、红花；若愈合迟缓者，重用黄芪，加甲珠、白芷、金银花、连翘。

【来源】漆洁，张瑞贤，王发渭. 二十世纪中医药最佳处方外科卷. 北京：学苑出版社，2003：226

黄连甘石散

胡黄连 10g　川黄连 9g　紫花地丁 15g　蒲公英 15g　金银花 15g

皂角刺 9g　皮硝 9g　生大黄 6g　炙乳没各 6g　樟木 15g　冰片 3g　硼砂 9g　炉甘石 15g

【用法】病发中期疮面较浅，可去皮硝煎水湿敷，疮面撒少许生肌散；晚期脓肿明显，疮面较深者，先用九一丹粉填入溃破疮内，煎方局部湿敷，1 日 3 次，待坏死组织脱落，再改用生肌散局部湿敷，每日 2～3 次至痊愈。

【功效】清热解毒，活血化瘀。

【适应证】**性病性淋巴肉芽肿合并肛周脓肿（热毒瘀结型）**。症见：局部红肿热痛，患者有畏寒、发热、乏力，舌红、苔黄、脉数。

【来源】漆洁，张瑞贤，王发渭. 二十世纪中医药最佳处方外科卷. 北京：学苑出版社，2003：228

丹栀逍遥散加减

牡丹皮 10g　栀子 10g　当归 10g　白芍 15g　柴胡 5g　白术 10g

茯苓 10g　茵陈 15g　车前子（包）10g　生甘草 5g

【用法】水煎服，每天 2 次，每日 1 剂。

【功效】疏肝清热，健脾除湿。

【适应证】**性病性淋巴肉芽肿合并非特异性阴道炎（肝郁脾虚型）**。症见：阴部坠胀、灼热，甚至痛连少腹，带下量多，色黄，质稠，甚或有臭气，烦躁易怒，胸脘痞闷，纳差便溏，苔薄腻，脉弦细。

【临证加减】痛甚，倍芍药、甘草，加五灵脂、生蒲黄各 10g；神疲气短纳差，去牡丹皮、栀子，加党参 10g、山药 10g、砂仁 3g。

【来源】陈霞. 妇科炎症中医治疗. 南京：江苏科学技术出版社，2004：113 – 114

止带汤

牡丹皮 10g　栀子 10g　赤芍 10g　茵陈 10g　黄柏 15g　茯苓 15g

猪苓 15g　车前子 15g　泽泻 15g　牛膝 15g

【用法】水煎服，每天 2 次，每日 1 剂。

【功效】清热利湿，杀虫止痒。

【适应证】**性病性淋巴肉芽肿合并非特异性外阴炎（外感湿热型）**。症见：外阴肿痛，瘙痒，或伴尿频急，疼痛，排尿时加剧，坐卧不安，带下量多，色黄如脓，气味腥臭，妇科检查见外阴红肿，或有湿疹、溃疡，全身症状可见心烦少寐，口苦而腻，胸闷不适，纳谷不香，舌苔黄腻，脉弦数。

【来源】陈霞. 妇科炎症中医治疗. 南京：江苏科学技术出版社，2004：92

热长散合凉收散

热长散：红升丹 9g　轻粉 9g　血竭 9g　樟丹 9g　煅石膏 9g。

凉收散：珍珠 30g　轻粉 3g　朱砂 3g　青黛 2g

【用法】大阴唇外侧皮肤肿起较高部位纵切，引流脓液，蘸热长散撒于凡士林纱条，塞入囊腔，每日换药 1 次。待肉芽基本长平，外用凉收散，直接撒于创面，每日 1 次，无菌敷料固定。同时服用清热解毒中药或抗生素。

【功效】解毒排脓，收敛生肌。

【适应证】**性病性淋巴肉芽肿合并前庭大腺脓肿（湿热蕴毒型）**。症见：前庭大腺脓肿，局部红肿疼痛，甚时有脓液排出，伴发热。

【疗效】报道 1 例受治者，经治疗 12 天后，痊愈出院，后未复发。

【来源】陈霞. 妇科炎症中医治疗. 南京：江苏科学技术出版社，2004：109

丹栀逍遥散加减

山药 18g　芡实 10g　黄柏 10g　车前子（包）10g　白果 10g　牡丹皮 10g　茵陈 10g　牛膝 6g。

【用法】水煎服，每天 2 次，每日 1 剂。

【功效】清热利湿止带。

【适应证】**性病性淋巴肉芽肿合并慢性宫颈炎（湿热下注型）**。症见：带下量多，色黄或夹有血丝，质黏稠，其气臭秽，小便短黄，大便黏腻不爽，肛门灼热，舌质红、苔黄腻，脉数或滑数。

【临证加减】若脾虚者，加黄芪 30g、炒白术 10g。

【来源】陈霞. 妇科炎症中医治疗. 南京：江苏科学技术出版社，2004：136

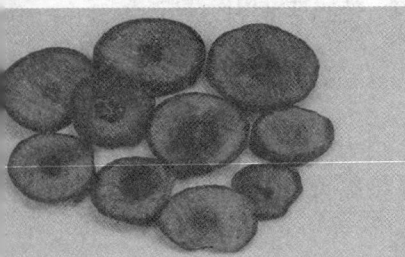

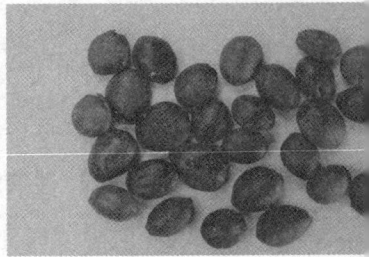

第六章
沙眼衣原体感染

　　泌尿生殖道沙眼衣原体感染是指由沙眼衣原体引起的以泌尿生殖道部位炎症为主要表现的性传播疾病，是性传播疾病中常见的一种。沙眼衣原体引起的疾病范围广泛，可累及眼、生殖道和其他脏器，也可导致母婴传播。泌尿生殖道沙眼衣原体感染除可引起尿道炎外，亦可引起严重的并发症和后遗症，在男性可导致睾丸炎、前列腺炎等，在女性可导致宫颈炎、子宫内膜炎、盆腔炎、不孕等。

　　中医学认为泌尿生殖道沙眼衣原体感染属"淋证"、"白浊"、"带下"、"阴痒"等范畴，与房事不洁、感受湿热秽浊之邪，侵犯下焦，致使膀胱气化不利有关，后期则伤及肾气，或损阴伤阳而致脾肾亏虚，湿热留恋。一般分为湿热瘀阻、脾虚湿盛、肝郁气滞三型。但不论是临床还是文献报道均以湿热瘀阻型居多，故治疗上前期多以清热利湿、活血通淋论治，后期则配合益气养阴或兼补脾肾。

凉血败毒汤

　　赤芍15g　牡丹皮15g　生地黄15g　紫花地丁15g　野菊花15g当归15g　薏苡仁15g　蒲公英30g　败酱草30g　炮穿山甲（先煎）10g　水蛭10g　炒桃仁10g　甘草5g

【用法】水煎服，每天2次，每日1剂。

【功效】邪毒消除，气血调和，冲任通达。

【适应证】**生殖道沙眼衣原体感染致不孕（气血不和，感染邪毒型）**。症见：男性尿道黏液性或黏液脓性分泌物，尿痛、尿道不适；女性阴道分泌物异常，宫颈管黏液脓性分泌物。

【临证加减】带下水样，其味腥臭加忍冬藤15g、巴戟天10g、山药10g；下腹部坠痛加香附15g、炒延胡索15g；腰酸背痛加牛膝10g、杜仲15g；输卵管及伞部粘连加川厚朴10g、苍术10g、陈皮15g、刘寄奴15g；输卵管积水加桂枝10g、茯苓10g、白术10g、泽泻10g；盆腔炎性包块加三棱15g、莪术15g；久不孕加菟丝子15g、覆盆子15g、枸杞15g。

【疗效】以本方治疗生殖道沙眼衣原体感染36例，痊愈15例，有效17例，无效4例，总有效率为88.89%。

【来源】吴水仙. 凉血败毒汤治疗36例女性生殖道沙眼衣原体感染致不孕的疗效分析. 中华医院感染学杂志，2010，20（23）：3719

八正散

　　车前子10g　瞿麦10g　萹蓄10g　栀子10g　滑石（包煎）10g甘草10g　木通10g　炙大黄10g

【用法】水煎服，每天2次，每日1剂。

【功效】清热泻火，利水通淋。

【适应证】**男性生殖道衣原体感染（湿毒蕴结下焦型）**。症见：尿频尿急，溺时涩痛，淋沥不畅，尿色浑赤，甚则癃闭不通，小腹急满，口燥咽干，舌苔黄腻，脉滑数。

【临证加减】病程日久气虚者加黄芪 15g、党参 10g；肾虚者加川续断 10g、桑螵蛸 10g。

【疗效】以本方治疗男性生殖道衣原体感染 90 例，痊愈 73 例（临床症状和体征消失、衣原体抗原检查阴性），有效 7 例（临床症状和体征好转、衣原体抗原检查阳性），无效 10 例（临床症状和体征无改善、衣原体检查阳性），总有效率为 88.89%。

【来源】陈仲根，冯雅. 八正散加减治疗男性生殖道衣原体感染 90 例疗效观察. 中国中医药科技，2013，20（3）：263

🪷 五黄汤

黄芪 30g　黄柏 10g　黄芩 10g　黄连 3g　大黄 6g　甘草 3g

【用法】水煎服，每天 2 次，每日 1 剂。

【功效】益气清热，利湿解毒杀虫。

【适应证】**女性生殖道沙眼衣原体感染（热湿蕴结型）**。症见：发热口苦，咽干口渴，小便短赤，大便秘结，舌红、苔黄燥，脉滑数。

【疗效】以本方治疗女性生殖道衣原体感染 120 例，显效 101 例（尿道宫颈管衣原体连续 2 次检测全部转阴，生殖道炎症消失），有效 16 例（衣原体检测转阴，生殖道炎症改善），无效 3 例（衣原体检测未能转阴，生殖道炎症改善不明显），总有效率为 97.5%。

【来源】胥京生. 五黄汤治疗女性生殖道衣原体感染临床观察. 辽宁中医杂志，2003，30（6），120

🪷 除湿化浊汤

草薢 12g　茵陈 12g　黄柏 12g　苍术 12g　泽泻 12g　土茯苓 12g

陈皮 12g　牛膝 12g　厚朴 12g　枳壳 12g　柴胡 12g　益母草 15g　车

前子 15g　丹参 15g　路路通 15g　薏苡仁 30g　通草 6g　甘草 6g

【用法】水煎服，每天 2 次，每日 1 剂，14 天为 1 个疗程。

【功效】除湿化浊，软坚散结，活血通络。

【适应证】**非淋菌性生殖道感染不孕症（气滞血瘀型）**。症见：小便淋涩赤痛，少腹拘急，会阴部胀痛，尿道口滴白浊，舌苔黄腻，脉滑数。

【疗效】以本方治疗非淋菌性生殖道感染不孕症 36 例，痊愈 28 例（临床症状均消失，解脲支原体、沙眼衣原体培养 3 次均为阴性），显效 3 例（症状减轻，解脲支原体、沙眼衣原体培养 2 次为阴性），好转 5 例（症状减轻，解脲支原体、沙眼衣原体培养 1 次结果为阴性），治疗总有效率 100%。

【来源】王薇华，刘格，杨晶. 除湿化浊汤治疗 NGU 感染不孕症的研究. 中医药信息，2015，32（1）：91

🪷 加味龙胆泻肝汤

龙胆草 12g　柴胡 12g　紫草 20g　泽泻 12g　车前子 18g　木通 12g
三棵针 15g　栀子 9g　当归尾 9g　黄芩 12g　甘草 3g　生地黄 12g

【用法】水煎服，每天 2 次，每日 1 剂。

剩余药渣每晚纳盆中加水煮沸，熏洗会阴部。

【功效】清热燥湿解毒。

【适应证】**泌尿系沙眼衣原体感染（湿热下注型）**。症见：头痛目赤，胁痛，口苦，耳聋，耳肿，舌红、苔黄，脉弦细有力，或阴肿，阴痒，筋痿，阴汗，小便淋浊，或妇女带下黄臭等，舌红、苔黄腻，脉弦数有力。

【疗效】以本方治疗女性泌尿系衣（支）原体感染 60 例，痊愈 39 例（临床症状、体征消失，连续 3 次泌尿系病原学检查阴性），有效 16 例（临床症状及体征减轻，连续 3 次泌尿系病原学检查出现 1 次阳性），无效 5 例（治疗后同治疗前相比无明显改变），总有效率 91.7%。

【来源】方玲，刘香枝，石晓燕. 加味龙胆泻肝汤治疗女性泌尿系衣（支）原体感染 60 例. 安徽中医临床杂志，1999，11（4）：240

八正散合萆薢分清饮

瞿麦15g 萹蓄15g 车前子（包）15g 滑石（包煎）15g 萆薢15g 土茯苓15g 山药15g 丹参15g 木通6g 甘草10g 灯心草10g 知母10g 黄柏10g 金钱草20g 益母草20g 旱莲草20g

【用法】水煎服，每天2次，每日1剂。

【功效】清热利湿通淋，活血凉血解毒。

【适应证】**沙眼衣原体性尿道炎（湿浊蕴结型）**。症见：小便频数，浑浊如米泔，凝如膏糊，舌淡、苔白，脉沉。

【疗效】以本方治疗沙眼衣原体性尿道炎30例，治愈25例（症状消失，病原体检测连续两次阴性），显效2例（病原体检测连续两次阴性，但症状未完全消失），好转2例（病原体检测阳性，症状有明显好转），无效1例（病原体检测阳性，症状无改善），总有效率为96.67%。

【来源】闫庆忠，冯冬．中药治疗沙眼衣原体性尿道炎30例疗效观察．山西中医，2004，（20）：19

清热利湿汤

金钱草30g 车前草30g 蒲公英30g 紫花地丁30g 益母草30g 滑石（包煎）30g 生甘草15g 乌药15g 荆芥15g

【用法】水煎服，每天2次，每日1剂。

【功效】清热利湿。

【适应证】**衣原体支原体尿道炎（湿热蕴结型）**。症见：腰痛，腹痛拒按，伴有低热，带下黄稠，有时尿频。

【临证加减】阴虚血瘀加玄参15g、路路通15g；气虚挟湿加北黄芪20g、川草薢20g。

【疗效】以本法治疗衣原体支原体尿道炎120例，治愈42例（自觉症状和体征消失，化验室检查PCR测定衣原体支原体阴性），显效62例（自觉症状和体征消失，化验室检查 PCR 测定衣原体支原体阳性），无效 16 例（症状和体征减轻不明显，化验室检查 PCR 测定衣原体支原体阳性），治疗总有效率 86.7%。

【来源】李少文. 清热利湿法治疗衣原体、支原体尿道炎 120 例. 湖南中医药杂志，1998，(5)：56

🪷 化瘀解毒消淋汤

黄芪 30g　白花蛇舌草 20g　土茯苓 20g　败酱草 15g　蒲公英 10g　车前子 10g　红花 10g　萹蓄 10g　甘草 6g

【用法】水煎服，每天 2 次，每日 1 剂。

【功效】化瘀解毒消淋。

【适应证】泌尿系支原体、衣原体感染（浊毒瘀结型）。症见：小便短赤，身重疲乏，舌苔黄腻，脉濡数。

【临证加减】尿频、尿急、尿痛甚者加滑石、延胡索；阴部胀痛者加枳实、乌药；湿重者加苍术、厚朴；湿热甚加茵陈、木通；病程长久治不愈或反复发作者加丹参、乳香、没药、三棱、莪术；腰酸疼痛属肾阳虚者加淫羊藿、枸杞、狗脊，属肾阴虚者加知母、黄柏；脾胃虚寒者可减少土茯苓等药的用量。

【疗效】以本方治疗泌尿系支原体、衣原体感染 52 例，痊愈（主要症状全部消失，泌尿系基因诊断或多功能荧光诊断示支原体、衣原体阴性，随访 6 月无复发）49 例，有效（主要症状明显减轻，泌尿系基因诊断或多功能荧光诊断示支原体、衣原体无变化）2 例，无效（症状及泌尿系临床检验诊断无变化）1 例，治疗总有效率 98%。

【来源】陈荣鑫. 化瘀解毒消淋汤治疗泌尿系支原体、衣原体感染 52 例. 新中医，2002，34（11）：53

🪷 三妙散

苍术 30g　茵陈 30g　生地 30g　土茯苓 30g　白花蛇舌草 30g　薏

苡仁 30g　丹参 30g　白芍 30g　黄柏 15g　蛇床子 15g　白鲜皮 15g

红花 15g　牛膝 15g　牡丹皮 10g　甘草 10g

【用法】水煎服，每天 2 次，每日 1 剂。

【功效】清热利湿，活血祛瘀杀虫。

【适应证】**泌尿系支原体、衣原体感染**。症见：小便淋涩赤痛，少腹拘急，会阴部胀痛，尿道口滴白浊，舌苔黄腻，脉滑数。

【临证加减】抗精子抗体阳性者，加杜仲、淫羊藿、菟丝子各 20g。

【疗效】以本方治疗泌尿系支原体、衣原体感染 10 例，治愈 10 例（临床症状消失，化验结果各项均为阴性，不孕者在停止治疗后 3 个月内受孕），治疗总有效率 100%。

【来源】朱艺. 三妙散治疗支原体、衣原体感染临床观察. 云南中医中药杂志，2002，23（2）：43

🪷 尿道清汤

草薢 20g　黄柏 10g　生薏苡仁 30g　土茯苓 10g　牡丹皮 10g　泽泻 10g　蒲公英 20g　紫花地丁 20g　滑石（包煎）10g　车前子 10g

【用法】水煎服，每天 2 次，每日 1 剂。

【功效】清热解毒，通淋利湿。

【适应证】**男性泌尿生殖道沙眼衣原体和解脲支原体感染（湿热毒结型）**。症见：尿道黏液性或黏液脓性分泌物，并有尿痛、尿道不适。

【临证加减】兼淋球菌阳性可加黄芩、土茯苓；阴痒加苦参、地肤子、萹蓄；疲乏、便溏加黄芪、白术；腹痛加川楝子、延胡索、白芍；见舌尖红者，加栀子、木通、竹叶；舌瘀加王不留行、川牛膝等。

【疗效】以本方治疗男性泌尿生殖道沙眼衣原体和解脲支原体感染 83 例，痊愈 69 例（用药 7 天后，复检病原体转阴，自觉症状消失，无尿道分泌物），有效 4 例（病原体转阴，症状体征消失或减轻），无效 10 例（病原体未转阴），总有效率为 87.9%。

【来源】陈德宁.尿道清汤治疗男性泌尿生殖道沙眼衣原体和解脲支原体感染83例.中国中西医结合杂志，1998，18（1）：46

清淋饮

草薢15g　薏苡仁15g　黄柏15g　蒲公英20g　野菊花15g　红藤15g　水蛭5g　炙大黄10g　生黄芪20g　炙附子6g

【用法】水煎服，每天2次，每日1剂。

【功效】清热解毒，除湿辟浊。

【适应证】沙眼衣原体与解脲支原体感染所致慢性前列腺炎。症见：尿道见黏液脓性分泌物，尿痛、尿道不适，会阴部胀痛，舌苔黄腻，脉滑数。

【临证加减】血精或前列腺液中红细胞增多，加墨旱莲15g、茜草15g；小腹、睾丸疼痛，加乌药15g、小茴香10g；瘀血明显或肛诊前列腺质地坚硬者，加三棱、莪术、穿山甲各15g；中虚明显者，加党参、升麻各15g；肾虚明显者，加菟丝子、沙苑子、益智仁各15g；忧郁、焦虑者，加生龙骨、生牡蛎各30g，柴胡6g。

【疗效】以本方治疗沙眼衣原体与解脲支原体感染所致慢性前列腺炎45例，临床治愈12例，显效18例，有效11例，无效4例，治疗总有效率91.11%。

【来源】黄晨昕，夏于芳.清淋饮治疗沙眼衣原体与解脲支原体感染所致慢性前列腺炎45例.河北中医，2004，26（5）：381

芪柏解毒饮

黄芪20g　黄柏15g　苍术15g　土茯苓15g　薏苡仁20g　鱼腥草20g　金银花15g　连翘10g　白花蛇舌草10g　紫草10g

【用法】水煎服，每天2次，每日1剂，14天为1个疗程，经期不停药。保妇康栓，睡前外用，置于阴道后穹窿处，每日1次，连用7天，经期停药。

【功效】清热解毒利湿。

【适应证】**解脲支原体性宫颈炎（湿热型）**。症见：黄带量多，黏稠、淡黄色或脓性，阴部瘙痒，少腹疼痛，口黏腻或口苦，纳差胸闷，小便短赤，舌淡胖、苔白腻或腻，脉滑数。实验室检查：宫颈分泌物解脲支原体定量检测阳性。

【疗效】以本方治疗湿热型解脲支原体性宫颈炎 45 例，痊愈 30 例（症状、体征消失，解脲支原体检测阴性），显效 8 例（症状、体征明显好转，解脲支原体检测阴性），有效 6 例（症状、体征有所好转，解脲支原体检测阳性），无效 1 例（症状、体征无变化或进一步加重，解脲支原体检测阳性），总有效率97.8%。

【来源】张华冬，杨玉婷，李丽. 中西医结合治疗湿热型解脲支原体性宫颈炎 45 例临床观察. 中医药导报，2014（3）：46

🪷 清支汤

蒲公英 15g　黄芩 6g　黄柏 10g　土茯苓 15g　地肤子 15g　车前子 15g　莲子心 10g　白术 10g　山药 10g　黄芪 15g　杜仲 10g　白及 10g

【用法】水煎服，每天 2 次，每日 1 剂，10 天为 1 个疗程。

【功效】益肾养阴，清热化湿，解毒止痒，健脾安胎。

【适应证】**孕期解脲支原体感染（肝肾不足，邪毒蕴结型）**。症见：阴部瘙痒，腰痛，口黏腻或口苦，纳差胸闷，小便短赤，舌淡胖、苔白腻或腻，脉滑数。

【临证加减】下腹胀痛、腰酸加白芍 10g、升麻 10g；纳差、上腹胀加生麦芽 15g、山楂 15g、沉香 8g。

【疗效】以本方治疗孕期解脲支原体感染 90 例，治愈 52 例（临床症状及体征消失，解脲支原体培养结果 3 次阴性），有效 16 例（临床症状及体征基本消失，解脲支原体培养结果 1~2 次阴性或阳性），无效 12 例（症状及体征存在或加重，解脲支原体培养 3 次阳性），总有效率 86.67%。

【来源】张红花. 清支汤治疗孕期解脲支原体感染 90 例. 中国中西医结合杂志，2005，25（2）：161

加味五味消毒饮

蒲公英 15g　紫花地丁 15g　金银花 15g　野菊花 15g　天葵子 15g　山豆根 10g　板蓝根 20g　白花蛇舌草 20g　丹参 15g　枳壳 10g　甘草 6g

【用法】水煎服，每天 2 次，每日 1 剂，14 天为 1 个疗程。

阿奇霉素片口服，0.5g/次，1 次/天，连用 7 天停药。

【功效】清热解毒，利湿活血。

【适应证】**解脲支原体阳性宫颈炎（热毒蕴结型）**。症见：白带增多，脓性白带，外阴瘙痒，尿频、尿急等，宫颈分泌物培养解脲支原体和/或沙眼衣原体阳性。

【疗效】以本方治疗解脲支原体阳性宫颈炎 30 例，治愈 5 例（经治疗后症状和体征消失，解脲支原体转阴，双重感染者解脲支原体和沙眼衣原体均转阴），有效 18 例（症状和体征消失或明显改善，解脲支原体检查弱阳性），无效 5 例（症状和体征尤明显改善，解脲支原体检查阳性），复发 2 例（转阴后 3 个月复查，解脲支原体和沙眼衣原体又出现阳性），总有效率 93.33%。

【来源】冯光荣，张娜. 加味五味消毒饮联合阿奇霉素治疗解脲支原体阳性宫颈炎 30 例疗效观察. 河南中医，2008，28（9）：46

苦参丸加味方

苦参 10g　连翘 10g　当归 10g　黄柏 10g　川贝母 3g　苍术 15g　生地黄 15g　土茯苓 30g　白花蛇舌草 30g　知母 5g　生甘草 6g

【用法】水煎服，每天 2 次，每日 1 剂。

【功效】除湿清热，解毒养阴。

【适应证】**解脲支原体、沙眼衣原体阳性不孕症（湿热下注型）**。症见：小便浑浊，舌红、苔薄或薄黄，脉数或促而数。

【临证加减】气虚者加党参12g、黄芪12g；肾虚者加菟丝子12g、枸杞12g；肝郁气滞者加香附12g、郁金12g；痰湿者加姜半夏12g，橘红6g；湿热下注甚者加败酱草20g，龙葵12g；卵泡期加党参15g、山药15g、熟地黄15g；排卵前期加茺蔚子12g、续断12g、何首乌12g；黄体期加仙茅10g、紫河车10g、淫羊藿12g。

【疗效】以本方治疗解脲支原体、沙眼衣原体阳性不孕症20例，痊愈10例（检查解病原体是否转阴，并观察1年，转阴有孕者），有效6例（病原体转阴未孕者），无效4例（治疗6个疗程未转阴），总有效率为80%。

【来源】王复兴. 中药治疗解脲支原体、沙眼衣原体阳性不孕症20例. 新中医，1999，31（4）：40

🪷 治疗解脲支原体方

党参15g　生姜8g　白术10g　香附15g　薄荷（后下）10g　柴胡12g　白芍15g　女贞子10g　墨旱莲15g　当归15g　红花15g　茵陈15g　黄柏12g　苦参12g

【用法】水煎服，每天2次，每日1剂。

加替沙星胶囊0.4g，1次/天，14天为1个疗程。

【功效】健脾柔肝，活血祛瘀，清热化湿。

【适应证】**妇科解脲支原体感染（肝郁脾虚，湿瘀互结型）**。症见：带下量多，色黄，质黏稠，有臭味；小腹坠胀，腰骶酸痛，外阴瘙痒或伴有阴道出血，嗳气，易怒口苦，咽干，两胁不适，小便短少、涩痛，伴或不伴尿频、尿急，舌紫暗、苔根黄腻，脉弦涩或濡。

【临证加减】脾虚湿盛明显加茯苓、苍术、山药；肝郁明显加郁金、青皮；瘀血明显加丹参、桃仁，腹痛明显加蒲黄、五灵脂（包煎）。

【疗效】以本方治疗妇科解脲支原体感染 50 例,治愈 48 例(解脲支原体检测阴性,患者无明显不适及出血症状,阴道分泌物无异常,舌象、脉象正常;体征、证候积分和减少 >95%),好转 2 例(解脲支原体检测阳性,患者无明显不适及出血症状,阴道分泌物未恢复正常,舌象、脉象好转;体征、证候积分和减少 70%,且 <95%,妇科检查较治疗前善),总有效率 100%。

【来源】张华,李大可.中西医结合治疗妇科解脲支原体感染 50 例.现代中医药,2015(3):45

二黄汤合多西环素

黄柏 10g 黄芩 10g 土茯苓 16g 鱼腥草 16g 白芒 16g 丹参 16g 薏苡仁 30g 白术 13g

【用法】水煎服,每天 2 次,每日 1 剂,14 天为 1 个疗程。

多西环素片口服,0.1g/次,2 次/天,14 天为 1 个疗程。

【功效】清热利湿,扶正祛邪。

【适应证】**女性解脲支原体感染(湿热下注型)**。症见:带下量多,小腹疼痛,不孕等。

【疗效】以本方治疗女性解脲支原体感染 30 例,治愈 25 例(用药 2 周后复检解脲支原体转阴,临床症状消失),有效 4 例(用药 2 周后复检解脲支原体转阴,症状减轻),无效 2 例(用药 2 周复检解脲支原体未转阴,症状未改善),总有效率 96.7%。

【来源】李海艳.二黄汤配合西药治疗女性解脲支原体感染 30 例.陕西中医,2012,33(3):272

排浊方

鱼腥草 15g 黄芩 6g 蒲公英 15g 黄柏 10g 土茯苓 15g 地肤子 15g 车前子 15g 莲子心 10g 白术 10g 山药 10g 黄芪 15g 杜

仲 10g 白及 10g

【用法】水煎服，每天 2 次，每日 1 剂，10 天为 1 个疗程。

肠溶红霉素片口服，0.5g/次，4 次/天，7 天为 1 个疗程。

【功效】益肾养阴，清热化湿，解毒止痒，健脾安胎。

【适应证】孕期解脲支原体感染（脾肾不足，感染邪毒型）。症见：不同程度小腹痛或坠胀不适、腰酸、白带增多、阴痒或有性交出血或伴有脓性臭味白带；妇检：宫颈充血、水肿；宫颈分泌物样本作培养解脲支原体（UU）和 UU——DNA（PCR）均阳性。

【临证加减】下腹胀痛、腰酸加白芍、升麻；纳差、上腹胀加麦芽、山楂、沉香。

【疗效】以本方治疗孕期解脲支原体感染 65 例，治愈 38 例（临床症状及体征消失，解脲支原体培养（UU）和 PCR - UU 结果 3 次阴性），有效 20 例（临床症状及体征基本消失，解脲支原体培养和 PCR - UU 结果 1~2 次阴性/阳性），无效 7 例（症状及体征存在或加重，解脲支原体培养和 PCR——UU 结果 3 次阳性），总有效率 96.7%。

【来源】张红花，周士源，刘莹琦. 排浊方治疗孕期解脲支原体感染疗效分析. 中国妇幼保健，2006，21（8）：1133

益肾安胎汤

黄芪 30g 仙鹤草 30g 茵陈 15g 苎麻根 15g 党参 12g 熟地黄 12g 桑寄生 12g 杜仲 12g 荆芥穗炭 12g 白术 10g 菟丝子 10g 阿胶（烊化冲服）10g 何首乌 10g 黄芩 9g 栀子 9g 甘草 6g

【用法】水煎服，每天 2 次，每日 1 剂，30 天为 1 个疗程。

【功效】健脾益肾，清热利湿，养血止血，固摄冲任。

【适应证】孕期解脲支原体感染（脾肾两虚型）。症见：不同程度腰膝酸软，尿道口分泌物黏稠，舌红、苔腻，脉弦滑。

【临证加减】腹胀痛者加乌药、白芍；腹痛兼下坠甚者加升麻、柴胡；伴有呕吐、纳呆者加竹茹、焦三仙；腰痛甚者加山茱萸、续断；脾虚者加茯苓、山药。

【疗效】以本方治疗孕期解脲支原体感染 32 例，治愈 27 例（服药后阴道出血止，临床症状消失，解脲支原体阴性，直至正常分娩），无效 5 例（服药期间临床症状未改善，解脲支原体未转阴，B 超检查示无胎心搏动或无胎芽），总有效率为 84.4%。

【来源】夏昱. 益肾安胎汤治疗孕早期解脲支原体感染 32 例. 西北药学杂志, 2007, 22（3）

清热通淋汤

生地 15g　木通 10　淡竹叶 10g　虎杖 30g　紫草 9g　车前子 15g

土茯苓 25g　金钱草 30g　金银花 15g　败酱草 20g　生甘草 6g

【用法】水煎服，每天 2 次，每日 1 剂。

【功效】清热利湿，清心泻火，解毒化浊。

【适应证】**女性生殖道支原体感染（湿热毒结型）**。症见：小便频数，浑浊，凝如膏糊，舌淡、苔白，脉沉。

【疗效】以本方治疗女性生殖道支原体感染 120 例，痊愈 98 例（尿道、阴道、宫颈解脲支原体连续 2 次检测全部转阴，生殖道炎症消失，体征基本恢复正常），有效 20 例（解脲支原体检测大部分转阴，生殖系统炎症明显改善），无效 10 例（解脲支原体检测及生殖系统炎症改善不明显），治疗总有效率 86.11%。

【来源】黄英姿，黄薇. 中药清热通淋汤治疗女性生殖道支原体感染 120 例临床观察. 贵州医药, 2002, 26（7）：666

龙胆泻肝汤加减

龙胆草 6g　柴胡 6g　泽泻 12g　车前子 9g　木通 9g　生地 9g　当

归 3g　栀子 9g　黄芩 9g　甘草 6g

【用法】水煎服，每天 2 次，每日 1 剂。

将药物按每剂煎成 200ml 一瓶分装，每天阴道灌洗 1 次，10 天为 1 个疗程。

【功效】泻肝火，利湿热。

【适应证】**女性生殖道支原体感染（肝胆湿热型）**。症见：头痛目赤，胁痛，口苦，带下阴痒，分泌物增多，舌红、苔黄，脉弦细有力。

【疗效】以本方治疗女性生殖道支原体感染 48 例，有效 30 例（支原体复查阴性：1 个疗程后 1 周、3 周复查 2 次阴性，症状消失或基本消失），无效 18 例（支原体复查阳性，临床症状无明显变化），治疗总有效率 62.5%。

【来源】陈珧. 龙胆泻肝汤加减治疗女性生殖道支原体感染 50 例. 中国中西医结合杂志，2001，21（6）：452

复方解毒消支汤

党参 25g　黄芪 25g　虎杖 15g　连翘 10g　金银花 10g　苦参 15g　黄柏 15g　蒲公英 15g　牡丹皮 10g　紫草 15g　鱼腥草 15g　败酱草 10g　车前子 15g　延胡索 25g　荔枝核 15g　穿山甲 10g　柴胡 15g　生甘草 10g

【用法】水煎服，每天 2 次，每日 1 剂，14 天为 1 个疗程。

阿奇霉素针剂（冻干粉）阴道消毒后，宫颈口上药，隔日 1 次。

【功效】清热利湿，清心泻火，解毒化浊。

【适应证】**女性生殖道支原体感染（热毒蕴结型）**。症见：小便短少、涩痛，伴或不伴尿频、尿急。

【疗效】以本方治疗女性生殖道支原体感染 32 例，治愈 14 例（临床症状、体征消失，宫颈分泌物培养、支原体检测阴性，随访 3 个月，未见复发），有效 15 例（临床症状、体征基本消失，宫颈分泌物培养、支原体检测阴性或弱阳性，1 个月后复查，支原体培养转阳性），无效 3 例（症状无改善或改善不明显，宫颈分泌物培养支原体仍为阳性），治疗总有效率 90.62%。

【来源】孙增玉，张秋梅，陈旭．中药复方解毒消支汤治疗女性生殖道支原体感染疗效观察．辽宁中医药大学学报，2013，15（12）：216

膀胱炎1号方

生地黄 30g　金银花 10g　玄参 15g　蒲公英 10g　白芷 15g　土茯苓 30g　皂角刺 10g　紫花地丁 10g　泽泻 10g　生甘草 6g

【用法】水煎服，每天 2 次，每日 1 剂，14 天为 1 个疗程。

【功效】清热解毒，除湿辟浊。

【适应证】**女性生殖道衣原体感染（湿浊蕴结型）**。症见：分泌物增多，阴道灼热，下腹掣痛，白带量多而稠，黄黏或黄绿，小便短赤等。

【疗效】以本方治疗女性生殖道衣原体感染 55 例，痊愈 38 例（临床症状消失，衣原体检测为阴性），好转 15 例（症状明显改善，衣原体检测阴性），未愈 2 例（症状无改善，衣原体检测为阳性），治疗总有效率 96.36%。

【来源】邓荣昌．膀胱炎 1 号方治疗女性生殖道衣原体感染 55 例．福建中医药，1998，（6）：11

芪柏化浊方

生黄芪 30g　黄柏 15g　土茯苓 15g　忍冬藤 20g　萆薢 15g　虎杖 15g　鱼腥草 15g　赤芍 12g　鸡血藤 15g　生甘草 6g

【用法】水煎服，每天 2 次，每日 1 剂，14 天为 1 个疗程。
阿奇霉素 1g，单次顿服。

【功效】益气清热，解毒化浊，活血祛瘀。

【适应证】**女性生殖道衣原体、支原体感染（气虚热结型）**。症见：阴道灼热，下腹掣痛，白带量多而稠、黄黏或黄绿，小便短赤等。

【临证加减】偏热者，加龙胆草 10g；腹痛明显者，加泽兰 12g、琥珀粉 3g（分冲）；偏寒者，加桂枝 6g；脾肾虚明显者，加山药 15g、川续断 15g。

【疗效】以本方治疗非淋菌性尿道炎，痊愈18例（临床症状、体征消失，病原体检测阴性），显效9例（临床症状、体征好转，病原体检测阴性），有效2例（临床症状、体征消失或好转，病原体检测仍为阳性），无效1例（临床症状和体征、病原体均无明显变化），总有效率为90%。

【来源】魏爱平，刘艳霞. 中西医结合治疗女性生殖道衣原体、支原体感染的临床观察. 现代中医临床，2005，12（2）：19

❀ 木豆苦参汤

木豆叶（扭豆叶）50g 苦参30g 白矾30g（后下）虎杖30g
薏苡仁30g

【用法】水煎1000~1500ml外洗或坐浴。

强力霉素口服，100mg/次，3次/天。

复方甲硝唑栓阴道用药，1枚/天。

【功效】清热利湿，解毒杀虫，祛腐新生。

【适应证】**女性生殖道解脲支原体感染（湿热下注型）**。症见：阴痒，有灼热感，或外阴、阴道黏膜潮红、充血，伴有分泌物增多，色黄如脓，有异味。多以宫颈为中心扩散，表现为宫颈充血或宫颈糜烂，常并发盆腔炎，月经失调或功血，异位妊娠和不孕症等。

【疗效】以本方治疗女性生殖道解脲支原体感染40例，治愈36例（症状、体征消失，病原菌清除转阴者，6个月内不复发），有效3例（症状、体征及细菌学3项中有1项未恢复正常，6个月内不复发），无效1例（病情未有改善或加重者），总有效率98%。

【来源】王少英. 中西药治疗女性生殖道解脲支原体80例临床观察. 中国热带医学，2008（8）：1438

❀ 解毒杀虫汤外用

黄柏30g 土茯苓30g 槟榔30g 车前草15g 苦参30g 蒲公英

15g　地肤子 30g　忍冬藤 30g　白花舌蛇草 15g　黄芪 15g　冰片 15g

【用法】前 10 种药物加水 600ml 煎煮并浓缩成 500ml，后将冰片投入其中。月经干净后用以上中药液冲洗阴道，每天 1 次，每次 30 分钟，连用 7 天为 1 个疗程，连用 3 个疗程。

强力霉素 100mg，12 小时 1 次，连续 7 天为 1 个疗程，连用 3 个疗程。

【功效】清热利湿，解毒杀虫。

【适应证】**女性生殖道解脲支原体感染（湿热毒结型）**。症见：主症：带下量多、质稀，带下臭秽，色黄或淡黄，外阴瘙痒或灼热。次症：小便短赤、口腻、小腹作胀或疼痛。舌脉：舌质淡红、苔白腻或黄腻，脉濡数或滑数。妇科检查：宫颈充血、水肿或接触性出血；病原学检查：宫颈分泌物培养解脲支原体阳性，分泌物涂片检查淋球菌阴性。

【疗效】以本方治疗女性生殖道解脲支原体感染 45 例，治愈 33 例（生殖系统炎症消失，宫颈分泌物解脲支原体培养阴性），显效 6 例（生殖系统炎症显著减轻，症状显著改善，宫颈分泌物解脲支原体培养阴性或弱阳性），有效 3 例（生殖系统炎症减轻，症状改善，宫颈分泌物解脲支原体培养弱阳性），无效 3 例（生殖系统炎症无明显改善，症状无明显改善，宫颈分泌物解脲支原体培养阳性），总有效率 93.33%。

【来源】李凤玲，韦赤勇，潘亚静. 自拟解毒杀虫汤外用强力霉素内服治疗女性生殖道解脲支原体感染的临床研究. 内蒙古中医药，2014，33（7）：50

🪷 中药外洗液

黄芩 15g　黄柏 15g　鱼腥草 20g　蒲公英 20g　百部 10g　苦参 10g　白花蛇舌草 20g　蛇床子 10g　茵陈 10g　苍术 15g　土茯苓 20g

【用法】水煎后外阴熏洗和阴道冲洗，1 剂/天，1 次/天。于患者月经干净后 3~5 天开始进行治疗，连续治疗 14 天。

盐酸多西环素胶囊 100mg，12 小时 1 次，连续治疗 14 天。

【功效】清热利湿，解毒杀虫止痒。

【适应证】**女性生殖道解脲支原体感染（热毒蕴结下焦型）**。症见：分泌物增多，阴道灼热，下腹掣痛，白带量多而稠，臭秽，色黄或淡黄，外阴瘙痒或灼热，小便短赤。

【疗效】以本方治疗女性生殖道解脲支原体感染 48 例，治愈 12 例（临床症状、体征消失，宫颈分泌物支原体培养 3 次阴性），显效 16 例（临床症状、体征明显改善，支原体培养 2 次阴性），有效 8 例（临床症状、体征改善，支原体培养 1 次阴性），无效 2 例（临床症状、体征改善不明显，支原体培养 3 次阳性），总有效率 95.0%。

【来源】李兰荣，张迎春，张华，等．多西环素联合中药外洗液治疗女性生殖道解脲支原体感染．长春中医药大学学报，2015，30（1）：148

🪷 八正散加减 1

木通 10g　车前子 12g　萹蓄 10g　大黄 8g　滑石（包煎）10g　生甘草 6g　瞿麦 10g　栀子 6g　草薢 10g　苦参 10g　茯苓 10g　白术 10g

【用法】水煎服，每天 2 次，每日 1 剂，14 天为 1 个疗程。

阿奇霉素肠溶胶囊口服 0.5g，1 次/天，14 天为 1 个疗程。

【功效】清热泻火，利水通淋。

【适应证】**女性生殖道支原体感染（湿热蕴结型）**。症见：带下量多，色黄或赤，质稠浊或清稀如水，气腥秽或恶臭，外阴灼热瘙痒，或有痛感，小腹作胀或疼痛，口苦咽干，小便短少涩痛，舌质红、苔黄腻或厚腻，脉濡略数。

【疗效】以本方治疗妇科解脲支原体感染 35 例，痊愈 12 例（症状、体征、实验室检查均恢复正常），有效 21 例（症状、体征减轻，支原体培养阴性），无效 2 例（支原体仍为阳性），总有效率 94.29%。

【来源】张翼，匡继林，吴璐璐，等．中西医结合治疗女性生殖道支原体感染 35 例总结．湖南中医杂志，2015，31（1）：64

八正散加减2

　　茵陈 15g　栀子 15g　金银花 15g　连翘 15g　鱼腥草 20g　苍术 15g　黄柏 10g　白鲜皮 12g　百部 12g　茯苓 15g　川楝子 15g　苦参 15g　薏苡仁 15g

【用法】水煎服，每天 2 次，每日 1 剂，14 天为 1 个疗程。

盐酸多西环素胶囊口服，每次 1 粒，2 次/天，14 天为 1 个疗程。

【功效】清热除湿。

【适应证】**支原体、衣原体生殖道感染（湿热蕴结型）。**症见：带下量增多，色黄或白，或有臭气，下腹部疼痛或伴发热，身体倦怠易疲劳，伴有全身或局部症状。

【临证加减】少腹胀痛为主加香附、延胡索；外阴灼热加龙胆草、败酱草；阴虚加女贞子 15g、旱莲草 15g。

【疗效】以本方治疗支原体、衣原体生殖道感染（湿热蕴结型）30 例，痊愈 5 例（临床症状消失，妇科检查、实验室检查病原体阴性），显效 6 例（临床症状明显好转，支原体或衣原体阴性），有效 17 例（临床症状减轻，支原体或衣原体阴性），无效 2 例（病情无变化或加重，支原体或衣原体阳性），总有效率 93.33%。

【来源】丁莉，王平军，朱淑梅. 中西医结合治疗支原体、衣原体生殖道感染的临床观察. 中国民间疗法，2014，22（2）：57

黄氏抗脲灵方

　　金银花 20g　连翘 20g　土茯苓 20g　黄柏 20g　蛇床子 10g　黄芪 30g　杜仲 10g　山药 20g　苍术 10g　垂盆草 20g

【用法】水煎服，每天 2 次，每日 1 剂，20 天为 1 个疗程。

阿奇霉素 0.5g 静脉注射，1 次/天，14 天为 1 个疗程。

【功效】清热解毒，祛湿导浊，扶正抗毒。

【适应证】**下生殖道解脲支原体感染（湿浊蕴结型）**。症见：带下量多，色黄或赤，质稠浊或清稀如水，气腥秽或恶臭，外阴灼热瘙痒，舌质红、苔黄腻，脉濡数。

【临证加减】伴病毒性心肌炎者加益母草 10g、当归 20g；子宫糜烂者加芙蓉叶 20g、白花蛇草 20g；子宫附件炎者加益母草 20g、栀子 10g；不孕不育者加败酱草 20g、穿山甲 10g；伴直肠炎者加秦皮 10g、蒲公英 20g。

【疗效】治疗下生殖道解脲支原体感染 32 例，治愈 21 例（临床症状消失，实验室检查解脲支原体阴性），好转 8 例（临床症状消失，实验室检查阳性），无效 3 例（临床症状有所好转，实验室检查阳性），总有效率 91%。

【来源】黄佐祥，贺桂花. 中西医结合治疗下生殖道解脲支原体感染的临床观察. 医药前沿，2011，1（17）

🪷 双草饮

鱼腥草 30g　车前草 15g　黄柏 20g　土茯苓 30g　蒲公英 30g　丹参 30g　益母草 30g　黄精 20g　山药 30g　延胡索 10g

【用法】水煎服，每天 2 次，每日 1 剂。

【功效】清热解毒，利尿通淋，化瘀止痛，补肾健脾。

【适应证】**支原体尿道炎或宫颈炎（气滞血瘀型）**。症见：白带量多，外阴瘙痒或疼痛，下腹坠胀痛。

【疗效】以本方治疗支原体尿道（宫颈）炎 80 例，治愈 56 例（临床症状消失，PCR 阴性），有效 17 例（临床症状基本消失，PCR 阴性），无效 7 例（临床症状无改善，PCR 阳性），治疗总有效率 91.25%。

【来源】王自彬，陈洪荣，江超，等. 双草饮治疗支原体尿道（宫颈）炎临床探讨. 中国性病艾滋病防治，1998，4（3）：135

🪷 复方清热合剂

墓头回 20g　土茯苓 15g　紫花地丁 15g　蒲公英 15g　野菊花 15g

大青叶 15g　忍冬藤 15g　鱼腥草 15g　十大功劳 15g　黄柏 15g　苦参 15g　蜈蚣 6g　甘草 6g

【用法】水煎服，每天 3 次，每日 1 剂。

配合交叉霉素片 0.4g，口服，每日 3 次，14 天为 1 个疗程。

【功效】清热解毒，利湿止带，止痒杀虫。

【适应证】**支原体阴道炎（湿毒蕴结型）**。症见：带下量多，色黄或呈脓性，有臭味，阴部瘙痒，阴部潮红肿胀，口苦咽干，胸闷、心烦，小便短赤，舌质红、苔黄腻，脉滑数。阴道分泌物支原体培养阳性（解脲脲原体阳性或人型支原体阳性，或解脲脲原体和人型支原体同时阳性）。

【临证加减】小便黄短、频急或灼热感者，可加白茅根 15g、金钱草 15g、瞿麦 15g。

【疗效】以本方治疗支原体阴道炎 50 例，治愈 30 例（阴道不适症状消失，支原体培养阴性），显效 18 例（阴道分泌物量明显减少，支原体培养阴性），无效 2 例（阴道分泌物量无明显改变，阴道分泌物支原体培养仍显示阳性），治疗总有效率 96%。

【来源】韦秀玉，陈燕. 复方清热合剂配合西药治疗支原体阴道炎疗效观察. 广西中医药大学学报，2015，18（1）：31

银草合剂

银杏叶 20g　鱼腥草 30g　金钱草 30g　车前草 15g　益母草 30g
山药 30g　黄精 20g　黄柏 20g　土茯苓 30g　牛膝 10g

【用法】水煎服，每天 2 次，每日 1 剂。

另取 100ml 药液温热擦洗外阴，同时食指缠纱布蘸药液擦洗阴道和宫颈 15 分钟，每晚 1 次。

【功效】清热解毒，利尿通淋，化瘀止痛，补肾健脾。

【适应证】**支原体阴道炎（脾肾不足型）**。症见：外阴瘙痒，白带增多，有异味，宫颈糜烂；同时伴尿道炎者，可有尿痛、尿道口浆液性分泌物、尿道刺痒、灼热、尿频等症状。取宫颈或尿道分泌物，做支原体和衣原体培养，查淋球菌阴性，支原体或支原体和衣原体阳性。

【疗效】以本方治疗支原体阴道炎42例，痊愈37例（临床症状消失，病原体培养2次均阴性），有效3例（临床症状基本消失，病原体培养阴性），无效2例（临床症状无改善，病原体培养阳性），治疗总有效率95.2%。

【来源】范栋贤.银草合剂治疗支原体阴道炎疗效观察.河南中医药学刊，2001，16（6）：58

龙蛇冲剂

龙胆草10g 蛇蜕15g 虎杖15g 黄芪30g 白花蛇舌草30g 丹参12g 地龙12g 琥珀12g 黄柏12g 苦参12g 灯心草10g 甘草15g 凤尾草30g 车前草30g

【用法】将上药碾成粉末，并加足量的红砂糖制成冲剂，每次30g，每日3次。

同时每天用1包龙蛇冲剂局部熏洗，1个月为1个疗程。

【功效】清热利湿解毒，活血化瘀。

【适应证】**支原体感染（血瘀毒结型）**。症见：排尿疼痛，尿频涩滞，淋沥不畅，带下量多，且实验室检查发现解脲支原体阳性。

【疗效】以本方治疗支原体感染160例，痊愈145例（经1～2个疗程治疗后，临床症状消失，实验室检查支原体阴性者），好转10例（2个疗程结束后，临床症状改善，实验室检查支原体阴性者），无效5例（2个疗程结束后支原体仍阳性者），治疗总有效率96.87%。

【来源】贺小林，赵飞骏，刘华.龙蛇冲剂治疗支原体感染160例.湖南中医杂志，2002，18（3）：46

清带方

金银花30g 鱼腥草30g 龙胆草12g 白花蛇舌草20g 连翘15g

党参 15g　陈皮 6g　炙甘草 9g　柴胡 9g

【用法】水煎服，每天 2 次，每日 1 剂。

复煎阴道灌洗，每日 2 次，14 天为 1 个疗程。

【功效】清热解毒燥湿，泻肝胆经湿热，理气健脾。

【适应证】**孕妇支原体感染阴道炎（肝胆湿热型）**。症见：外阴瘙痒，白带增多，尿痛，尿道口浆液性分泌物，尿道刺痒、灼热，尿频，神疲倦怠，纳呆气短，舌红、苔白，脉滑数。

【疗效】以本方治疗孕妇支原体感染阴道炎 30 例，痊愈 22 例（临床症状消失，实验室检查结果阴性），有效 7 例（临床症状消失，实验室检查结果未阴转，或临床症状未消失，但实验室检查结果已阴转），无效 1 例（临床症状改善不明显，实验室检查结果未阴转，或临床症状无好转者），治疗总有效率 96.7%。

【来源】谷进，杨宏志，陶欣，等. 清带方治疗孕妇支原体感染阴道炎 30 例报告. 新医学，1998，29（1）：81

🪷 柴芩四妙汤

柴胡 12g　黄芩 10g　苍术 10g　黄柏 12g　川牛膝 30g　薏苡仁 30g　白花蛇舌草 15g　漏芦 15g　王不留行 30g　生地 15g　木通 10g　地肤子 15g　瞿麦 15g　黄芪 30g　滑石（包煎）30g

【用法】水煎服，每天 2 次，每日 1 剂。

用氦氖激光照射，分开尿道口，将探头伸入尿道口进行照射，1 次/天，1 次10 分钟。

【功效】清热解毒利湿。

【适应证】**男性解脲支原体尿道炎（肝经湿热型）**。症见：尿痛，尿道口浆液性分泌物，尿道刺痒、灼热，尿频。

【疗效】以本方治疗男性解脲支原体尿道炎 34 例，痊愈 22 例（尿道分泌物消失，临床症状消失，实验室检查：支原体阴性，尿常规白细胞 <5 个），

显效 7 例（尿道分泌物明显减少，临床症状明显减轻，实验室检查：支原体阴性，尿常规白细胞 <5 个），有效 3 例（尿道分泌物稍减少，临床症状稍减轻，实验室检查：支原体阳性，尿常规白细胞 >5 个），无效 2 例（尿道分泌物未明显减少，临床症状无明显改善，实验室检查：支原体阳性尿常规白细胞≥5 个），总有效率 94.12%。

【来源】石勇，李薇. 中药联合氦氖激光治疗男性解脲支原体尿道炎 34 例. 中医外治杂志，2010，19（3）：14

🌸 内服外洗方

内服方：金钱草 30g　车前草 30g　鱼腥草 30g　败酱草 30g　黄柏 20g　苦参 20g　丹参 15g　川牛膝 15g　山药 15g　甘草 10g

外洗方：苦参 30g　蛇床子 30g　土茯苓 30g　白鲜皮 20g　黄柏 20g　川椒 10g

【用法】内服方水煎服，每天 2 次，每日 1 剂。

外洗方水煎外洗，每天 1 次，每日 1 剂。根据培养药效试验选择两种敏感抗生素同服；女性患者阴道放置曼舒林栓剂。

【功效】清热利湿，活血祛瘀，补脾益肾。

【适应证】**支原体感染尿道炎（脾肾不足，气滞血瘀型）**。症见：尿痛，尿道刺痒、灼热，尿频，神疲倦怠，纳呆气短，舌红、苔白，脉滑数。

【临证加减】气虚加黄芪；湿热盛加龙胆草；肝气郁结加香附、郁金；肾阳不足加枸杞、杜仲。

【疗效】以本方治疗女性支原体衣原体感染性生殖道炎 33 例，痊愈 30 例（临床症状、体征全部消失，尿液澄清透明，尿培养 2 次阴性），总有效率 90.91%。

【来源】高娜，杨光杰. 中西医结合治疗支原体感染尿道炎 33 例. 中国中医急症，2008，17（5）：584

化浊解毒汤

黄芪30g　白花蛇舌草20g　土茯苓20g　败酱草15g　蒲公英15g
车前子15g　红花15g　萹蓄15g　甘草8g

【用法】水煎服，每天2次，每日1剂。

【功效】化浊解毒。

【适应证】**泌尿系支原体衣原体感染（湿浊毒结型）**。症见：阴肿，阴痒，小便淋浊，或妇女带下黄臭等，舌红、苔黄腻，脉弦数有力。

【临证加减】尿频、尿急、尿痛甚者加滑石、延胡索；阴部胀痛者加枳实、乌药；湿重者加苍术、厚朴；湿热甚加茵陈；病程长久治不愈或反复发作者加丹参、乳香、没药、三棱、莪术；腰痛属肾阳虚者加仙灵脾、枸杞、狗脊；属肾阴虚者加知母、黄柏；脾胃虚寒者可减少土茯苓等药的用量。

【疗效】以本方治疗女性支原体衣原体感染性生殖道炎52例，痊愈49例（主要症状全部消失，泌尿系基因诊断或多功能荧光诊断示支原体、衣原体阴性．随访6个月无复发），有效2例（主要症状明显减轻，泌尿系基因诊断或多功能荧光诊断示支原体、衣原体无变化），无效1例（症状及泌尿系临床检验诊断无变化），总有效率98%。

【来源】白云飞，赵玉柱．中医药治疗泌尿系支原体衣原体感染52例．内蒙古中医药，2006，25（3）：61

益肾安胎汤

黄芪30g　仙鹤草30g　茵陈15g　苎麻根15g　党参12g　熟地黄12g　桑寄生12g　杜仲12g　荆芥穗炭12g　白术10g　菟丝子10g　阿胶（烊化冲服）10g　何首乌10g　黄芩9g　栀子9g　甘草6g

【用法】水煎服，每天2次，每日1剂，30天为1个疗程。

【功效】健脾益肾，清热利湿，养血止血，固摄冲任。

【适应证】**孕期解脲支原体感染（脾肾两虚型）**。症见：尿道口清稀分泌物，腰膝酸软，便溏纳呆，面色少华，神疲困惫，畏寒肢冷，舌质淡、苔白，脉细弱。

【临证加减】腹胀痛者加乌药、白芍；腹痛兼下坠甚者加升麻、柴胡；伴有呕吐、纳呆者加竹茹、焦三仙；腰痛甚者加山茱萸、续断；脾虚者加茯苓、山药。

【疗效】以本方治疗孕期解脲支原体感染 32 例，治愈 27 例（服药后阴道出血止，临床症状消失，解脲支原体阴性，直至正常分娩），无效 5 例（服药期间临床症状未改善，解脲支原体未转阴，B 超检查示无胎心搏动或无胎芽），总有效率为 84.4%。

【来源】夏昱．益肾安胎汤治疗孕早期解脲支原体感染 32 例．西北药学杂志，2007，22（3）：2

🪷 萆薢分清饮

　　萆薢 15g　石菖蒲 10g　黄柏 12g　车前草 15g　鱼腥草 15g　栀子 12g　土茯苓 15g　白术 10g　当归 12g　甘草 6g

【用法】水煎服，每天 2 次，每日 1 剂。

【功效】清热解毒，通淋祛浊，活血消肿。

【适应证】**非淋菌性尿道炎（下焦湿热型）**。症见：尿道外口微红肿，有少许分泌物，或晨起尿道口被少许分泌物黏着，小便频数、短赤、灼热、刺痛感、急迫不爽，伴口苦黏腻，呕恶纳呆。舌质红、苔黄腻，脉滑数。

【临证加减】伴下腹或会阴部坠痛，附睾肿大压痛者加枸杞 10g、川楝子 10g；前列腺肿大压痛者加王不留行 10g、丹参 15g。

【疗效】以本方治疗非淋菌性尿道炎（淋证）82 例，治愈 77 例（临床症状消失，尿道分泌物及前列腺液病原体检查阴性），无效 5 例（临床症状减轻或无改善，尿道口仍有少量黏液样或白色清稀分泌物流出，晨起有分泌物，病原体检查阳性），总有效率为 93.9%。

【来源】熊正龙．萆薢分清饮加减治疗非淋菌性尿道炎 82 例．中国民间疗法，2001，9（3）：33

二妙散加味

苍术 20g　黄柏 20g　薏苡仁 15g　土茯苓 15g　泽泻 15g　生地 15g　牡丹皮 15g　菊花 15g　黄芩 15g　甘草 10g

【用法】水煎服，每天 2 次，每日 1 剂。

【功效】清热祛湿，解毒化浊。

【适应证】非淋菌性尿道炎（湿浊毒结型）。症见：尿道不适，轻重不一的尿急、尿痛，排尿困难，或尿道痒感，尿道口有浆液性或黏液性分泌物，量少，女性患者可有白带量多，色黄，味臭。舌红、苔薄黄，脉细无力。

【临证加减】热盛者加栀子 10g；阴虚者加枸杞、干地黄各 15g。

【疗效】以本方治疗非淋菌性尿道炎（淋浊）42 例，痊愈 14 例（尿道分泌物消失，排尿困难感觉消失，实验室检查：支原体或/和衣原体阴性），显效 20 例（尿道分泌物明显减少，排尿困难感觉明显减轻，实验室检查：支原体或/和衣原体阴性），有效 6 例（尿道分泌物稍减少，排尿困难感觉稍减轻，实验室检查：支原体或/和衣原体阳性），无效 2 例（尿道分泌物未明显减少，排尿困难感觉无明显改善，实验室检查：支原体或/和衣原体阳性），总有效率为 95.2%。

【来源】沈明. 二妙散加味治疗非淋菌性尿道炎临床观察. 湖北中医杂志，2002，24（4）：33

消淋汤

木通 15g　车前子 15g　萹蓄 20g　瞿麦 15g　滑石（包煎）20g　甘草梢 10g　大黄 10g　通草 10g　延胡索 10g　草薢 20g　白花蛇舌草 10g　蒲公英 20g

【用法】水煎服，每天 2 次，每日 1 剂。

【功效】清热利湿。

【适应证】非淋菌性尿道炎（湿热下注型）。症见：尿道不适，尿频、尿急、尿痛，排尿困难，或尿道痒感，尿量短而赤，尿道口有浆液性或黏液性分泌物，量少。

【疗效】以本方治疗非淋菌性尿道炎（淋浊）50例，痊愈45例（临床症状消失，实验室检查阴性），显效5例（临床症状明显好转，实验室检查部分转阴），总有效率为100%。

【来源】夏永胜. 消淋汤治疗非淋菌性尿道炎50例临床总结. 湖南中医药导报，2002，8（1）：27

🪷 蒲苓解毒汤

蒲公英30g　鱼腥草30g　丹参30g　土茯苓30g　马鞭草15g　白花蛇舌草15g　地肤子15g　川草薢10g　川黄柏10g　川牛膝10g　泽兰10g

【用法】水煎服，每天2次，每日1剂。

【功效】清热利湿，祛瘀通滞。

【适应证】非淋菌性尿道炎（热毒蕴结下焦）。症见：尿道不适，尿急、尿痛，排尿困难，或尿道痒感，尿道口有浆液性或黏液性分泌物，量少，伴见腰痛，酸软无力，舌红暗、苔黄，脉滑数。

【临证加减】气虚者加党参、白术、黄芪；血虚者加当归、鸡血藤；阴虚者加枸杞、生地、知母；阳虚者加菟丝子、蛇床子。

【疗效】以本方治疗非淋菌性尿道炎72例，治愈55例（临床症状消失，实验室检查阴性），有效9例（临床症状明显好转，实验室检查部分转阴），无效8例（治疗后临床症状及实验室检查均无改变），总有效率为88.9%。

【来源】李学兴. 蒲苓解毒汤治疗非淋菌性尿道炎72例. 实用中医药杂志，2001，17（6）：17

🪷 通淋解毒汤

白花蛇舌草15g　瞿麦15g　萹蓄15g　车前子15g　蒲公英12g

牡丹皮 12g　赤芍 12g　猪苓苓 12g　大黄 10g　黄连 10g　黄柏 10g

炮山甲 10g　木通 10g　甘草 6g

【用法】水煎服，每天 2 次，每日 1 剂。

【功效】清热利尿，解毒活血。

【适应证】**非淋菌性尿道炎（热毒瘀结型）**。症见：尿道刺痒，尿频尿急，尿道灼痛，尿赤，尿道口溢出少量分泌物，女性患者的症状相对较轻，可表现为白带增多，外阴瘙痒，宫颈水肿等。

【临证加减】小便混浊加萆薢、莲须；血尿加白茅根、茜草；并发附睾炎加青皮、橘核；并发前列腺炎加地龙、败酱草；并发盆腔炎加椿根皮、益母草。

【疗效】以本方治疗非淋菌性尿道炎 165 例，治愈 159 例（自觉症状消失，尿检各项参数正常），有效 6 例（尿检各项参数正常，尚有自觉症状），总有效率为 100%。

【来源】邓光远．通淋解毒汤治疗非淋菌性尿道炎例临床观察．吉林中医药，1995，(5)：16

🪷 加味金车龙汤

金钱草 30g　车前子 30g　龙胆草 12g

【用法】水煎服，每天 2 次，每日 1 剂。

【功效】清热利尿除湿。

【适应证】**非淋菌性尿道炎（湿热下注型）**。症见：尿道口红肿，见分泌物附着，小便频数、短少，有灼热刺痛感，伴口苦、恶心，舌质红、苔黄，脉滑数。

【临证加减】湿热下注者加木通 12g、栀子 12g、大黄 12g、金银花 12g、甘草梢 12g；肝郁气滞者加白芍 12g、川楝子 12g、柴胡各 12g；肝肾阴亏者加知母 12g、黄柏 12g、牡丹皮 12g、熟地 12g、龟甲 12g；脾肾亏虚者加茯苓 12g、党参 12g、白术 12g、杜仲 12g、牛膝 12g、黄芪 12g。

【疗效】以本方治疗非淋菌性尿道炎（淋证）150 例，治愈 150 例（症状消失，各项检测指标转阴），总有效率为 100%。

【来源】负熙章．加味金车龙汤治疗非淋菌性尿道炎 150 例．甘肃中医，2003，16(6)：24

九草汤

甘草梢 5g　鱼腥草 30g　车前草 15g　败酱草 30g　马鞭草 15g　益母草 15g　旱莲草 15g　凤尾草 15g　龙胆草 3g

【用法】水煎服，每天 2 次，每日 1 剂，15 天为 1 个疗程。

【功效】清热解毒，利湿消肿。

【适应证】**男性非淋菌性尿道炎（湿热毒结型）**。症见：患者表现为尿道刺痒，尿频、尿急，尿道灼痛，尿赤，尿道口溢出分泌物。

【疗效】以本方治疗男性非淋菌性尿道炎 35 例，治愈 18 例（症状、体征消失，治疗结束后 10～30 天支原体检查 2 次均阴性），有效 13 例（症状、体征明显减轻，支原体检查阴性），无效 4 例（尿道不适症状未消失，支原体检查仍为阳性），总有效率为 88.5%。

【来源】唐志安．九草汤治疗男性非淋菌性尿道炎 35 例．河南中医，2007，27(5)：19

清淋汤

生地 15g　萆薢 15g　鱼腥草 15g　木通 6g　竹叶 6g　甘草 6g　黄柏 10g　车前草 10g

【用法】水煎服，每天 2 次，每日 1 剂，7 天为 1 个疗程。

【功效】清热利湿浊，排秽毒，分清泌浊。

【适应证】**男性非淋菌性尿道炎（湿浊蕴毒型）**。症见：尿道红肿，小便淋沥涩痛，少腹挛急、睾丸掣肘，舌质红、苔黄厚腻，脉弦数。

【疗效】以本方治疗男性非淋菌性尿道炎 53 例，治愈 45 例（临床症状消失 1 周以上，尿道无分泌物，尿液澄清，沉渣镜检阴性，衣原体与支原体检查阴性），有效 5 例（临床症状好转，但实验室检查结果阴性），无效 3 例（临床症状无改善，实验室检查结果仍阳性），总有效率为 94.5%。

【来源】樊晓灵. 清淋汤治疗男性非淋菌性尿道炎 53 例总结. 湖南中医药导报，2001，7（8）：409

🌸 鱼虎汤

鱼腥草 20g　虎杖 20g　黄芩 20g　栀子 20g　车前子 20g（包煎）蒲公英 20g　马齿苋 20g　海金沙 20g　甘草 20g

【用法】水煎服，每天 2 次，每日 1 剂，7 天为 1 个疗程。

【功效】清热解毒，通淋化浊。

【适应证】**男性非淋菌性尿道炎（湿热蕴结型）**。症见：尿频、尿急，尿时有少量稀薄的分泌物，小便淋沥涩痛，会阴部坠胀感，舌红、苔黄腻，脉滑数。

【疗效】治疗男性非淋菌性尿道炎 14 例，治愈 8 例（临床症状完全消失，1~2 个月后血清支原体、衣原体抗体阴性），有效 5 例（临床症状消失或好转，1~2 个月后血清支原体、衣原体抗体仍阳性），无效 1 例（临床症状无明显好转，血清支原体、衣原体抗体阳性），总有效率为 93.42%。

【来源】李守义. 鱼虎汤治疗男性非淋菌性尿道炎. 吉林中医药，1999，(5)：29

🌸 花草汤

野菊花 20g　鱼腥草 20g　马鞭草 20g　紫花地丁 20g　金钱草 20g车前草 20g　生甘草 10g　茯苓 30g

【用法】水煎服，每天 2 次，每日 1 剂，7 天为 1 个疗程。

第 3 次药汁外洗。

【功效】清热解毒，利尿通淋。

【适应证】**男性非淋菌性尿道炎（湿热毒结型）**。症见：尿道刺痒或有烧灼感，伴有尿频、尿急，尿时有少量稀薄的分泌物，会阴部坠胀感，阴囊潮湿感，少腹挛急，睾丸掣肘，舌质红、苔黄腻，脉弦数。

【疗效】治疗男性非淋菌性尿道炎 30 例，治愈 20 例（临床症状消失 1 周以上，尿道无分泌物，尿液澄清，沉渣镜检阴性，衣原体与支原体检查阴性），有效 7 例（临床症状好转，但实验室检查结果阴性），无效 3 例（临床症状无改善，实验室检查结果仍阳性），总有效率为 90%。

【来源】方炬明. 花草汤治疗非淋菌性尿道炎 30 例. 江西中医药，1996，(2)：131

益肾通淋汤

白花蛇舌草 30g　土茯苓 30g　苦参 20g　苍术 10g　金银花 15g
金钱草 30g　生地 15g　怀牛膝 10g　沙苑子 12g　丹参 20g　赤芍 15g
桑寄生 12g　地肤子 15g　生甘草 10g

【用法】水煎服，每天 2 次，每日 1 剂，7 天为 1 个疗程。

【功效】清热解毒，利尿通淋。

【适应证】**非淋菌性尿道炎（脾肾不足，感染邪毒型）**。症见：病久缠绵，小便淋沥不尽，时作时止，遇劳发作，分泌物清稀，伴见腰膝酸软，便溏纳呆，气短乏力，畏寒肢冷，舌淡，脉沉弱。

【临证加减】尿道刺痒严重者加蛇床子；尿道口红肿者加牡丹皮、栀子；睾丸胀痛者加荔枝核、橘核、乌药、延胡索；便干者加大黄（后下）；伴有前列腺肥大者加王不留行。

【疗效】以本方治疗非淋菌性尿道炎 20 例，治愈 14 例（经口服中药后临床症状消失，尿道拭子标本检验科检测为阴性者），有效 5 例（临床症状基本消失，偶有尿道不适感，但尿道拭子标本检验科检测为阴性者），无效 1 例（临床症状明显改善，但尿道拭子标本检测仍为阳性），总有效率为 95%。

【来源】曹贵东，王焕平，崔荣军. 益肾通淋汤治疗非淋菌性尿道炎. 中医药研究，1999，15（1）：10

通淋汤

百两金30g 鬼针草30g 白花蛇舌草30g 虎杖30g 艾叶20g 茯苓20g 猪苓20g 白茅根20g 木通10g 甘草10g 泽泻10g

【用法】水煎服，每天2次，每日1剂，7天为1个疗程。

【功效】清热利湿，解毒通淋。

【适应证】**非淋菌性尿道炎（湿毒蕴结型）**。症见：小便淋沥不止，尿道口常有清稀分泌物，自觉尿管流液不止，面色萎黄，精神困惫，舌质淡、苔白，脉细弱。

【疗效】以本方治疗非淋菌性尿道炎48例，治愈31例（临床症状消失，尿道拭子或宫颈拭子涂片及细菌培养2次，支原体衣原体均为阴性者），有效13例（症状明显减轻或消失，尿道拭子或宫颈拭子涂片及细菌培养2次或为阴性或为阳性者），无效4例（症状无明显好转，尿道拭子或宫颈拭子涂片及细菌培养2次均为阳性者），总有效率为91.7%。

【来源】潘莹.自拟通淋汤治疗非淋菌性泌尿生殖道炎48例.广西中医学院学报，2000，17（1）：37

清淋散

黄芪30g 龙胆草15g 车前子20g 土茯苓15g 黄柏15g 蒲公英30g 萆薢15g 栀子12g 木通15g 牡丹皮15g 泽泻15g 紫花地丁15g 甘草5g

【用法】水煎服，每天2次，每日1剂，14天为1个疗程。

【功效】清热解毒化湿。

【适应证】**非淋菌性尿道炎或宫颈炎（湿热下注型）**。症见：尿频、尿急、尿痛，尿道口不适，小便淋沥不畅，少腹坠胀，白带量多，情志烦郁，口苦，舌红、苔薄黄，脉弦。

【疗效】以本方治疗女性非淋菌性尿道炎（宫颈炎）103例，治愈45例

（临床症状、体征完全消失，病原体检测阴性），显效 51 例（临床症状、体征减轻，病原体检测阴性），无效 7 例（临床症状无明显改善，病原体检测阳性），总有效率为 93%。

【来源】王永梅，张进．中西医结合治疗女性非淋菌性尿道炎（宫颈炎）103 例临床观察．云南中医中药杂志，2007，28（8）：17

🪷 清热解毒汤

白花蛇舌草 30g　蒲公英 30g　鱼腥草 30g　海金沙藤 30g　土茯苓 30g　金银花 24g　败酱草 18g　黄芩 15g　黄柏 15g　黄连 9g　赤芍 9g　甘草梢 6g

【用法】水煎服，每天 2 次，每日 1 剂，14 天为 1 个疗程。

【功效】去旧生新，清热除湿，凉血散瘀，解毒利尿。

【适应证】**非淋菌性尿道炎（血瘀毒结型）**。症见：尿道口红肿痒痛，小便频数、短赤，有灼热刺痛感，伴口苦黏腻，舌质红、苔黄腻，脉滑数。

【临证加减】发热加柴胡；头痛加菊花；口苦加龙胆草；纳差加山楂；便秘加大黄（后下）；小便短赤加栀子、竹叶；尿浊加萆薢、车前草；外阴红肿加苍术、薏苡仁；阴茎肿大加丹参、半枝莲；阴囊肿胀加丝瓜络、川楝子；小便刺痛加金钱草、石韦；尿道灼热加瞿麦、滑石；白带增多加芡实、车前子；局部奇痒加苦参、白鲜皮；尿血加白茅根、小蓟；溢脓加萹蓄、马齿苋；下腹坠胀加王不留行；小腹刺痛加白芍；腰痛加牛膝、桑寄生；体虚加黄芪、当归；病程长加生地、玄参、牡丹皮；日久不愈加地龙、桃仁、皂角刺。

【疗效】以本方治疗非淋菌性尿道炎 98 例，治愈 82 例（临床症状及体征消失，实验室检查恢复正常），好转 12 例（临床症状及体征好转，实验室检查基本正常），无效 4 例（临床症状及体征减轻，实验室检查无改善），总有效率为 95.9%。

【来源】曾冲．清热解毒汤治疗非淋菌性尿道炎 98 例．中国民族民间医药杂志，1999，（36）：15

复方六草汤

金钱草 30g 车前草 30g 旱莲草 30g 益母草 30g 黄精 30g 怀山药 30g 灯心草 10g 生甘草 10g

【用法】水煎服，每天 2 次，每日 1 剂，14 天为 1 个疗程。

【功效】清热解毒，利尿通淋，健脾益肾和中。

【适应证】**非淋菌性尿道炎（脾肾不足型）**。症见：小便淋沥不尽，时作时止，遇劳即发，尿道口常有清稀分泌物，或自觉尿管流液不适，腰膝酸软，便溏纳呆，面色少华，精神困惫，畏寒肢冷，舌质淡、苔白，脉细弱。

【疗效】以本方治疗非淋菌性尿道炎 84 例，痊愈 74 例（临床症状消失，实验室检查结果阴性），有效 9 例（临床症状消失，但实验室检查结果未阴转，或临床症状未完全消失，但实验室检查结果已阴转），无效 1 例（临床症状改善不明显，实验室检查结果未阴转，或临床症状无好转者），总有效率为 98.8%。

【来源】韩应光. 六草汤中药治疗非淋菌性尿道炎临床观察. 光明中医，1996，(3)

内服外洗方

内服方：金银花 15g 野菊花 15g 蒲公英 15g 板蓝根 15g 白芷 12g 车前子 9g 木通 9g 黄芩 9g 黄柏 9g 白术 9g 生地 9g 穿心莲 9g 龙胆草 6g 生甘草 6g

外洗方：虎杖 20g 地肤子 20g 白鲜皮 20g 土茯苓 20g 野菊花 15g 白花蛇舌草 15g 蛇床子 15g 黄柏 12g 紫草 12g 蚤休 6g

【用法】水煎服，每天 2 次，每日 1 剂，14 天为 1 个疗程。
外洗方每日 1 剂，煎水，每晚睡前熏洗会阴 20 分钟。

【功效】清热解毒，除湿利尿，杀虫止痒。

【适应证】**妊娠中晚期非淋菌性泌尿生殖道炎（热毒瘀结型）**。症见：尿道刺痒不适，小便涩痛，淋沥不畅，少腹坠胀，或疼痛拒按，白带量多，多烦善怒，口苦，舌质红、苔薄黄，脉弦滑。

【疗效】以本方治疗娠中晚期非淋菌性泌尿生殖道炎 54 例，治愈 44 例（尿道及宫颈管分泌物病原体检查连续 2 次阴性，生殖道炎症消失，白带常规阴性），有效 9 例（尿道及宫颈管分泌物病原体检测 1 次转阴或未转阴，生殖道炎症明显改善，阴道分泌物减少，外阴瘙痒及尿道症状减轻，宫颈体征改善，白带常规阴性），无效 1 例（未达到有效标准者），治疗总有效率为 98.05%。

【来源】毛惠，郑维英，詹平，等．中药治疗妊娠中晚期非淋菌性泌尿生殖道炎 54 例观察．实用中药杂志，2007，23（7）：427

萆薢渗湿汤

内服主：萆薢 12g　薏苡仁 30g　黄柏 10g　赤茯苓 10g　牡丹皮 10g　泽泻 10g　滑石（布包）20g　木通 6g　金银花 10g　白花蛇舌草 15g　牛膝 10g

外洗方：金银花 30g　蒲公英 30g　土茯苓 30g　苦参 30g　黄柏 30g　紫草 30g

【用法】内服方水煎服，每天 2 次，每日 1 剂，14 天为 1 个疗程。

外洗方对尿道炎的患者采取水煎外熏坐浴；对宫颈炎的患者除采取水煎外熏坐浴外，用适量澄清药液冲洗阴道，每日 1 剂，每日 2 次，连用 7 天。

【功效】清热解毒，渗湿泻浊，疏肝理气。

【适应证】**女性非淋菌性尿道炎（肝经湿热下注型）**。症见：尿道刺痒不适，小便涩痛，淋沥不畅，少腹坠胀，或疼痛拒按，白带量多，或胸胁隐痛不适，情志抑郁，或多烦善怒，口苦。舌质红、苔薄或薄黄，脉弦。

【临证加减】脾肾亏虚，症见白带增多、腰膝酸软、遇劳加重、舌质淡、脉濡者去滑石、木通、金银花、白花蛇舌草，加白术 10g、山药 15g、熟地 15g、山茱萸 10g 健脾补肾；气血瘀阻，症见带下异常、小腹胀痛、舌暗者加柴胡 10g、赤芍 10g、延胡索 10g、香附 10g 活血祛瘀，理气行滞。

【疗效】以本方治疗女性非淋菌性尿道炎 68 例，痊愈 45 例（症状及体征完全消失，疗程结束停药 1 周后衣原体检查及支原体培养均阴性），显效 10 例（症状及体征明显好转，疗程结束停药 1 周后衣原体检查及支原体培养尚有一项未恢复正常），好转 8 例（症状及体征减轻，疗程结束停药 1 周后衣原体检查及支原体培养尚有一项或二项没有恢复正常），无效 5 例（治疗结束，停药 1 周后复查症状体征均未改善或加重，实验室检查无变化），治疗总有效率为 80.8%。

【来源】罗娟珍，潘兆兰，李龙华. 中药内服外洗治疗女性非淋菌性尿道炎 68 例. 江西中医药，2007，38（5）：46

七草汤

　　金钱草 30g　马鞭草 30g　车前草 15g　益母草 15g　夏枯草 15g 灯心草 10g　生甘草 10g

【用法】水煎服，每天 2 次，每日 1 剂。

【功效】通淋益肾解毒。

【适应证】**男性非淋球菌性尿道炎（湿热蕴结下焦型）**。症见：小便涩痛、尿不净感，少腹满痛或胸胁隐痛不适，皮肤刺痒，心烦忧郁，口苦，舌红、苔腻，脉弦。

【临证加减】伴少腹坠胀疼痛加青皮 8g、川楝子 8g；腰膝酸软加杜仲 10g、川续断 10g；纳差加鸡内金 15g、山楂 15g。

【疗效】以本方治疗男性非淋球菌性尿道炎 50 例，痊愈 37 例（症状、体征完全消失，病原体检测连续 3 次阴性），显效 10 例（症状、体征明显减轻，病原体检测连续 3 次阴性），无效 3 例（症状、体征无改善，病原体检测仍阳性或弱阳性），治疗总有效率为 94%。

【来源】赵成全. 加用自拟中药七草汤治疗男性非淋球菌性尿道炎疗效观察. 广西中医药，2005，28（4）：24

🪷 专科验方

紫花地丁 15g　茵陈 15g　车前草 15g　泽泻 15g　木通 15g　黄柏 15g　生地 15g　怀山药 12g　黄精 12g　柴胡 9g　甘草 9g

【用法】水煎服，每天 2 次，每日 1 剂。

【功效】利湿通淋，扶正固本。

【适应证】**非淋球菌性尿道炎（肝经湿热下注型）**。症见：尿频、尿急，尿时有少量分泌物，小便淋沥涩痛，舌质红、苔黄腻，脉弦数。

【疗效】以本方治疗非淋菌性尿道炎 137 例，治愈 83 例（患者完成治疗疗程后 1～2 周和 1 个月后进行复查，症状消失，尿道拭子及支原体培养转阴），显效 34 例（症状明显减轻或（和）衣原体由强阳性转为弱阳性，支、衣原体混合者有一项转阴，支衣体当中二项阳性者有一项转阴），有效 11 例（症状较前稍减轻，但化验室检查无改变），无效 9 例（症状及化验室检查均无变），治疗总有效率为 93.43%。

【来源】梁享智，李德胜. 非淋菌性尿道炎的综合治疗. 性学，1998，7（2）：39

🪷 非淋消炎汤

金钱草 30g　白花蛇舌草 15g　萆薢 15g　滑石（包煎）15g　灯心草 9g　紫花地丁 9g　连翘 15g　白芷 10g　蒲公英 15g　知母 6g　黄柏 6g　玄参 15g　甘草 9g　车前子 9g

【用法】水煎服，每天 2 次，每日 1 剂。

【功效】利湿通淋，清热解毒。

【适应证】**非淋球菌性尿道炎（气滞血瘀型）**。症见：尿道红肿，刺痒或有烧灼感，口干咽干，舌质红、苔黄，脉弦数。

【临证加减】脾虚加黄芪、人参、茯苓；阴虚内热者加熟地。

【疗效】以本方治疗非淋球菌性尿道炎 50 例，治愈 29 例（临床症状、体征消失，尿道分泌物 PCR 检测，支原体、衣原体阴性，随访 3 个月未复发），有效 13 例（临床症状、体征基本消失，尿道分泌物 PCR 法检测转阴性），无效 16 例（症状、体征无明显改善，分泌物 PCR 法检测仍为阳性），治疗总有效率 84%。

【来源】翟栋，陈本宏，刘真．非淋消炎汤治疗顽固性非淋菌性尿道炎 50 例疗效分析．中国社区医师，2005，7（125）：36

🌸 复方六草汤加味

金钱草 30g　车前草 30g　旱莲草 30g　益母草 30g　黄精 30g　山药 30g　灯心草 10g　甘草 5g　穿心莲 10g　地肤子 20g

【用法】水煎服，每天 2 次，每日 1 剂。

【功效】清热利湿，益气养阴。

【适应证】**非淋菌性尿道炎、宫颈炎（气阴不足型）**。症见：尿道红肿，刺痒或有烧灼感，小便淋沥涩痛，倦怠乏力，纳呆，舌胖、苔厚腻，脉濡数。

【疗效】以本方治疗非淋菌性尿道炎、宫颈炎 19 例，治愈 18 例（临床症状、体征消失，支原体培养阴性），无效 1 例（临床症状、体征无改善，解脲支原体培养阳性），治疗总有效率 94.7%。

【来源】张健．复方六草汤加味治疗非淋菌性尿道炎、宫颈炎 19 例．中国社区医师，2004，6（9）：49

🌸 加味八正散

木通 10g　车前子 10g　萹蓄 10g　瞿麦 10g　滑石（包煎）10g　生甘草 10g　栀子 10g　大黄 3g

【用法】水煎服，每天 2 次，每日 1 剂。

【功效】清热泻火，利湿通淋。

【适应证】**非淋菌性尿道炎（湿热下注型）**。症见：尿道红肿，尿频、尿急，尿量短少，舌质红、苔黄厚腻，脉弦数。

【临证加减】湿热下注加龙胆草10g、白茅根10g；脾肾虚者加黄芪20g、枸杞10g、白术10g。

【疗效】以本方治疗非淋菌性尿道炎68例，痊愈34例（症状消失，实验室检测3次阴性），显效21例（症状消失，实验室检测3次中有2次阴性），有效8例（症状明显好转，实验室检测中有1次阴性），无效5例（症状及实验室检测均无改变），治疗总有效率92.6%。

【来源】王知侠，土万卷．加味八正散治疗非淋菌性尿道炎68例．中国皮肤性病学杂志，1998，12（3）：191

🪷 解毒克淋汤

黄连10g　白花蛇舌草30g　马齿苋30g　土茯苓15g　苦参15g
白鲜皮15g　瞿麦15g　川草薢15g　石菖蒲15g　川牛膝15g　木通6g
甘草6g

【用法】水煎服，每天2次，每日1剂。

将上方药渣加水1000ml，煮取500ml，适温后浸泡患处，每日3次，每次10~20分钟。

【功效】解热毒，杀虫，利尿通淋，分清化浊。

【适应证】**非淋菌性尿道炎（湿毒蕴结下焦型）**。症见：尿道红肿，刺痒或有烧灼感，伴有尿频、尿急，阴部潮湿，伴口苦咽干，舌质红、苔黄腻，脉弦数。

【疗效】以本方治疗非淋菌性尿道炎21例，治愈21例（症状体征全部消失，尿道涂片、革兰染色、每高倍镜下多形核白细胞<3个），治疗总有效率100%。

【来源】龚长根．解毒克淋汤治疗非淋菌性尿道炎的临床观察．新中医，1994，2（34）：46

🪷 解毒通淋汤加减

土茯苓40g　白花蛇舌草30g　鱼腥草20g　黄柏12g　金钱草25g

降香 10g 瞿麦 15g 蒲黄（包煎）15g 川牛膝 15g 地肤子 15g 白鲜皮 15g 琥珀（冲服）3g

【用法】水煎服，每天 2 次，每日 1 剂。

【功效】清热解毒，利尿通淋，活血祛瘀，杀虫止痒。

【适应证】**非淋菌性尿道炎后综合征（湿热毒结型）**。症见：尿道红肿，尿时有少量稀薄的分泌物，呈浆液性或黏液脓性，小便淋沥涩痛，白带量多，阴部瘙痒，舌质红、苔黄厚腻，脉弦数。

【临证加减】偏于气虚者加黄芪 20g、党参 15g；偏于血虚者加当归、白芍各 15g；偏于阴虚者加麦冬、黄精各 15g；偏于阳虚者加杜仲 12g、淫羊藿 10g；偏于气郁者加柴胡 10g、白芍 15g；偏于血瘀者加川芎 10g、水蛭 3g；偏于火盛者加栀子 12g、龙胆草 10g；偏于湿盛者加薏苡仁 30g、苦参 15g。

【疗效】以本方治疗非淋菌性尿道炎 114 例，显效 73 例（临床症状完全消失，尿道口无分泌物），有效 32 例（临床症状改善，尿道口晨起时有少量浆液性分泌物），无效 9 例（临床症状、体征无改善，甚或加重），治疗总有效率 92.11%。

【来源】王志勇，卢太坤，金冠羽，等. 解毒通淋汤联合心理疏导治疗非淋菌性尿道炎后综合征疗效观察. 新中医，2014，46（12）：41

龙胆泻肝汤加味

龙胆草 10g 柴胡 12g 泽泻 15g 车前子（包煎）30g 木通 6g
生地 15g 当归 15g 栀子 12g 黄芩 12g 土茯苓 15g 白鲜皮 15g
苦参 15g 虎杖 15g 白头翁 15g 甘草 10g

【用法】水煎服，每天 2 次，每日 1 剂。

【功效】清热泻火，利水通淋。

【适应证】**非淋菌性尿道炎（肝胆湿热型）**。症见：尿道红肿，伴有尿频、尿急，尿时有少量稀薄的分泌物，呈浆液性或黏液脓性，小便淋沥涩痛，伴口苦，胸胁疼痛，舌质红、苔黄腻，脉弦数。

【疗效】以本方治疗非淋菌性尿道炎 30 例，痊愈 26 例（临床症状消失，尿道分泌物中沙眼衣原体和解脲支原体涂片均为阴性），有效 3 例（临床症状消失，尿道分泌物中沙眼衣原体和解脲支原体涂片其中一项始终为弱阳性），无效 1 例（临床症状明显缓解，但尿道分泌物中沙眼衣原体和解脲支原体涂片始终均为阳性），治疗总有效率 92.11%。

【来源】张成太. 龙胆泻肝汤加味治疗非淋菌性尿道炎 30 例疗效分析. 中国社区医师，2005，7（119）：57

🪷 热淋汤

白花蛇舌草 10g　土茯苓 5g　苦参 5g　黄柏 5g　龙胆草 5g　白术 5g　茯苓 5g

【用法】水煎服，每天 2 次，每日 1 剂。

【功效】清湿热，解毒邪，消炎症，祛淋浊，利小便，止疼痛。

【适应证】**儿童非淋菌性尿道炎（邪毒侵袭型）**。症见：尿道红肿，刺痒或有烧灼感，便时淋沥涩痛，睾丸掣肘，舌红、苔薄黄，脉浮数。

【临证加减】尿道刺痒严重者加赤芍；尿道口红肿者加生地、栀子；便秘者加大黄（后下）。

【疗效】以本方治疗儿童非淋菌性尿道炎 20 例，治愈 12 例（尿痛，尿道痛、痒及分泌物消失，疗程结束停药 1 周后尿道分泌物检查衣原体或解脲支原体及人型支原体均为阴性），显效 4 例（尿痛，尿道痛、痒明显好转，尿道分泌物减少，疗程结束停药 1 周后尿道分泌物检查衣原体或解脲支原体及人型支原体尚有 1 项未恢复正常），好转 3 例（尿痛，尿道痛、痒减轻，尿道分泌物减少，疗程结束停药 1 周后尿道分泌物检查衣原体或解脲支原体及人型支原体尚有 1~2 项未恢复正常），无效 1 例（经治疗疗程结束，停药 1 周后复查症状体征均无改善或加重，实验室检查无变化），治疗总有效率 95%。

【来源】李奉君. 中西医结合治疗儿童非淋菌性尿道炎 20 例临床观察. 中医药导报，2007，13（8）：53

萆薢渗湿汤

　　萆薢 12g　黄柏 12g　土茯苓 12g　牡丹皮 12g　泽泻 12g　金银花 12g　栀子 12g　薏苡仁 30g　大青叶 30g　紫花地丁 30g　蒲公英 30g　木通 6g　甘草 6g

【用法】水煎服，每天 2 次，每日 1 剂。

【功效】清热解毒化湿。

【适应证】**非淋菌性尿道炎、宫颈炎（湿热下注型）**。症见：尿道红肿，刺痒或有烧灼感，伴有尿频、尿急，尿时有少量稀薄的分泌物，呈黏液脓性，小便淋沥涩痛，白带量多，色黄味臭，舌质红、苔黄，脉弦数。

【疗效】以本方治疗非淋菌性尿道炎（宫颈炎）50 例，痊愈 20 例（临床症状、体征完全消失，病原体检测阴性），显效 25 例（临床症状减轻，病原体检测阴性），无效 5 例（临床症状无明显改善，病原体检测阳性），治疗总有效率 90%。

【来源】黄宇红. 中西医结合治疗非淋菌性尿道炎（宫颈炎）临床观察. 现代医药卫生，2006，22（22）：3486

非淋通治方

　　金钱草 30g　土茯苓 50g　车前草 30g　瞿麦 20g　黄柏 20g　泽泻 15g　北黄芪 30g　旱莲草 30g　益母草 30g　怀山药 30g　熟地 20g　甘草 10g

【用法】水煎服，每天 2 次，每日 1 剂，14 天为 1 个疗程。

【功效】滋肾养阴，扶正祛邪，利湿通淋，清热解毒。

【适应证】**非淋菌性尿道炎（肾阴不足型）**。症见：尿频、尿急，尿时有少量稀薄的分泌物，呈浆液性，小便淋沥涩痛，症状时重时轻、时隐时现，舌质红、苔黄腻，脉弦数。

【疗效】以本方治疗非淋菌性尿道炎 46 例，1 个疗程治愈 44 例（临床症状消失，尿道分泌物涂片在 10 倍显微镜下每视野多形核白细胞≤4 个），2 例病程较长者 1 周后进行第 2 个疗程治愈，治愈率 100%。随访 1 年，其中 5 例复发，予上述方法复治后仍然有效。

【来源】张志叶．中西医结合治疗非淋菌性尿道炎 46 例．医学理论与实践，1999，12（2）：55

🪷 解毒六草汤

黄柏 15g　白头翁 30g　金钱草 30g　车前草 30g　益母草 30g　旱莲草 30g　灯心草 5g　甘草 6g

【用法】水煎服，每天 2 次，每日 1 剂，14 天为 1 个疗程。

【功效】清热解毒，活血利尿，淡渗利湿。

【适应证】**非淋菌性尿道炎（热毒蕴结型）**。症见：尿道红肿，刺痒或有烧灼感，伴有尿频、尿急，尿时有少量稀薄的分泌物，呈浆液性或黏液脓性，小便淋沥涩痛，舌质红、苔黄厚腻，脉弦数。

【疗效】以本方治疗非淋菌性尿道炎 45 例，治愈 17 例（疗程结束时症状、体征完全消失，病原体检测阴性），显效 15 例（疗程结束时病原体阴转，但症状、体征有一项未恢复正常），好转 9 例（疗程结束时病情好转，但病原体仍未阴转），无效 4 例（疗程结束后病情无改善或加重，病原体检测阳性），治疗总有效率 91%。

【来源】黄琼远，王瑗萍．中西医结合治疗非淋菌性尿道炎疗效观察．现代中西医结合杂志，2009，18（13）：1484

🪷 无比山药丸

巴戟天 12g　杜仲 12g　五味子 12g　菟丝子 12g　怀牛膝 12g　熟地黄 15g　怀山药 20g　茯苓 20g　泽泻 20g　生黄芪 20g　车前子 10g　琥珀 15g

【用法】水煎服，每天 2 次，每日 1 剂，14 天为 1 个疗程。

【功效】清热解毒，利尿通淋，活血止痛。

【适应证】**非淋球菌性尿道炎（脾肾亏虚型）**。症见：小便淋沥或涩痛或尿道刺痒如虫爬感，尿道口有稀薄分泌物或晨起糊口现象，上述症状时重时轻、时隐时现，或有阵发性会阴部坠胀感、阴囊潮湿感、少腹挛急、睾丸掣肘，大多舌淡、苔薄白、脉弦细。临床实验室检查尿沉渣镜检有白细胞。

【疗效】以本方治疗 53 脾肾亏虚型非淋球菌性尿道炎 53 例，痊愈 15 例（全部症状消除无尿道口分泌物尿沉渣镜检无白细胞），显效 33 例（症状基本消除，无尿道口分泌物，尿沉渣镜检有 1~2 个白细胞），无效 5 例（症状改善不明显，仍时有尿道口分泌物，尿沉渣镜检有 3~5 个白细胞），治疗总有效率 90.57%。

【来源】张朝勃. 中药治疗脾肾亏虚型非淋球菌性尿道炎 53 例疗效观察. 基层医学论坛，2014，（18）：111

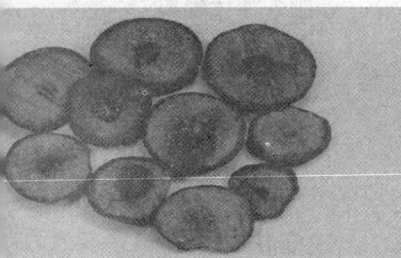

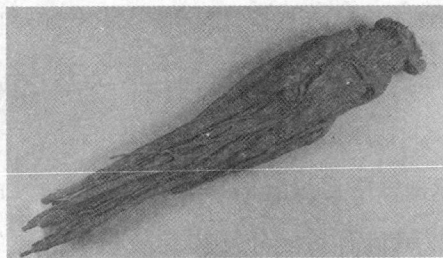

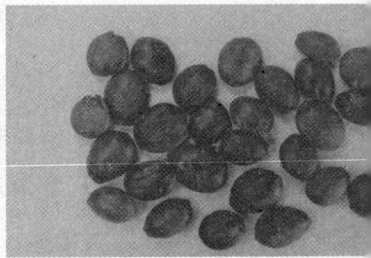

第七章
尖锐湿疣

　　尖锐湿疣（又称生殖器疣、性病疣）是由人乳头瘤病毒（HPV）感染所致的以肛门、会阴、生殖器部位表皮瘤样增生性损害为主要表现的性传播疾病。本病大多发生于 18~50 岁的性活跃人群，主要通过性接触传染，也可通过接触污秽的内裤、浴巾、浴盆等方式间接传染和母婴传播。潜伏期 1~8 个月，平均为 3 个月。好发部位为皮肤与黏膜的交界处，男性多发生于冠状沟、龟头、包皮、阴茎体、尿道口或肛门附近；女性则多发生于大小阴唇、前庭、阴蒂、阴道、宫颈、会阴部或肛门附近；损害也偶见于潮湿多汗的腋部、脐窝、口腔或趾间。本病特点传染性强，易复发，具有一定的癌变性。

　　尖锐湿疣属于中医学"瘙瘊"、"疣目"、"枯筋箭"的范畴，多由外感淫毒外侵，肝经郁热，气血不和，湿热毒邪搏结而成；病位在肝、脾、肾三脏。本病总由性交不洁，湿热下注，热毒蕴结皮肤黏膜而成，辨证常见湿热蕴结、湿毒下注、脾虚毒蕴证型，治疗上多以利湿化浊、清热解毒、健脾除湿、理气活血为主，复发期多正虚邪恋，治疗上则多益气养血、清热解毒、活血化瘀，外治多以熏洗和外在点涂为主。

蓝柏消疣汤

板蓝根 30g 黄柏 10g 龙胆草 10g 败酱草 30g 马齿苋 30g 香附 15g 木贼 10g 生牡蛎（先煎）30g 生薏苡仁 30g 莪术 6g 红花 10g 土贝母 10g

【用法】每日1剂，水煎3次取汁，早、晚2次温服。

第3煎汤药外敷患处，每天2次，20分钟1次，30天为1个疗程。

同时给予薄芝糖肽注射液 2ml 肌内注射，每天1次，14天为1个疗程，两个疗程间隔1周左右，若1个疗程结束后疣体未见消失，可用微波凝固。治疗期间保持局部干燥、卫生，经期暂停用药。

【功效】清热解毒利湿，软坚散结，理气活血。

【适应证】**尖锐湿疣（气血失和，感受秽浊，湿热蕴毒型）**。症见：疣体小者如米粒、黄豆大，大者如菜花状、乳头状、鸡冠状，表面灰白湿润或粉红，口干口苦，瘙痒不适。5% 醋酸白试验阳性，部份不能确诊的病例经活检病理证实为尖锐湿疣。

【疗效】以本方治疗尖锐湿疣 50 例，结果痊愈 45 例（疣体完全消退，治疗后3个月内未复发），复发5例（为治疗后3个月内，在原有皮损部位或其他部位出现新的疣体），有效率 90%。该治疗组有2例出现局部红斑，停药后自愈，未做处理。

【来源】刘春霞．综合疗法治疗尖锐湿疣 50 例疗效观察．吉林医学，2010，31（23）：3876－3877

皂甲汤

皂角刺 15g 甲珠 12g

【用法】水煎服，每天2次，每日1剂，21天为1个疗程。

【功效】除湿解毒，散结破瘀。

【适应证】**尖锐湿疣（湿热蕴毒下注型）**。症见：疣体黯红或黯紫色，表面坚硬，舌质偏暗，脉沉涩。活检 HPV - PVR 阳性改变，有生殖器乳头瘤临床表现。

【临证加减】若湿热下注者，加苍术 12g、地骨皮 15g、黄芩 12g、白鲜皮 15g、土茯苓 15g、金钱草 15g、白花蛇舌草 15g；复感秽浊毒邪者，加夏枯草 6g、知母 12g、板蓝根 45g、金银花 25g、鱼腥草 15g、败酱草 15g。

【疗效】以本方治疗尖锐湿疣 200 例，结果治愈 150 例（临床症状消失，肉眼疣消失，检查正常，停药 1 年后无复发者），好转 30 例（症状和体征有明显减轻，临床症状改善，肉眼疣缩小），未愈 20 例（临床症状和体征均无变化），总有效率 90%。150 例患者治愈后经追踪随访 3～6 个月均无复发。

【来源】员熙章. 自拟皂甲汤治疗尖锐湿疣 200 例. 内蒙古中医药，2001，4 (5)：6

🪷 二妙散加味

苍术 15g　黄柏 15g　龙胆草 15g　泽泻 15g　车前子 15g　栀子 10g　柴胡 10g　鸦胆子 25g　板蓝根 25g　生甘草 6g

【用法】水煎服，取汁 300～500ml，每日 1 剂，分早、晚 2 次温服，连续用药 1 个月。

同时结合外用药，红霉素软膏涂搽正常皮肤，疣必治涂搽疣体，每天 1 次，若疣体数量多且面积大，可每天 2～3 次，连续用药 1 个月。

【功效】清热利湿解毒。

【适应证】尖锐湿疣（湿热下注型）。症见：皮疹数量多，疣体较大，表面湿润，可见糜烂渗液，伴有咽干口苦，唇红口渴，烦躁易怒，小便黄赤，大便干结，舌质红、苔黄腻，脉弦滑。

【临证加减】若脓性分泌物较多者，加紫花地丁 20g、蒲公英 20g、金银花 25g。

【疗效】以本方治疗尖锐湿疣 47 例，结果治愈 24 例（肉眼观察无增生性病变，皮肤黏膜恢复正常，醋酸白试验阴性，疣体完全消失，6 个月内无复发），显效 12 例（肉眼观察皮肤黏膜基本恢复正常，醋酸白试验阴性，疣体消退 80% 以上，3 个月内无复发），有效 9 例（皮肤黏膜明显恢复，疣体消退 50% ~79%，3 个月内无复发），无效 2 例（临床症状、体征与治疗前无变化），总有效率 95.74%。

【来源】舒国斌，王松挺，斯子翔，等．二妙散加味联合西药治疗湿热下注型尖锐湿疣患者临床疗效及不良反应观察．中国性科学，2015，24（3）：47 - 50

扶正清疣汤

黄芪 30g　白术 15g　薏苡仁 30g　赤芍 15g　虎杖 30g　马齿苋 30g　白花蛇舌草 20g　半枝莲 15g　紫草 12g　三棱 10g。

外洗方：五倍子 8g　石榴皮 15g　白及 10g　木贼 10g　莪术 6g　土茯苓 15g　枯矾 3g　雄黄 2g　蛇床子 10g　乳香 10g　没药 10g　硼砂 6g　黄芩 8g　黄连 6g　黄柏 6g

【用法】CO_2 激光祛除显性疣体后，以上中药每日 1 剂，水煎服，分 2 次温服，连续服用 4 周。

同时结合外洗方浸洗患处，每日 1 次，连用 4 周。

【功效】扶正驱邪，祛湿解毒，调和气血。

【适应证】**尖锐湿疣（气虚蕴毒型）**。症见：外阴肛门皮肤尖锐湿疣反复发作，声低食少，大便溏烂，女性白带清稀，舌质淡胖、苔白，脉细弱。

【疗效】以本方治疗尖锐湿疣 55 例，结果治愈 49 例（连续随访 3 个月未出现复发情况），治愈率 89.09%；复发 6 例（治疗后 3 ~5 周，在原发病灶及其 2cm 范围内有新疣体出现，复发患者再予 CO_2 激光治疗），复发率 10.91%。

【来源】陈纯洲，舒新华，姚岚，等．扶正清疣汤内服外洗联合二氧化碳激光治疗尖锐湿疣疗效观察．现代中医药，2015，35（4）：35 - 40

解毒消疣汤

土茯苓 60g　白花蛇舌草 60g　百部 60g　苦参 60g　黄柏 60g　生

薏苡仁 30g　蚤休 30g　蛇床子 30g　白鲜皮 30g　夏枯草 30g　赤芍 10g　牡丹皮 10g　冰片 10g（冲）

【用法】上药纱布包好加水 3000ml，煎至 2000ml，取出药包，先熏后坐浴，持续 30 分钟，每日 2 次；第二天原药液加温 15 分钟再使用，1 剂药可煎 2 次洗 4 次，10 剂为 1 个疗程。若疣体位于阴道内，用第一煎之药汁 200ml 煎至 80ml，纱布浸汁擦洗，带线棉球浸药汁放入阴道内，6 小时取出，2 周为 1 个疗程。每次洗完局部外敷双料喉风散。

【功效】解毒祛湿，杀菌消疣。

【适应证】**尖锐湿疣（湿毒瘀阻型）**。症见：疣体呈大小乳头样突起，部分融合成片，互相重叠，质柔软，暗红色或黑灰色，表面湿润，自觉瘙痒灼痛，带下量多、腥秽。醋酸白试验阳性，数秒钟后见许多呈丛状直立的白色毛刺状突起。

【疗效】以本方治疗尖锐湿疣 50 例，结果痊愈 33 例（肉眼观察病灶全部消失，无自觉症状），显效 9 例（病灶减少 60%，无明显自觉症状），有效 5 例（病灶减少 20%～60%，自觉症状好转），无效 3 例（病灶减少 <20%，3 个月后复发），总有效率 94%，无效 6%。50 例患者，仅 6 例自觉尿道口及肛周疼痛，在停药后 1 周后消失，不影响治疗效果。

【来源】赵淑英，卢甫 . 解毒消疣汤治疗尖锐湿疣 50 例疗效分析 . 天津中医，1998，15（3）：118

🪷 克疣洗剂

苦参 60g　白鲜皮 60g　蛇床子 30g　黄柏 30g　枯矾 30g　栀子 20g　苍术 20g　马齿苋 20g　木贼草 20g

【用法】每日 1 剂，水煎后将药液倒入盆中，趁热熏蒸患处，待水温适度再熏洗患处，每次 30 分钟，每天 2 次，10 天为 1 个疗程。

同时注射取聚肌胞针剂，每次 2mg，隔日 1 次，10 天为 1 个疗程；另取 2 支聚肌胞，中药熏洗完毕后，棉签沾取均匀涂擦患处。

【功效】清热解毒，利湿止痒及抗病毒。

【适应证】**尖锐湿疣（湿热下注型）**。症见：初发小而柔软、色淡红、暗红或污灰的乳头状物隆起，继而逐渐增大增多，融合重叠且密集，表面凹凸不平，呈菜花样、乳头样、蕈样，乳头顶端触之易出血，脓性分泌物堆集恶臭。

【疗效】以本方治疗尖锐湿疣65例，结果治愈56例（患处乳头状突起物萎缩，表面结痂，痂皮逐渐脱落，皮肤黏膜光滑，恢复正常，半年随访无复发），有效6例（患处大部分乳头状突起物萎缩结痂，脱落愈合，无新增乳头状物），无效3例（患处乳头状物无任何改变，并有新增病物出现），总有效率95.5%。

【来源】贺承华.克疣洗剂治疗尖锐湿疣65例.四川中医，2001，19（8）：61

平疣散

狼毒60g　雄黄（水飞）30g　虎刺100g　马钱子（炒黄）15g
轻粉15g　蛇床子90g　土槿皮90g　老菱壳90g　白信10g

【用法】诸药共研细末，过200目筛，紫外线杀菌，有色瓶贮藏备用。新洁尔灭冲洗患处，平疣散粉末甘油调成糊状，均匀敷于患处，5天换药1次，3次为1个疗程。合并淋病感染者结合抗生素常规治疗。

【功效】解毒散结，腐赘平疣。

【适应证】**尖锐湿疣（时邪热毒，壅结肌肤型）**。症见：丘疹呈粟粒状，黯红或污灰色，或丝状丛簇样损害，或菜花样隆起，或蕈状团块样，质地柔软，外观潮湿，触之易出血，渗液混浊、臭秽。

【疗效】以本方治疗尖锐湿疣30例，结果治愈27例（皮损消退，无新出皮疹出现，无复发），占90.00%，好转2例（皮疹较前变平，消退30%以上，或有个别新疹出现），无效1例（皮疹无变化或消退不足30%），总有效率达96.67%。

【来源】董黎明.平疣散治疗尖锐湿疣30例.浙江中医杂志，2000，（9）：389

疏肝益气解毒方

柴胡10g　当归10g　白芍10g　生黄芪20g　党参15g　白术10g

生薏苡仁30g　板蓝根30g　白花蛇舌草30g　紫草15g　黄柏10g

【用法】电灼法祛除疣体，内服汤药，每日1剂，水煎分成2次温服。

【功效】疏肝解郁，祛湿解毒。

【适应证】**尖锐湿疣（肝气郁滞型）**。症见：疣体呈菜花状，表面灰白湿润或粉红，伴瘙痒不适，胁肋胀疼，口苦咽干涩，会阴部刺疼，舌苔薄白。

【临证加减】若湿热者，加黄连、茵陈、苍术；肝热者，加栀子、牡丹皮；肝肾阴虚者，加女贞子、墨旱莲、沙参、玄参；冲任不调者，加香附、益母草；大便干者，加大黄、枳壳、全瓜蒌。

【疗效】以本方治疗尖锐湿疣34例，结果治愈32例（术后3个月原有皮损全部消失，无新皮损出现），复发2例（原有疣体脱落后，3个月内皮损原位或邻近部位又有新皮损出现）。

【来源】方玉甫．疏肝益气解毒方预防尖锐湿疣复发疗效观察．中国中医基础医学杂志，2010，16（8）：733

消疣糊剂

金钱草150g　木贼100g　三棱60g　败酱草80g

【用法】加水1500ml，煎至250ml，过滤，将药渣再加水1500ml，煎至200ml，过滤，两次药液混合后浓缩至200ml，加入煮熟糯米粉末20g、碱30g、石炭酸1ml、95%乙醇200ml，浸7日成糊状，每日2～3次涂擦患处，7日为1个疗程。

【功效】通淋破血，祛瘀止痛，解毒消肿。

【适应证】**尖锐湿疣（热毒凝结型）**。症见：疣体颜色紫晦，皮损互相融合，面色晦暗少华，口干咽干，大便干结，尿黄，舌红、苔黄，脉滑数。

【疗效】以本方治疗尖锐湿疣47例，结果痊愈35例（症状消失，皮损完全恢复正常，随访半年以上无复发），好转 11 例（症状缓解，皮损恢复不完全或愈合复发），无效 1 例（症状、皮损较治疗前无明显变化或加重）。

【来源】黄国泉．消疣糊剂外涂治疗尖锐湿疣．新中医，1994，(5)：42

消疣汤

　　黄芪 30g　龙胆草 30g　紫花地丁 30g　蒲公英 30g　土茯苓 30g 薏苡仁 30g　牡蛎（先煎）30g　珍珠母 30g　黄柏 15g　紫草 15g　赤芍 10g　莪术 10g　木贼 6g　甘草 6g

【用法】CO_2 激光祛除疣体，每周局部注射干扰素 2 次，1 个月为 1 个疗程。

同时内服汤药，每日 1 剂，前 2 次共煎 500ml，混匀早、晚各服 250ml；第 3 次煎 250ml，纱布垫湿敷创面，外涂湿润烧伤膏。

治疗期间发现有新的疣体长出立即局部注射干扰素及局麻下激光祛除疣体。

【功效】清热解毒，燥湿除疣，活血散结。

【适应证】**尖锐湿疣（湿热下注型）**。症见：瘙痒、疼痛等不适感，疣体颜色灰暗，有腥臭味，皮损互相融合，女子伴白带清稀，肢体困重，饮食纳减，舌红、苔黄，脉弦数。

【疗效】以本方治疗尖锐湿疣 100 例，结果痊愈 29 例（治疗 1～3 个疗程后无新生疣体，随访半年未复发），显效 41 例（治疗 1～3 个疗程在后观察期间仍有小疣体生长，继续治疗后无新生疣体，随访半年未复发），有效 26 例（治疗期间仍有新疣体长出，但生长缓慢），无效 3 例（治疗期间仍有新的疣体组织生长，且生长较快），总有效率 97%。

【来源】汪玉梅．消疣汤联合局部注射干扰素治疗尖锐湿疣 100 例．陕西中医，2012，33（10）：1352－1353

鸦蜂酊外涂剂

　　鸦胆子仁 15g　蜂胶 20g

【用法】药物研末，置于玻璃容器中，加入75%乙醇300ml密闭，每日震荡3次，2周后过滤，去除部分乙醇，加入防腐剂，分装5ml瓶中备用。洗净患处，擦干，金霉素眼膏外搽周边正常皮肤，药液涂于皮损之上，每日上、下午各涂药1次，4天为1个疗程。期间禁用其他尖锐湿疣药物，女性经期停用。

【功效】抗炎，镇痛及抗病毒。

【适应证】**尖锐湿疣**。症见：皮损呈菜花状及乳头状，大小在米粒至蚕豆不等。

【疗效】以本方治疗尖锐湿疣107例，结果痊愈104例（疣体全部脱落未见复发），显效3例（见小型新疣体），3次用药后治愈率97.2%，总有效率100%。

【来源】徐学武，漆永平，熊军，等.鸦蜂酊治疗尖锐湿疣107例.中医外治杂志，1999，8（4）：15

益气解毒方

黄芪30g　党参10g　白术20g　茯苓20g　薏苡仁30g　车前子10g　蒲公英10g　花椒6g　苦参12g　蛇床子10g　黄柏12g　白花蛇舌草15g　牡丹皮10g　丹参10g　当归20g　皂角刺10g

【用法】水煎服，每天2次，每日1剂。

超高频电波（Leep）刀手术微波消除疣体，同时服用中药颗粒制剂，每日1剂，温开水300ml冲化，分早、晚2次服，连服15天。

【功效】补脾益气，清热解毒，活血化瘀。

【适应证】**尖锐湿疣（脾胃虚弱，毒结气血型）**。症见：赘生物呈粉红色、灰白色或灰褐色，少数见乳头瘤样增殖的巨大型疣体，自觉有痒感。醋酸白试验阳性，病理及HPV-脱氧核糖核酸（DNA）检测见凹空细胞。

【疗效】以本方治疗尖锐湿疣126例，结果治愈123例（治疗后3个月未见新皮损），复发3例（治疗后3个月有新发皮损出现），复发率2.4%。

【来源】刘霄霞.益气解毒方联合超高频电波手术治疗尖锐湿疣126例复发情况观察.河北中医，2010，34（10）：1507 - 1508

薏苡仁甘草汤

薏苡仁30g　甘草6g　丹参12g　马齿苋30g　菝葜30g　八月札10g　女贞子12g　旱莲草12g　紫草18g

【用法】微波除疣。

药物水煎服，每天2次，每日1剂。

【功效】培本扶正，活血解毒。

【适应证】**尖锐湿疣（气滞血瘀型）**。症见：多个粉红色、灰白色或灰褐色丘疹或乳头状、鸡冠状或菜花状高起的赘生物，自觉有痒感、异物感或疼痛，触之易出血，女性白带增多、臭秽难闻。

【疗效】以本方治疗尖锐湿疣34例，结果痊愈27例（3个月内未出现同类皮疹），治愈率79.4%；复发7例（3个月内再次出现皮疹）。

【来源】眭道顺，何敏.薏苡仁甘草汤防治尖锐湿疣复发68例临床观察.广州中医药大学学报，2003，20（4）：276 - 279

茵陈祛疣汤

茵陈30g　苍术15g　黄柏15g　牛膝15g　茯苓30g　薏苡仁30g　板蓝根30g　木贼20g　香附15g　红花15g　甘草10g

【用法】头煎加水约500ml，先泡20分钟，武火煮沸后，改小火再煮沸30分钟，取液约200ml；二煎，加水约400ml，武火煮沸后，改小火再煮沸30分钟，取液约200ml；两煎药汁混合后，分成2份，每日1剂，水煎2次。第1次口服，第2次温洗患部皮肤15～20分钟，20天为1个疗程。

【功效】清解湿热，解毒。

【适应证】**尖锐湿疣（肝胆湿热下注型）**。症见：疣体红色或灰色，表面潮湿，易于糜烂、渗液，尿赤便结，口苦咽干，舌红、苔黄腻，脉滑数。

【临证加减】若神疲乏力者，加太子参 20g；腰酸腿软、心烦失眠者，加熟地 25g、山茱萸 15g。

【疗效】以本方治疗尖锐湿疣 35 例，结果治愈 13 例（治疗 1 个疗程疣体消失，半年之内不复发），好转 16 例（治疗 1 个疗程疣体消退 2/3 或暂时消退，半年之内又复发），无效 6 例（治疗前后疣体无变化），总有效率 82.9%。

【来源】杨玉峰，杨瑛．茵陈祛疣汤治疗尖锐湿疣 35 例．吉林中医药，2000，(4)：31

🪷 疣断根制剂

板蓝根 15g　大青叶 15g　虎杖 15g　黄芩 15g　黄柏 15g　五倍子 15g　蛇床子 15g　地肤子 15g　百部 15g　苦参 30g

【用法】以上药物倒入 75% 乙醇 1000ml 容器中，浸泡 2 周后使用，每天外搽患处 3～5 次。孕妇及哺乳期妇女慎用。

【功效】清热利湿，燥湿止痒。

【适应证】**尖锐湿疣（湿热下注型）**。症见：生殖器或肛门部出现一个或多个疣状丘疹或增生，大小不等，或呈菜花状，或呈鸡冠状，表面灰白湿润或粉红湿润，易于糜烂，渗液污浊，女性白带增多色黄，舌红、苔黄腻，脉濡数。

【疗效】以本方治疗尖锐湿疣 30 例，结果治愈 24 例，显效 5 例，无效 1 例，治愈率 80.0%，有效率 96.7%，疗程 4～49 天，平均 15.4 天。

【来源】姜山，黄媛媛，谢伟民．疣断根治疗尖锐湿疣 30 例临床观察．中国肛肠病杂志，2006，26（9）：45

🪷 参芪扶正汤

黄芪 20g　党参 15g　白术 15g　茯苓 15g　板蓝根 15g　虎杖 15g

薏苡仁 10g　甘草 5g

【用法】每日 1 剂，水煎 2 次，每天 2 次温服，10 天为 1 个疗程。

同时外用疣净液（鸦胆子 30g 捣碎，与 75% 乙醇混合浸泡 1 周）外敷，每日 2~3 次，用药 1~2 周。

【功效】益气补中，解毒散结。

【适应证】**尖锐湿疣（气虚型）**。症见：出现多个粉红色、灰白色或灰褐色丘疹或乳头状、鸡冠状或菜花状高起的赘生物，自觉痒感、异物感、压迫感或疼痛，白带清稀，舌质淡胖、苔白，脉细弱。

【疗效】以本方治疗尖锐湿疣 60 例，结果治愈 48 例（组织病理学检查正常，皮损消失，半年内未复发），显效 5 例（皮损消失，但 3 个月后又出现新的皮损），有效 4 例（皮损消失，1 个月后又出现新的皮损），无效 3 例（治疗前后无明显变化），总有效率 95%。

【来源】黄新平，聂俊军. 疣净液与参芪扶正汤联合应用治疗尖锐湿疣 60 例. 江西中医药，2009，(10)：54

张东岳经验方平疣散

硼砂 60g　苍术 60g　黄柏 60g　大黄 60g　红花 15g　冰片 9g　鸦胆子 30g　青黛（包煎）9g　板蓝根 30g　大青叶 30g　香附 15g　木贼 15g

【用法】上方煎汤，并加入冰片、硼砂、大黄，不去药渣，冷却后洗涤患处，1 天 3~5 次，多洗不限，每次 20~30 分钟，1 天 1 剂。

【功效】清热解毒，辟秽除湿。

【适应证】**尖锐湿疣（邪毒结聚型）**。症见：男女生殖器或肛周出现小乳头状隆起，颜色灰暗，皮损互相融合，面色晦暗少华，口干咽干，大便干结，尿黄，舌红、苔黄或黄腻，脉滑数。

【疗效】以本方治疗尖锐湿疣 2 例，复诊未见复发。

【来源】张玉镇. 张东岳教授中药外洗法治疗尖锐湿疣经验. 中医外治杂志，2009，18（1）：59-60

治疣洗方

山豆根30g 板蓝根30g 露蜂房10g 红花20g 紫草30g 生薏苡仁30g 马齿苋30g 木贼草30g

【用法】以上药物每日1剂，水煎分2次坐浴外洗，7天为1个疗程。同时5-氟尿嘧啶溶液直接涂擦疣体，每日3~4次，7天为1个疗程。

【功效】清热解毒，化湿除瘀，软坚散结。

【适应证】尖锐湿疣（肝胆湿热下注型）。症见：病损肉眼观察见小疣状、扁平斑块状、乳头状或结节菜花状、混合型，量多密集，表面潮湿，渗液，尿赤便结，口苦咽干，舌红、苔黄腻，脉滑数。

【疗效】以本方治疗尖锐湿疣25例，结果痊愈22例（连用1周皮疹全部脱落），有效3例（连用1周皮疹大部分脱落），其中2例3天就脱落，总有效率100%。

【来源】马影军. 中西药外用治疗尖锐湿疣. 河南中医，1997，17（6）：364

坐浴经验方

白芷30g 菊花30g 川芎30g 黄芩30g 黄柏30g 苦参30g 蒲公英60g 金银花60g 蛇床子20g

【用法】晨起坐浴3%的硼酸液10~20分钟，保持外阴干燥，外涂30%甲醛液，每日2~3次；同时中药水煎后熏洗坐浴，每晚1剂。

【功效】清热解毒，燥湿杀虫，祛腐生新。

【适应证】尖锐湿疣（湿热下注型）。症见：生殖器或肛门部出现一个或多个疣状丘疹或增生，大小不等，或呈菜花状，或呈鸡冠状，表面灰白湿润或粉红湿润，糜烂渗液，舌红、苔黄腻，脉濡数。

【疗效】以本方治疗尖锐湿疣34例，一般5天痊愈。

【来源】尹应华，尹淳. 中西药治疗尖锐湿疣34例. 辽宁中医杂志，1993，（4）：34

外洗内服经验方

内服方：黄芪 30g　白花蛇舌草 30g　香附 30g　白术 20g　土茯苓 20g　板蓝根 20g　生地黄 15g　枸杞 15g　大青叶 15g　三棱 10g　桃仁 10g　黄柏 10g。

熏洗方：苦参　黄柏　板蓝根　木贼草各 20g　白花蛇舌草　蛇床子　香附各 30g　桃仁　明矾各 15g　红花 10g　川椒 5g

【用法】20% 硝酸银合剂涂疣体，继之红霉素软膏涂抹，每隔 2 天治疗 1 次，一般治疗 1～3 次。

结合外用熏洗方加水 3000ml，煎 30 分钟后去渣，先熏洗外阴 10 分钟，坐浴 20 分钟。每日 1 次，7 天为 1 个疗程。

中药内服方每日 1 剂，水煎服，分 2 次温服，7 天为 1 个疗程。

【功效】祛湿清热解毒，化瘀散结。

【适应证】**尖锐湿疣（气滞血瘀型）**。症见：散在分布的淡红色疣状丘疹，表面凹凸不平，湿润柔软，呈乳头瘤样、菜花状、鸡冠状及蕈样的赘生物，有的融合成大的团块，或有分泌物伴恶臭；自觉病变局部瘙痒、疼痛，分泌物增多或呈脓性，触之易出血。醋酸白试验阳性。

【疗效】以本方治疗尖锐湿疣 38 例，结果痊愈 36 例（疣体全部消退，且半年以上无复发，醋酸白试验阴性），有效 2 例（皮疹消退 70% 以上），痊愈率为 95%。

【来源】舒珊，舒畅. 中西医结合治疗尖锐湿疣 38 例. 湖北中医杂志，2001，23（6）：22

熏洗经验方 1

板蓝根 30g　白花蛇舌草 15g　木贼 15g　蛇床子 20g　苦参 15g　山豆根 20g　地肤子 20g　马齿苋 30g　香附 30g　黄柏 10g　丹参 10g

【用法】用尤脱欣（0.5% 鬼臼毒素酊）外搽，每天 2 次，连用 3 天，停药 4 天为 1 个疗程，用 2 个疗程。

加以中药煎水煮 30 分钟后趁热熏蒸患处 10～15 分钟，药液微温后坐浴 20 分钟，每天 1 次，连用 14 天为 1 个疗程。

【功效】清热解毒，软坚散结及抗病毒。

【适应证】**尖锐湿疣（气血凝滞，湿热蕴结型）**。症见：皮疹形态为柔软的淡红色疣状丘疹，表面凹凸不平，湿润柔软，呈乳头瘤样、菜花状、鸡冠状及蕈样的赘生物，根部往往有蒂，有的可融合成大的团块，位于温度低特别是干燥部位的疣较小，呈扁平状。醋酸白试验两组病例均为阳性。

【疗效】以本方治疗尖锐湿疣 48 例，结果痊愈 42 例（疣体全部消退，且半年以上无复发，醋酸白试验阴性），显效 5 例（皮疹消退 70% 以上），有效 1 例（皮疹消退 30%～70%）。

【来源】陈斌芳．中西医结合治疗尖锐湿疣 48 例小结．湖南中医杂志，2000，16（2）：27

熏洗经验方 2

白芷 30g　菊花 30g　川芎 30g　黄芩 30g　黄柏 30g　苦参 30g　蛇床子 30g　蒲公英 40g　金银花 40g　乌梅 10g　五倍子 10g

【用法】微波祛除增生瘤体，每晚用中药熏洗，以上中药加水 1000ml 煎煮，先以药雾熏蒸，待药水温热适中后外洗坐浴，浴后自然干燥。

治疗后第 1 周每天肌内注射一次干扰素 γ100 万单位，第 2～3 周隔日 1 次肌内注射。

【功效】清热解毒，燥湿散瘀。

【适应证】**尖锐湿疣（湿热秽毒，瘀阻胞络型）**。症见：多部位发病，外观呈菜花状刺突状。

【疗效】以本方治疗尖锐湿疣 85 例，治疗后 1～2 天自行脱落，表浅皮肤黏膜创面 4 天痊愈，皮肤光滑没有任何疤痕。术后随访 8 个月，仅 1 例较严重者治疗后又有新生疣出现，一次性治愈率 98.82%。

【来源】赵德荣. 中西医结合治疗尖锐湿疣 85 例. 陕西中医, 2004, 25 (9)：813 - 814

🪷 熏洗经验方 3

白花蛇舌草 30g　硇砂 10g　露蜂房 30g　黄柏 20g　苍术 20g　苦参 30g　百部 30g　蛇床子 30g　大青叶 20g　板蓝根 20g　马齿苋 30g　赤芍 30g　牡丹皮 15g　三棱 30g　莪术 30g　冰片 10g

【用法】中药煎煮约 30 分钟后，去渣取汁，先熏后洗，早、晚各 1 次，日 1 剂，用药 15 天。

CO_2 激光炭化治疗疣体，每日肌内注射干扰素针 300 万单位，15 天为 1 个疗程。

口服阿昔洛韦片抗病毒治疗，每次 0.2g，每日 5 次。

【功效】清热解毒除湿及抗病毒。

【适应证】**尖锐湿疣（湿热下注型）**。症见：淡红色或灰白色菜花状或鸡冠状的疣体，或见疣体黯红或黯紫色，表面坚硬，时感会阴部或胸胁刺痛，舌质紫黯或偏黯，脉沉涩。醋酸白试验阳性，FQ - PCR - HPV 检查呈阳性。

【疗效】以本方治疗尖锐湿疣 150 例，结果治愈 147 例（皮损全部消退，呈正常皮肤，6 个月内无复发），复发 3 例（治疗后 6 个月内在原位或周围出现皮损）。

【来源】邵立钦. 中西医结合治疗尖锐湿疣 150 例. 河南中医, 2006, 26 (9)：59 - 60

🪷 熏洗经验方 4

板蓝根 30g　苦参 30g　蒲公英 30g　黄药子 30g　马齿苋 30g　大青叶 30g　蛇床子 30g　明矾 10g

【用法】微波治疗 7 ~ 10 天，术毕外涂烫疮油，每天 1 次。

用药 5 ~ 7 天后开始中药外用熏洗，以上中药加水 1000ml，煎 30 分钟，先趁热外熏，待药液温后坐浴或外洗，每日 1 剂，每日 2 次，每次 30 分钟，

15 天为 1 个疗程。

【功效】清热解毒利湿。

【适应证】**尖锐湿疣（湿热下注，热毒蕴结型）**。症见：瘙痒、疼痛等不适感，疣体颜色灰暗，有腥臭味，皮损互相融合，女子伴白带清稀，肢体困重，饮食纳减，舌苔白腻，脉濡缓。

【疗效】以本方治疗尖锐湿疣 42 例，结果痊愈 36 例（治疗后 3 个月内无疣体生长，醋酸白试验阴性），有效 4 例（治疗后 2～3 个月内复发），无效 2 例（治疗后 1 个月内复发），总有效率 95.24%。

【来源】徐勇梅. 中西医结合治疗尖锐湿疣的临床观察. 上海中医药杂志，2004，38 (9)：36－37

🌸 消疣汤 1

大枣 15g　丹参 15g　灵芝 15g　黄柏 15g　土茯苓 15g　野菊花 15g　秦皮 15g　黄芪 30g　半枝莲 30g　苦参 30g　甘草 5g

【用法】以上中药水煎分 3 次口服（温服），每日 1 剂，1 个月为 1 个疗程。阿昔洛韦 0.5g 静脉滴注，每天 1 次；CO_2 激光一次性祛除疣体；局部皮下注射干扰素 100 万单位，3 天/次，10 次为 1 个疗程，3 个疗程结束。

【功效】清热解毒利湿，活血通络散结。

【适应证】**尖锐湿疣（火毒搏结，损伤肝脾型）**。症见：菜花状、乳头瘤状突起，大小不等，数量不一，自觉症状不明显，偶有瘙痒感，分泌物浸润为白色或污灰色。

【疗效】以本方治疗尖锐湿疣 42 例，结果痊愈 38 例（出院后 1 个月再无疣体滋生，电话或复查随访半年内无复发），有效 2 例（1 个月内无新疣体出现，3 个月复发，但复治依然有效），无效 2 例（1 个月内有疣体滋生，症状无明显改善），总有效率 95.2%。

【来源】李东升. 中西医结合治疗尖锐湿疣临床疗效观察. 中国实用医药，2012，7 (2)：146－147

中药八珍祛疣方

生黄芪 15g　西洋参 10g　苍术 10g　白术 10g　生地 10g　熟地 10g　赤芍 10g　白芍 10g　当归尾 10g　生薏苡仁 30g　煅牡蛎（先煎）30g　土茯苓 15g　马齿苋 30g　大青叶 15g　板蓝根 30g

【用法】高频电刀除疣，1：5000 高锰酸钾液冲洗，2 次 1 天，连用 7 天。术后当天开始口服汤药，每日 1 剂，早、晚温服，连服半月为 1 个疗程，共 2 个疗程。

术后 1 周后开始用中药外洗，加水 2000ml，煎后取汁坐浴或熏洗 30 分钟，1 日 2 次，连用半月为 1 个疗程，连用 2 个疗程。

【功效】益气扶正祛邪，清热祛湿解毒，凉血化瘀散结。

【适应证】**尖锐湿疣（正气不足，气血失和型）**。症见：患处部位呈菜花状、鸡冠状赘生物，湿疣反复发作，疣体淡或灰色，或有渗液，神疲乏力，舌质淡、苔白腻，脉濡数。醋酸白试验阳性。

【疗效】以本方治疗尖锐湿疣 115 例，结果痊愈 86 例（临床症状完全消失，皮肤黏膜恢复正常，3 个月无复发），好转 20 例（临床症状基本消失，皮肤黏膜恢复正常，3 个月内复发），无效 9 例（临床症状无改善），总有效率 92.2%。

【来源】郑文郁. 中西医结合治疗尖锐湿疣临床研究. 光明中医，2013，28（7）：1433－1434

中药消疣汤坐浴方

黄芩 15g　连翘 15g　地肤子 20g　蒲公英 15g　紫花地丁 15g　蛇床子 15g　三棱 10g　莪术 10g

【用法】50% 三氯醋酸烧灼湿疣，每晚用洁尔阴稀释液坐浴一次。

配合中药消疣汤坐浴，每日 1～2 次，连用 7～10 天为 1 个疗程，一般用 2～3 个疗程。

【功效】清热解毒，活血化瘀。

【适应证】**尖锐湿疣（气滞血瘀型）**。症见：疣体呈毛刷状，乳突状及菜花状，分泌物增多，痒痛明显。

【疗效】以本方治疗尖锐湿疣 28 例，结果治愈 26 例（局部痒痛症状消失，阴道分泌物正常，湿疣平复，皮肤黏膜恢复正常），总治愈率 92%，有 2 例未坚持治疗，但症状好转（痒痛症状明显减轻，阴道分泌物减少，但湿疣未平复）。

【来源】门淑兰，雷春玉，张文波. 中西医结合治疗男女尖锐湿疣 28 例分析. 北京中医，1994，（1）：58

🪷 中药内服经验方

板蓝根 15g　白花蛇舌草 15g　黄柏 15g　木贼 30g　香附 30g　薏苡仁 30g　桃仁 12g　红花 20g　丹参 30g　鸡血藤 15g　牡蛎（先煎）15g　赤茯苓 30g　地肤子 15g　苦红参 12g

【用法】以上中药加水 800ml，煎至 500ml，煎好后倒出 200ml 口服，300ml 浸洗病变处 3～5 分钟，每日 1 剂，煎 2 次，口服、外洗各 2 次，至疣体消失后继续用药 10 天。

【功效】清热解毒，活血化瘀，软坚散结。

【适应证】**尖锐湿疣（湿热下注型）**。症见：疣体多者融合成簇，呈菜花状，直径达 2～3cm，多为灰白色，中等硬度；自觉外阴瘙痒、刺痛、灼烧、白带增多，少数无症状。

【疗效】以本方治疗尖锐湿疣 39 例，结果治愈 35 例（完成治疗后 6 个月，治疗病变部位及其周围无疣体出现），复发 4 例（治疗后无再接触史，6 个月内原发疣体及周围出现新疣体）。

【来源】程少晖，程少华. 中西医综合治疗尖锐湿疣 95 例临床分析. 中国医学文摘 - 皮肤科学杂志，2007，24（5）：277 - 278

消疣汤 2

板蓝根 15g 大青叶 15g 郁金 15g 薏苡仁 30g 柴胡 10g 车前子 10g 泽兰 10g 甘草 10g 黄芪 20g

【用法】微波祛除疣体，以上中药加水 200ml，煎至 100ml，每日 1 剂，分 2 次服用，共治疗 30 天。

【功效】清热解毒化瘀。

【适应证】**尖锐湿疣（湿热下注，蕴久成毒，毒瘀阻络型）**。症见：外阴肛门皮肤黏膜呈乳头状隆起，颜色紫晦，皮损互相融合，如菜花状，面色晦暗少华，脉细涩。

【疗效】以本方治疗尖锐湿疣 32 例，结果治愈 29 例（治疗后跟踪观察半年，半年内无复发），复发 3 例（治疗后跟踪观察半年，半年内复发）。

【来源】查旭山，江光明，黄波 . 中药（消疣汤）对预防尖锐湿疣复发初探 . 中国皮肤性病学杂志，2001，15（6）：407 – 408

"疣见愁" 液外用方

鸦胆子 50g 蜂房 30g 板蓝根 20g 大青叶 20g 红花 10g 甘草 10g

【用法】先治疗阴道炎，鸦胆子用白酒浸泡 24 小时后，余药用开水煎至 200ml 后备用，涂于患处，每日 1～2 次。

【功效】清热解毒，通淋除疣。

【适应证】**尖锐湿疣（热毒蕴结型）**。症见：粉红色或灰白色疣状突起，小的如丘疹样，大的如菜花样，部分女性合并滴虫性阴道炎及霉菌性阴道炎。

【疗效】以本方治疗尖锐湿疣 34 例，结果痊愈 32 例（乳头状瘤样物消失，患者无症状），显效 2 例（乳头状瘤样物大部分消失，患者症状好转）。

【来源】马秀卿 . 中药"疣见愁"汤外用治疗尖锐湿疣疗效分析 . 中医药研究杂志，2000，16（2）：8 – 9

🪷 坐浴经验方

马齿苋45g　黄柏30g　白鲜皮30g　薏苡仁50g　七叶一枝花15g
蒲公英20g　板蓝根30g　蛇床子30，苦参30g　透骨草15g　生地30g
牡蛎（先煎）30g

【用法】煎出小半盆药液，适温坐浴半小时，擦干，每天1次，3个月为1个疗程。

较大、陈旧的疣体用电离子去除，再用中药祛疣洗剂坐浴。

【功效】清热解毒，利湿祛疣。

【适应证】**尖锐湿疣（湿毒结聚型）**。症见：外阴皮肤黏膜呈菜花状隆起，颜色紫晦，皮损互相融合，面色晦暗少华，脉细涩。

【疗效】以本方治疗尖锐湿疣70例，结果70例均好转（30%≤皮损指数≤59%，继续随访3个月后无一例复发）。

【来源】王兵，刘莉，段秀峰，等. 中药清热解毒、利湿祛疣外治湿毒型尖锐湿疣临床观察. 中国中西医结合皮肤性病学杂志，2013，12（2）：119－121

🪷 熏洗经验方

大黄30g　黄柏30g　五倍子30g　木贼30g　香附30g　大青叶20g

【用法】以上药物每天1剂，加水至2000ml，水煎后熏蒸患处，待温度适中后用纱布蘸药液浸洗患处，持续30分钟，7天为1个疗程，连用2个疗程。

【功效】清热利湿，解毒化瘀。

【适应证】**尖锐湿疣（湿热下注型）**。症见：外阴、肛门皮肤赘生物表面灰白湿润或粉红湿润，伴有瘙痒不适，女性白带增多色黄，口干口苦，大便干结或稀烂不畅，尿黄，舌红、苔黄腻，脉滑数。

【疗效】以本方治疗尖锐湿疣30例，结果痊愈23例（经过2个疗程治疗，疣体完全脱落），有效7例（经过2个疗程治疗，疣体明显缩小），该

7 例继续用药 3~5 天疣体脱落，总有效率 100%。

【来源】张满刚，任占良．中药熏洗治疗尖锐湿疣 30 例疗效观察．吉林医学，2011，32（22）：4650

🪷 除湿疣经验方

草薢 15g　马齿苋 45g　生薏苡仁 60g　白花蛇舌草 30g　土茯苓 30g　黄柏 6g　赤芍 15g　滑石（包煎）15g　苍术 6g　山药 30g　车前子 15g

【用法】湿疣散（黄柏 30g、马齿苋 30g、生薏苡仁 60g、苦参 60g、蛇床子 30g、川椒 5g、雄黄 5g、枯矾 15g）分 3 个布包，药包浸入 1000ml 沸水中浸泡 5 分钟后捞出，浸泡药液加入食醋 5ml 熏洗外阴 10 分钟，每日 2 次，每包药可用 6 次。洗后湿疣膏（黄柏 30g、苦参 30g、马齿苋 45g、大枫子 10g、苦杏仁 15g、白果仁 10g、川花椒 5g，水煎 3 次，每次 15 分钟，3 次煎液煎缩成稀糊状）加入轻粉末 1.5g 调匀，用带线棉球蘸药液 2ml 塞于阴道深处，下次熏洗时换出，如法换用，18 次为 1 个疗程。

内服方水煎，早、晚空腹服，1 剂药煎服 3 次，服药 6 剂为 1 个疗程。

【功效】清热利湿解毒。

【适应证】**尖锐湿疣（湿热下注型）**。症见：多数波及 2 个以上部位，颜色紫晦，皮损互相融合渗液。

【临证加减】若肝肾阴虚者，加何首乌、旱莲草；肝胃热盛者，加龙胆草、制大黄；肝郁脾虚者，加川楝子、党参。

【疗效】以本方治疗尖锐湿疣 119 例，结果全部治愈，平均治疗时间 12 天。

【来源】赵景明，孟渝梅．中药治疗尖锐湿疣 119 例．山西中医，1993，(2)：14

🪷 金钱草汤

金钱草 30g　车前草 10g　皂角刺 10g　土茯苓 30g　金银花 30g

连翘 10g　夏枯草 10g。

外用湿敷散：代赭石 40g　枯矾 5g　冰片 5g

【用法】水 1000ml 浸泡 1 小时后，武火煮沸，分 3 次服，每日 1 剂，每 10 剂为 1 个疗程。

外用湿敷散适量，茶水调为糊状敷于患处，或直接扑于患处，每天 2 次，直至痊愈为止。

【功效】清热利湿解毒。

【适应证】**尖锐湿疣（湿热毒邪壅滞型）**。症见：初无痛痒，损害逐渐增大时有压迫感及痒感，分泌物及脓液恶臭。病理检查示角质层增厚，角化不全，棘细胞层肥厚，有乳头瘤性变化，表皮浅部细胞有显著的空泡。

【疗效】以本方治疗尖锐湿疣 7 例，结果痊愈 5 例（自觉症状完全消失，皮损消退），显效 2 例（自觉症状大部分消失，皮损消退 90% 以上），未发现不良反应。

【来源】叶之龙. 中医治疗尖锐湿疣. 云南中医杂志，1988，9（5）：19－20

🪷 复方消疣灵

苦参 20g　秦皮 15g　野菊花 15g　半枝莲 30g　土茯苓 15g　黄柏 15g　灵芝 15g　黄芪 30g　丹参 15g　明矾 20g　板蓝根 30g

【用法】CO_2 激光治疗疣体。

复方消疣灵外洗，水煎，术后第一天开始洗患处，1 天 1 次，每次 10～20 分钟，连续外用，1 个月为 1 个疗程。

【功效】清热利湿，解毒祛疣。

【适应证】**尖锐湿疣（湿毒浸淫型）**。症见：疣体呈丘疹状、毛刷状、乳头状、菜花状，皮损互相融合，口干咽干，尿黄，舌红、苔黄，脉滑数。

【疗效】以本方治疗尖锐湿疣 78 例，结果治愈 65 例，复发 13 例。

【来源】秦元麟. 中医治疗预防尖锐湿疣复发的临床观察. 中国实用医药，2012，7（12）：190－191

尖疣散

苍术 20g　艾叶 20g　土茯苓 20g　板蓝根 40g

【用法】水煎药物，局部熏洗每日 1~2 次坐浴，一般外洗 1~2 个疗程；同时外涂药粉（组成：黄芪、黄柏、苦参、木通、薏苡仁各 15g 碾粉），每次用 0.5~1g，10 次为 1 个疗程，一般 1~2 个疗程。

【功效】清热利湿解毒。

【适应证】**尖锐湿疣（湿毒蕴结型）**。症见：少数无明显自觉症状，有些人表现烧灼感微痛，合并阴道炎者白带增多，有时瘙痒；肉眼观察丘疹呈单个或多个聚集，或散在，形似刺样上尖下圆或呈菜花样，表面有轻重不同的溃疡面。

【疗效】以本方治疗尖锐湿疣 125 例，结果治愈 76 例（病损及自觉症状完全消失，经一年随访无复发），显效 33 例（皮肤干燥，尖疣坏死脱落，患处表面皮肤光滑），好转 6 例，无效 10 例（连续用药 3 个疗程以上，皮损及自觉症状无变化），总有效率 87.2%。

【来源】康新.自拟"尖疣散"治疗尖锐湿疣 125 例.新疆中医药杂志，1993，(3)：23－24

祛疣汤

天葵子 30g　板蓝根 20g　白花蛇舌草 20g　薏苡仁 15g　白蒺藜 15g　芥子 15g　僵蚕 12g

【用法】以上中药加水 2500ml，浸泡 20 分钟，煎 20 分钟，取汁熏洗坐浴，每日早、晚各 1 次，疗程 20 天。

【功效】清热解毒，活血散结，祛风利湿及增强免疫功能。

【适应证】**尖锐湿疣（湿热毒邪，瘀阻肝经型）**。症见：病变部位皮肤形态为菜花、乳头、鸡冠及桑椹状，表面粉红，灰白及污灰色，瘙痒难忍，气味臭秽。

【疗效】以本方治疗尖锐湿疣 20 例，结果治愈 19 例（初次治疗后 12 周未出现新发疣体皮损；醋酸白试验、原亚临床感染区消失，3 个月内无复发临床感染灶，半年后无复发），未愈 1 例（治疗后 12 周未出现新发疣体，半年内出现复发），总有效率 95%。

【来源】荣继荣，何宏，田立波. 自拟方配合微波照射治疗尖锐湿疣 20 例临床观察. 中医药信息杂志，2006，23（5）：49

✿ 扶正祛疣汤

　　黄芪 30g　白术 15g　大青叶 15g　板蓝根 15g　薏苡仁 30g　车前子 12g　夏枯草 12g　丹参 20g　红花 12g　三棱 10g　莪术 10g　甘草 12g

【用法】CO_2 激光祛除肉眼可见疣体。

中药水煎服，每天 1 剂，另取 1 剂水煎汤后熏洗患处及术区 20 分钟，1 天 2 次，1 个月为 1 个疗程。创面外用龙珠软膏，1 天 2 次，至痂皮脱落。

【功效】益气固表，清热解毒，健脾利湿，软坚散结。

【适应证】**尖锐湿疣（湿热内蕴型）**。症见：外阴、肛门皮肤黏膜柔软，赘生物呈菜花状或鸡冠状，表面灰白渗液，瘙痒难忍，口干口苦，大便干结或稀烂不畅，尿黄，舌红、苔黄或黄腻，脉细数。

【疗效】以本方治疗尖锐湿疣 48 例，结果痊愈 42 例（临床症状消失，皮肤黏膜恢复正常，无新疣体出现），复发 6 例（经治疗后第 3 个月，在排除再感染的情况下，于治疗区周围 0.5cm 之内出现可见的损害）。

【来源】刘国艳，庞云燕，栾青霞，等. 自拟扶正祛疣汤联合 CO_2 激光治疗尖锐湿疣的疗效. 中国中西医结合皮肤性病学杂志，2014，13（1）：34 - 36

✿ 清热除湿汤

　　连翘 15g　藿香 15g　露蜂房 15g　板蓝根 15g　薏苡仁 15g　扁豆 15g　佩兰 15g　陈皮 10g　茯苓 20g　生甘草 9g

【用法】多功能手术治疗仪烧灼祛除肉眼可见的疣组织。

同时以上中药每日1剂，水煎2次，饭后温服，4周为1个疗程。治疗期间禁擦洗患处，防止创面再次感染。

【功效】清热解毒，燥湿散结及抗病毒。

【适应证】**多发性尖锐湿疣（湿热型）**。症见：疣体蔓延至尿道口，会阴瘙痒，小便刺痛，舌质红、苔黄腻，脉弦或濡数。

【临证加减】若气血不足者，加黄芪、当归；有痒感者，加白鲜皮；病程较长或舌有瘀斑者，加桃仁、红花；气机郁滞者，加香附、郁金；疣体潮湿、分泌物多者增加茯苓用量。

【疗效】以本方治疗尖锐湿疣60例，结果治愈51例（疣体全部消退，停药1月以上无复发），有效7例（疣体消退70%以上），无效2例（疣体消退不足30%或又有新疣体出现），总有效率96.7%，其中该治疗组有效7例中，包括2例巨大尖锐湿疣。

【来源】王砚宁．清热除湿汤治疗多发性尖锐湿疣60例．吉林中医药，1998，(6)：40

🪷 三草洗剂

鱼腥草30g　夏枯草30g　仙鹤草30g　苦参20g　蛇床子20g　白鲜皮20g　仙灵脾20g　土茯苓20g　苍术20g　百部18g　荆芥18g　防风18g　蝉蜕18g　半枝莲18g

【用法】以上药水煎外用，每日1剂，每剂水煎2次，第一次水煎400ml，坐浴熏洗，第二次浓煎100ml，无菌纱布湿热外敷患处，每3～5分钟更换1次，两外浴时间30分钟。浴后50%鸦胆子油膏外涂患处，5天为1个疗程。

【功效】清热解毒，杀虫止痒，散结止痛。

【适应证】**幼女尖锐湿疣（邪火热毒型）**。症见：外阴及肛门红肿疼痛，瘙痒难忍，尿频、尿痛，哭闹不安，患处周围充血，水肿，小阴唇有散在芒刺样凸起，个别有菜花样溃疡，伴脓性分泌物。

【疗效】以本方治疗尖锐湿疣 12 例, 结果治愈 6 例（临床症状和局部体征消失, 溃疡面愈合）, 显效 4 例（临床症状消失, 外阴尖锐湿疣基本消失, 溃疡面基本愈合）, 好转 2 例（临床症状基本消失, 尖锐湿疣部分缩小, 溃疡面部分愈合）, 有效率 100%。

【来源】李西云. 三草剂治疗幼女尖锐湿疣. 中医外治杂志, 2001, 10 (5): 31

🪷 经验内服方

凌霄花 30g　板蓝根 20g　大青叶 20g　紫草 15g　薏苡仁 20g　珍珠母 10g　红花 10g　马齿苋 10g　赤芍 15g

【用法】波姆光祛除疣体, 加用干扰素（100 万单位肌内注射, 2 日 1 次, 共用 3 ~ 5 次）。

中药每天 1 剂, 水煎, 分 2 次温服, 疗程 15 ~ 20 天。

【功效】清热解毒, 凉血祛湿。

【适应证】**顽固性尖锐湿疣（风热血燥, 湿热毒邪型）**。症见: 疣体表面呈灰白色或暗红色, 触之易出血, 白带量多, 外阴疼痛瘙痒, 局部充血, 有恶臭。

【疗效】以本方治疗尖锐湿疣 50 例, 结果治愈 48 例, 有效 2 例（治疗疣体完全消除, 半年后病区或相邻部位再出现疣体）, 治愈率为 96%, 总有效率为 100%。

【来源】庞洪莲. 中西医结合治疗顽固性复发性尖锐湿疣体会. 现代医药卫生杂志, 2005, 21 (8): 991 – 992

🪷 荆防解毒汤

荆芥 12g　防风 12g　当归 12g　红花 15g　苦参 30g　黄柏 15g　白鲜皮 15g　花椒 10g

【用法】停服西药, 上方 3 剂水煎外洗, 每日 3 次, 用完继用 3 剂。

【功效】解毒杀菌，活血散瘀，祛风清热。

【适应证】**男性尖锐湿疣（肝旺血燥，邪毒蕴结型）**。症见：阴茎冠状沟米粒、黄豆大小赘生物，色灰白，不痛不痒，增殖迅速，时隔五日，结节丛生呈珊瑚状，表面疏松，触压无痛，舌脉无异常。

【疗效】以本方治疗尖锐湿疣 1 例，结果痊愈，未留疤痕，随访 1 年，未见复发。

【来源】霍湛锋. 中药治愈男性尖锐湿疣 1 例. 中国社区医师，1988，（1）：27

软坚消疣汤

当归 15g　莪术 15g　赤芍 15g　紫草 15g　桃仁 15g　川芎 15g　地肤子 15g　红花 10g　炮山甲 10g　黄柏 9g　生甘草 5g　蒲公英 30g　板蓝根 30g

【用法】CO_2 激光一次性祛除疣体。

术后当天开始内服软坚消疣汤，每天 1 剂，水煎分 2 次服，15 天为 1 个疗程。

【功效】清热解毒，活血散结，软坚祛疣。

【适应证】**女阴尖锐湿疣（气血瘀阻型）**。症见：皮损重叠混合，颜色紫晦，面色晦暗少华，舌红、苔黄或黄腻，脉滑数。

【临证加减】若白带多者，加墓头回、败酱草；湿浊重者，加制苍术、车前草；肝经湿热盛者，加龙胆草、焦栀子；瘀血明显者，加刘寄奴、川牛膝。

【疗效】以本方治疗尖锐湿疣 26 例，结果痊愈 21 例，占 80.77%；经过 2 个疗程治疗痊愈者 3 例，占 11.54%；经 3 个疗程治疗痊愈者 2 例，占 7.69%。随访 6 个月，除 2 例因不洁性生活而再次发病外，其余均未复发。

【来源】方旭红. 软坚消疣汤配合激光治疗尖锐湿疣 26 例. 浙江中医药大学学报，2008，32（1）：71

复方薏蓝合剂

生薏苡仁 60g　板蓝根 60g　苦参 60g　香附 24g　木贼 20g　土茯

苓 60g　白芷 18g　马齿苋 60g　蒲公英 60g　地肤子 24g　百部 20g
皂角刺 18g　苍术 24g

【用法】先微波治疗，后制备合剂，药物共浸煎 3 次，滤液浓缩 400ml，加防腐剂，静置沉淀，取上清液，灌封，115℃高压灭菌 30 分钟备用。

内服剂每日 3 次，每次 50ml，连服 30 天为 1 个疗程。

外用剂纯液阴部湿敷，每日 1～2 次，每次 20 分钟，阴道内及宫颈处病损，药液浸带线消毒棉，塞入阴道，每日 2 次。

【功效】清热解毒利湿。

【适应证】**女性尖锐湿疣（湿热蕴结型）**。症见：阴部可见疣体，少数巨大，溃烂积脓，气味臭秽，自觉瘙痒，或压迫疼痛，小便黄，大便不畅，口苦咽干，舌红、苔黄，脉滑数。

【疗效】以本方治疗尖锐湿疣 60 例，全部治愈（疣体全部消失，皮肤黏膜正常，醋酸白试验阴性，半年无复发），其中微波治疗 1 次，连续使用复方薏蓝合剂 2 个月，痊愈 41 例，占 68.33%；微波治疗 2 次，连续用药 3 个月，痊愈 19 例，占 31.67%。

【来源】庞相荣. 微波联合复方薏蓝合剂治疗女性尖锐湿疣 60 例. 河南中医学院学报，2007，（2）：67

🪷 消疣汤

龙胆草 5g　黄柏 10g　黄芩 10g　生地 15g　板蓝根 15g　当归 10g
薏苡仁 30g　土茯苓 40g　白头翁 15g　车前子 15g　柴胡 10g　甘草 10g

【用法】每日 1 剂，煎煮 2 次，每天分 2 次温服。

同时外涂 2.75% 5-氟尿嘧啶软膏，每日 2 次。

结合坐浴方（黄柏 10g、黄芩 20g、金银花 20g、连翘 15g、紫花地丁 15g、蒲公英 15g、板蓝根 20g、三棱 15g、莪术 15g、艾叶 10g）熏洗患处，每日 1 剂，水煎坐浴，每日 2～3 次。

【功效】清热解毒利湿及抗病毒。

【适应证】**女阴尖锐湿疣（肝经湿热型）**。症见：外阴部瘙痒，局部尖形赘生物生长大小不一，少量滋水渗液，白带增多色黄。

【疗效】以本方治疗尖锐湿疣 25 例，结果治愈 23 例（自觉症状消失，肉眼观察病变区转为正常，赘生物消失），好转 2 例（自觉症状明显好转，肉眼观察赘生物明显缩小或部分消失），治愈率 92%。

【来源】贺东元，张国安．中西药合用治疗女阴尖锐湿疣 48 例观察．中国中西医结合杂志，1994，（7）：439

🪷 消疣汤坐浴方

板蓝根 30g　蛇床子 25g　鸦胆子 20，黄柏 20，苦参 20，当归 20g

【用法】以上中药加水 2000～2500ml 浸泡 1 小时，文火煎煮 20 分钟，取药液先熏洗，待冷却到 35～40℃时坐浴 30～40 分钟。

然后配合 5% 5 - 氟尿嘧啶软膏外涂皮损处，每天早、晚各 1 次，均 10 天为 1 个疗程，连用 3 个疗程。

【功效】清热利湿，消肿止痛。

【适应证】**女阴尖锐湿疣（湿热下注型）**。症见：皮损大小不一、数目不等、形态各异，颜色黯红，瘙痒疼痛，连及会阴。

【疗效】以本方治疗尖锐湿疣 78 例，结果痊愈 65 例（疣体脱落，自觉症状消失，6 个月内无复发），显效 9 例（疣体脱落面积＞70%，无明显自觉症状），有效 3 例（疣体脱落面积为 30%～70%，自觉症状减轻），无效 1 例（疣体脱落面积＜30%，症状未减轻），总有效率 98.72%。

【来源】李玲．中西医结合治疗女性外阴尖锐湿疣的疗效观察．中国实用乡村医生杂志，2007，（7）：41－44

🪷 内服经验方

板蓝根 30g　大青叶 30g　金银花 10g　连翘 10g　紫草 10g　虎杖

10g　生薏芯仁 20g　黄芪 12g　土茯苓 10g　丹参 10g　蛇床子 3g　白鲜皮 10g

【用法】50% 三氯醋酸涂抹患处，每周 1 次。

中药煎煮，日 1 剂，煎 3 煎，前两煎早、晚各口服 1 次，第三煎放水 1500ml，煎后先熏，后泡，再洗，4 周为 1 个疗程。

【功效】清热解毒，活血益气，祛湿止痛。

【适应证】**外阴尖锐湿疣（湿毒内结型）**。症见：湿疣淡红，脓液分泌，糜烂污秽，女性白带增多色黄，舌红、苔黄腻，脉濡数。

【疗效】以本方治疗尖锐湿疣 124 例，结果痊愈 21 例（临床症状全部消失，皮损部位完全恢复正常），显效 26 例（临床症状明显好转，皮损面积缩小大于 70%），有效 32 例（临床症状好转，皮损面积缩小大于 30%），无效 5 例（床症状无明显改善，皮损面积缩小小于 30%），总有效率 95.97%。

【来源】滕秀香，吴育宁 . 中西医结合治疗女性外阴尖锐湿疣临床观察 . 北京中医，2001，(3)：32

🪷 中药外洗方

板蓝根 30g　蚤休 15g　金银花 15g　白鲜皮 15g　苦参 15g　黄柏 15g　莪术 20g　白花蛇舌草 20g　土茯苓 20g　蒲公英 30g

【用法】CO_2 激光祛除疣体，创面外涂自制紫草油（紫草、忍冬藤、白芷、冰片等）。

中药水煎取汁 2000～2500ml，每晚外阴部用煎好的中药水趁热熏洗，待不烫皮肤后坐浴 20 分钟，每日 1 次，15 天为 1 个疗程。治疗期间禁房事，经期停止坐浴。

【功效】清热解毒，祛湿止痒，软坚化疣。

【适应证】**女性下生殖道尖锐湿疣（感受湿热毒邪型）**。症见：女性下生殖道皮损大小不一、数目不等、形态各异，颜色黯红，瘙痒疼痛，连及会阴。

【疗效】以本方治疗尖锐湿疣 32 例，结果治愈 30 例（自觉症状及体征完全消失且术后或停药后 1~6 个月内 PCR 检测 HPV 阴性），无效 2 例（停药后，又出现局部病灶，PCR 检查 HPV 阳性）。

【来源】胡满霞．中西医结合治疗女性下生殖道尖锐湿疣的临床观察．湖北中医杂志，2007，29（7）：45

坐浴方

蒲公英 50g　板蓝根 30g　马齿苋 30g　土茯苓 30g　生薏苡仁 30g　地肤子 30g　黄柏 30g　苦参 30g　枯矾 30g　大枫子 30g　露蜂房 30g　百部 30g　紫草 30g　皂角刺 30g　红藤 30g

【用法】局部外涂布 0.5% 鬼臼毒素酊，每日用药 2 次，连续 3 天，停药观察 4 天。

以上中药煎汤，每日 1 次，水煎取汁 2000ml，熏洗浸泡患部，每日 2 次，每次 30 分钟，连用 15 天为 1 个疗程。

【功效】清热燥湿解毒，软坚散结。

【适应证】**女阴尖锐湿疣（湿热毒邪蕴郁于肝胆型）**。症见：疣体大且多发，周围密集小丘疹，表面粗糙，根部有蒂或融合成片。非典型皮损者，结合醋酸白试验（阳性）。

【疗效】以本方治疗尖锐湿疣 60 例，结果治愈 59 例（1~2 个疗程结束，疣体均全部脱落，皮肤黏膜色泽恢复如常，醋酸白试验阴性，随访 6 个月未在治疗部位或附近近出现新皮损），治愈 98.33%；复发 1 例（疣体脱落后，6 个月内又在治疗部位或附近出现新皮损）。

【来源】郑素英．中西医结合治疗女性阴部尖锐湿疣 60 例．中医外治杂志，2004，13（6）：18–19

壮药土龙祛疣洗剂

桃仁 1g　红花 1g　乳香 1.5g　没药 1.5g　香附 2g　木贼 2g　薏

苡仁 3g　马齿苋 3g　板蓝根 3g　紫草 3g　生牡蛎（先煎）3g　枯矾 1.5g

【用法】上药浸泡 20 分钟后加水 3000ml，文火煎熬 20 分钟至 300ml，去渣取滤液，趁热熏洗患处，待药液稍温后，用 4～6 层纱布蘸取药液反复揉搓患处，每日 2 次，每次揉搓 15～20 分钟，以皮肤灼热而不被损伤为度，2 周为 1 个疗程，治疗 4 个疗程。

【功效】清热解毒，活血散瘀。

【适应证】女阴尖锐湿疣（火毒瘀结型）。症见：疣体大且多发，周围密集小丘疹，糜烂渗液，融合成片，边缘模糊不清。

【临证加减】若瘙痒者，加白鲜皮 2g；疣体坚硬者，加夏枯草 3g。

【疗效】以本方治疗尖锐湿疣 35 例，结果痊愈 10 例（症状全部消失，观察 2 个月内无复发），显效 11 例（症状基本消失或完全消失，观察 2 个月内无复发），有效 10 例（症状减轻），无效 4 例（症状无明显改善甚或加重，有新疣体产生）。

【来源】钟江，李艳艳，吴志洪，等．壮药土龙祛疣洗剂治疗女阴尖锐湿疣疗效观察．中国性科学杂志，2012，21（12）：38－43

🪷 湿毒清洗剂

板蓝根 20g　黄连 20g　苦参 20g　木贼 15g　蛇床子 15g　大黄 20g　三七 15g　白矾 15g　儿茶 15g

【用法】微波凝固，自体疣皮下埋植，7 天后拆线。

煎煮方药，每天 1 剂，水煎 2 次取汁 1500ml，坐浴 20 分钟，连续治疗 1 个月，创面常规换药。

【功效】清热解毒，活血散瘀。

【适应证】肛门尖锐湿疣（湿热下注型）。症见：肛周部出现多个疣体增生，大小不等，呈菜花状，灰白湿热，分泌物臭秽，舌红、苔黄腻，脉滑数。

【疗效】以本方治疗尖锐湿疣98例，结果治愈88例（临床症状消失，皮损完全恢复正常，半年内无复发），复发10例（在原发皮损部位及肛周出现新的疣体）。

【来源】刘海．中西医结合肛门尖锐湿疣疗效观察．时珍国医国药，2005，16（7）：682

🪷 坐浴经验方

鲜马齿苋30g　土茯苓30g　薏苡仁30g　板蓝根30g　露蜂房10g
细辛5g　苦参20g

【用法】手术切除疣体，以上中药煎液过渣，药液冷至38℃左右，浸泡肛门部，每日2次，至切口完全愈合。

【功效】清热利湿解毒。

【适应证】**肛周尖锐湿疣（湿热夹毒型）**。症见：疣体呈个状或簇生长，颜色灰暗，表面湿润，有腥臭味，皮损互相融合，不久糜烂溃疡，排便疼痛。

【疗效】以本方治疗尖锐湿疣37例，1次治疗治愈33例，2次治疗治愈3例，3次治疗治愈1例，37例均全部治愈（经治疗，6个月内无新的疣体出现）。

【来源】陈庆华．中西医结合治疗肛周尖锐湿疣37例．山西中医，2003，19（1）：41

🪷 荆芥洗方坐浴

荆芥20g　防风20g　板蓝根20g　大青叶20g　鸦胆子20g　大黄10g　龙胆草12g　土茯苓15g　黄柏12g

【用法】采用电刀切除疣体，5－氟尿嘧啶稀释后注射于疣体基底部。
术后荆芥洗方坐浴，中药纱布包裹后，加水煎至1000~2000ml，每次坐浴20~30分钟。

【功效】祛风除湿，清热解毒，消瘀散结。

【适应证】肛周尖锐湿疣（湿热下注，气血瘀滞型）。症见：疣体多分布于齿状线以下，偶见分布齿状线以上，大小不等，粉红色或污灰色肉质，甚者绕肛周片状分布，表面易于糜烂，触之易出血，可渗出恶臭之浑浊浆液。

【疗效】以本方治疗尖锐湿疣 60 例，结果治愈 58 例（症状及疣赘生物消失，皮损恢复正常，1 年内无复发），治愈率 96.67%；复发 2 例（症状及疣赘生物消失，皮损恢复正常，但 1 年内复发），复发率 3.33%。

【来源】袁学方.中西医结合治疗肛周尖锐湿疣的疗效观察.中医外治杂志，2005，14（1）：10－11

平疣方

红花 15g　大黄 30g　乌梅 30g　马齿苋 30g　大青叶 30g　鸦胆子 20g　苍术 20g　土茯苓 20g　木贼 20g　枯矾 20g

【用法】每日 1 剂，加水 1000ml，煎煮 100ml 后滤液，药渣加水 800ml，煎煮 80ml 后滤液，将两次药汁混合，待温后分早、晚 2 次浸洗局部，每次 90ml；洗后用平疣散（朱砂、炉甘石、冰片、滑石、珍珠粉）研粉干撒患处，共治疗 21 天。

【功效】解毒燥湿，收敛生肌。

【适应证】肛门尖锐湿疣（湿热下注，气血失和证）。症见：疣体呈个状或簇生长，颜色灰白，表面少许渗液，有腥臭味，伴倦怠乏力，脉细数。

【疗效】以本方治疗尖锐湿疣 32 例，结果痊愈 26 例（疣体治疗后 1 年未复发），有效 4 例（疣体治疗后 3 个月始无复发），无效 2 例（治疗后同治疗前无明显变化），总有效率 92.5%。

【来源】邓泽潭，高峰.自拟平疣方治疗肛门尖锐湿疣 32 例.安徽中医临床杂志，1998，10（1）：23

消疣汤外洗方

生薏苡仁 20g　土茯苓 20g　板蓝根 15g　茵陈 15g　赤芍 15g　红

花 15g　生地 10g　连翘 10g　苦参 10g　木贼 10g　全蝎 8g　甘草 3g

【用法】手术切除疣体。

术后第二天水煎服汤药，每日 1 剂，分 2 次温服，每次 250ml，5 剂为 1 个疗程。

药渣加水煎至 1000ml，熏洗患部，洗后外搽生肌膏（炉甘石、橡皮、珍珠粉等药物用凡士林配制），每日 1 次。

期间隔日肌内注射 α - 干扰素 100 万单位。

【功效】清热解毒，散结消疣。

【适应证】**肛周尖锐湿疣（肝虚血燥，湿热毒结型）**。症见：肛周疣体集簇增长，簸箕阴部，患处渗液，气味难闻，瘙痒难忍，压迫感，小便短黄，大便干结，舌质红、苔黄，脉弦数。

【临证加减】若病程长者，加三七 7g（冲服）、桃仁 10g；体质虚弱者，加党参 20、黄芪 20g、当归 10g；便秘者，加火麻仁 30g、肉苁蓉 15g。

【疗效】以本方治疗尖锐湿疣 200 例，全部一次治愈，治愈后肛管无狭窄，瘢痕小，痛苦减轻，愈合时间 10~26 天，平均 15 天，随访 2 个月至 12 个月未见复发及并发症。

【来源】刘绍康，刘美景，柴锋. 消疣汤配合手术治疗肛门尖锐湿疣 200 例. 陕西中医，2010，31（4）：448-449

去疣汤

夏枯草 15g　连翘 15g　板蓝根 15g　白鲜皮 15g　藿香 15g　佩兰 15g　薏苡仁 15g　白术 10g　茯苓 15g　白扁豆 15g　陈皮 10g　甘草 9g

【用法】疣体小者 CO_2 激光炭化，大者切割。

以上中药每日 1 剂，水煎 2 次温服，1 周为 1 个疗程，一般 3~4 个疗程。

【功效】清热解毒，利湿化浊。

【适应证】**复发性尖锐湿疣（湿热下注型）**。症见：疣体逐渐增大，糜烂溃疡，片小而浅，少量滋水渗液，舌质淡红、苔薄白，脉浮数。醋酸白试验阳性，皮损活检有HPV感染性特征性空泡细胞病理变化。

【临证加减】若湿热壅盛者，加山慈菇10g；尿时涩痛者，加白花蛇舌草10g。

【疗效】以本方治疗尖锐湿疣36例，本组治愈18例，随访2年无复发，占50%；12例1年无复发，占33%；6例8个月无复发，占17%。以上36例复发性尖锐湿疣患者均在治疗后3个月复诊，其周围皮肤黏膜湿润区均无赘生物生长，醋酸白试验均阴性。

【来源】朱仁山．去疣汤治疗复发性尖锐湿疣36例．实用中西医结合临床，2010，10（1）：50－51

去疣3号汤

马齿苋60g　茵陈30g　大青叶15g　紫草15g　败酱草15g

【用法】激光或冷冻祛除肉眼可见的疣体，第二天开始内服汤药，每天1剂，水煎服，分3次口服。

药渣加热后布包裹湿敷患处15分钟，早、中、晚各1次，共治疗21天。

【功效】清利湿热，凉血解毒及抗菌消炎。

【适应证】**复发性尖锐湿疣（肝经湿热下注型）**。症见：疣体逐渐增大，初为丘疹，细小如粟，不久糜烂溃疡，片小而浅，少量滋水渗液，可伴微热，倦怠，纳差，舌质淡红、苔薄白，脉浮数。

【疗效】以本方治疗尖锐湿疣20例，结果痊愈13例（随访6个月无复发），显效2例（随访3个月中出现1次小疣体，两周以内自行消除），有效4例（随访3个月中出现4次散在疣体，局部治疗后无复发），无效1例（随访3个月中出现4次散在疣体），总有效率85%。5例白带清洁度Ⅲ度的女性患者，3个疗程后复查清洁度已转为Ⅰ～Ⅱ度，异味消除，预后良好。

【来源】曹崇光．去疣3号汤治疗复发性尖锐湿疣20例．中国中西医结合杂志，2000，20（9）：691

扶正祛疣汤

生黄芪30g　夏枯草30g　板蓝根30g　生薏苡仁30g　白芍12g
川芎12g　当归12g　熟地15g　桃仁10g　红花10g　炙甘草10g

【用法】皮损多体积大者炭化，皮损少体积小者用5%鬼臼毒素涂搽。
同时内服汤药，每天2次，每日1剂，20天为1个疗程。

【功效】补气养血，活血化瘀，软坚散结。

【适应证】**复发性尖锐湿疣（气虚血瘀型）**。症见：湿疣反复发作，疣体
淡红，久治不愈，女性白带多而稀薄，伴神疲乏力，小便清长，舌质淡、苔
白腻，脉濡弱。

【临证加减】若头晕乏力气虚者，加党参12g、白术12g；口干便秘者，
加玄参12g、麦冬12g。

【疗效】以本方治疗尖锐湿疣87，结果1、2、3个疗程分别治愈20例、46
例、15例，共计治愈81例（停药后随访观察4个月未复发），治愈率为93.1%。

【来源】贺伟，乌兰，李兰英．外治加内服中药治疗复发性尖锐湿疣．中国性病艾
滋病防治，1999，5（4）：178

治疗复发经验方

茵陈60g　苦参60g　大枫子10　狼毒10g　地肤子30g　蛇床子
30g　紫花地丁30g　明矾30g　陈艾叶30g　金银花30g　连翘30g

【用法】肌内注射干扰素100万单位，隔日1次，共7～10次；同时上药
加水1000ml，滤渣先熏后坐浴，每日2～3次，共4周。

【功效】清热利湿，燥湿止痒。

【适应证】**复发性尖锐湿疣（湿热下注型）**。症见：复发部位多在肛周、
小阴唇内侧，外阴瘙痒，有灼热感，白带增多，少数患者有接触性出血。阴
道分泌物PCR检查HPV呈阳性。

【疗效】以本方治疗尖锐湿疣例，结果痊愈48例（自觉症状消失，皮损

处局部醋酸白试验阴性，阴道分泌物 PCR 检查 HPV 呈阴性，随访 1 年以上无复发），后随访 1~5 年，无 1 例复发。

【来源】郭琴．中西医结合治疗 48 例复发性外阴尖锐湿疣分析．湖北预防医学杂志，2002，13（1）：15

🪷 内服外洗方

白花蛇舌草 15g　板蓝根 15g　黄柏 10g　牛膝 10g　当归 10g　牡丹皮 10g　连翘 10g　红花 10g　地肤子 10g　生甘草 5g

【用法】复方鸦胆酊（由鸦胆子 100g、三氯醋酸 200g 和水杨酸 30g，用乙醇浸制而成）点涂疣体，1 小时内不能用水洗，每日涂擦 1 次；每次涂 1~10 个，10 天为 1 个疗程。

结合外洗方（白花蛇舌草 50g，木贼草、板蓝根、百部各 20g，苦参、白蔹、地肤子各 30g，香附 10g，白鲜皮 20g，土茯苓 30g，黄柏 20g）加水 3000ml，武火煮沸，文火煎煮 30 分钟后候温，用药液浸泡或坐浴患处 15~20 分钟，每日 2 次，7 天为 1 个疗程。

内服药物加水 500ml，煎煮取汁 200ml，日服 2 次，7 剂为 1 个疗程，为巩固疗效，2~3 个疗程。

【功效】消毒利湿，活血化瘀及杀病毒，抗感染。

【适应证】**复发性尖锐湿疣（湿热蕴结型）**。症见：疣体针尖至豆状大小不等，红润潮湿，疣顶部灰白，原病灶外或周围散在分布，推之易出血。5% 醋酸白试验为阳性。

【疗效】以本方治疗尖锐湿疣 108 例，其中 7 天以内治疗脱疣的 97 例，7~14 天治疗脱疣的 9 例，仅 2 例治疗 14 天以上脱疣，治愈率、总有效率均为 100%，检查患处均无疣体，局部无瘢痕，表面颜色如常，醋酸白试验阴性反应，随访 1 年未见再发。

【来源】邹本富，王凤荣．中西医结合治疗复发性尖锐湿疣 108 例．中医药信息，2006，（1）：32

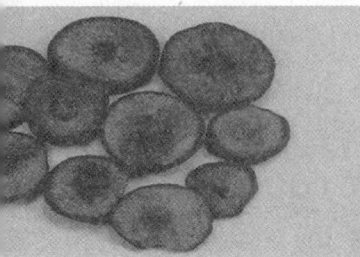

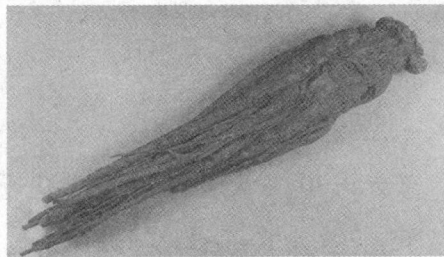

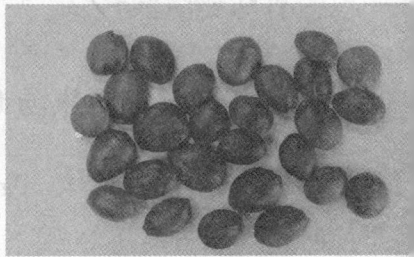

第八章

生殖器疱疹

　　生殖器疱疹是单纯由疱疹Ⅱ型病毒（HSV-2）感染引起的疾病，属于性传播疾病。该病的发病率较高、易复发以及某些病例有较严重的合并症（脑膜炎、宫颈癌、不孕、流产及新生儿感染等），其典型的临床特征为红斑基础上密集成簇的水疱、脓疱和破溃而成的溃疡、结痂，可伴有相应的全身症状。

　　生殖器疱疹在中医文献中无相关记载，大致属于中医学"热疮"、"阴疮""火燎疮"、"照火嘘"、"疳疮"范畴。生殖器疱疹好发于男性阴茎、冠状沟、龟头部；女性大小阴唇附近，可渐扩散至外阴部位。此为肝经巡行之处。对于生殖器疱疹的病因病机，现代中医的认识尚未完全统一，归纳起来都认为湿、毒、虚为发病的主要方面。本病的实质为本虚标实，且本虚在发病中至关重要。初起往往表现为肝经湿热下注或淫邪湿毒化热导致热毒炽盛，久则耗气伤阴，气阴两伤，邪气留恋，反复发作。目前对于生殖器疱疹的证型，中医界尚无统一认识。发作期以湿热毒盛为主症，治宜清热解毒利湿；非发作期及反复发作者以正虚邪恋为主，其根本原因为本虚标实，即气阴两虚为本，湿热邪毒为标，并认为防治复发性生殖器疱疹的关键在于扶正祛邪，治宜益气养阴、清热祛湿。

🌸 解毒清热汤 1

蒲公英 30g　野菊花 30g　大青叶 30g　紫花地丁 15g　蚤休 15g

天花粉 15g　青蒿 15g　生地 10g　黄芩 10g　焦栀子 10g　泽泻 10g

柴胡 6g　莲子心 6g　灯心草 6g

【用法】水煎服，每天 2 次，每日 1 剂。

【功效】清热解毒利湿。

【适应证】**生殖器疱疹（肺胃蕴热型）**。症见：阴部疱疹糜烂，脓液腥臭，疼痛明显，发热、头痛，纳差、心烦口干，小便短赤，大便无力，舌质红、苔黄腻，脉弦数。

【来源】徐宜厚. 徐宜厚皮肤病临床经验辑要. 北京：中国医药科技出版社，1998：23－25

🌸 解毒清热汤 2

蒲公英 30g　野菊花 30g　大青叶 30g　紫花地丁 15g　蚤休 15g

天花粉 15g　赤芍 9g　虎杖 15g

【用法】水煎服，每天 2 次，每日 1 剂。服药 2 周后上方加入生黄芪 30g。用每剂清热解毒汤第三煎熏洗患部，每日 2 次。

外用化毒散软膏涂患部。

【功效】清热解毒利湿。

【适应证】**生殖器疱疹（热毒蕴结型）**。症见：阴部出现群集小水疱，基底周边潮红，或糜烂、灼热痒痛，口苦纳呆，大便不爽，小便黄赤，舌红、苔黄腻，脉弦滑数。

【临证加减】湿热重者加龙胆草 15g、栀子 10g、木通 10g；热重者加鱼腥草 10g、半枝莲 10g、灯心草 5g。

【疗效】以本方治疗生殖器疱疹患者 40 例，治愈 40 例（皮疹全部消退，可遗有淡褐色色素沉着斑）。

【来源】郭玉琴．解毒清热汤加减治疗生殖器疱疹40例疗效观察．北京中医，1999，（4）：14

加味四妙汤

生黄芪10g　党参10g　白术10g　甘草10g　白芍10g　麦冬12g
天冬12g　玄参12g　石斛12g　山药15g　干地黄15g　炒杜仲30g
生薏苡仁30g

【用法】水煎服，每天2次，每日1剂。

【功效】扶正脱毒。

【适应证】**生殖器疱疹（气阴两虚型）**。症见：疱疹反复发作，疱液少，破溃后创面干燥，或少许脓液，伴头晕耳鸣，腰膝酸软，口干渴饮，心烦失眠，舌红、苔少，脉细数。

【来源】徐宜厚．徐宜厚皮肤病临床经验辑要．北京：中国医药科技出版社，1998：23－25

龙虎疱疹汤

龙胆草12g　虎杖12g　白花蛇舌草40g　青木香10g　生地12g
赤芍10g　蒲公英25g　金银花15g　乌药6g

【用法】水煎服，每天2次，每日1剂，15天为1个疗程，间隔7天，再进行第2个疗程。

【功效】清热利湿解毒。

【适应证】**生殖器疱疹（湿热下注型）**。症见：阴部出现群集小水疱，基底周边潮红，或糜烂、灼热痒痛，口苦纳呆，大便不爽，小便黄赤，舌红、苔黄腻，脉弦滑数。

【临证加减】红斑重者，加生栀子10g、贯众12g；水疱多者，加白茅根30g；糜烂甚者，加黄柏10g、苍术10g；皮损破溃者，可用锡类散外涂。

【疗效】以本方治疗生殖器疱疹患者 23 例，痊愈 18 例（阴部疱疹与红斑消失），复发 5 例，总有效率 79.3%。

【来源】林夏，林林．自拟龙虎疱疹汤治疗复发性生殖器疱疹 23 例疗效观察．皮肤病与性病，2000，2（2）：51

🪷 燥湿解毒杀虫法

苦参 30g　土茯苓 30g　白蒺藜 20g　白鲜皮 10g　川椒 10g　大黄 20g　知母 10g　黄柏 10g　白花蛇舌草 20g　蒲公英 20g　半枝莲 20g　白矾 15g

【用法】用水 3000ml 将药浸后，用旺火煎 30 分钟，患者蹲在盆上熏蒸，待皮肤能适应药水温度时，坐浴 20 分钟，注意不要烫伤，每天 2 次，10 日为 1 个疗程。

【功效】燥湿解毒。

【适应证】**生殖器疱疹（热毒内蕴型）**。症见：阴部疱疹糜烂，脓液腥臭，疼痛明显，发热、头痛，纳差、心烦口干，小便短赤，大便无力，舌质红、苔黄腻，脉弦数。

【疗效】以本方治疗生殖器疱疹 36 例，痊愈 28 例（皮肤疱疹消失，水疱、皮损结痂，糜烂、尿道分泌物等症消退，自觉症状消失），有效 8 例（疱疹多数消失，皮损大部分结痂，自觉症状好转）。

【来源】徐福合．燥湿解毒杀虫法治疗生殖器疱疹 36 例．中医外治杂志，1997，6（2）：13

🪷 知柏地黄汤

知母 10g　黄柏 10g　板蓝根 10g　熟地黄 15g　山茱萸 12g　怀山药 20g　茯苓 15g　泽泻 15g　金银花 10g　牡丹皮 20g　太子参 15g　黄芪 30g　赤芍 15g　薏苡仁 15g

【用法】水煎服，每天 2 次，每日 1 剂。

【功效】益气养阴，清热祛湿。

【适应证】**复发性生殖器疱疹（阴虚有热型）**。症见：疱疹反复发作，疱液少，破溃后创面干燥，腰膝酸软，口干渴饮，心烦失眠，舌红、苔少，脉细数。

【临证加减】精神抑郁者加柴胡 9g、郁金 9g；失眠者加夜交藤 15g、合欢皮 15g。

【疗效】以本方治疗复发性生殖器疱疹 32 例，痊愈 18 例（皮损完全消退，症状消失），显效 6 例（皮疹消退≥60%，症状明显改善），有效 5 例（皮疹消退≥20% 而 <60%，症状有所改善），无效 1 例（皮疹消退 <20% 或继续扩大，症状无改善或加剧），复发 1 例（治疗结束时已判定痊愈，6 个月内排除新感染因素而再次发病者），总有效率90.63%。

【来源】谢素华.知柏地黄汤加味联合泛昔洛韦治疗复发性生殖器疱疹疗效观察.湖北中医杂志，2011，33（2）：25

🪷 甘草泻心汤

　　炙甘草 15g　党参 15g　黄芩 10g　大枣 10g　半夏 6g　黄连 5g
干姜 3g

【用法】水煎服，每天 2 次，每日 1 剂。

【功效】清热化湿，安中解毒。

【适应证】**复发性生殖器疱疹（湿热下注型）**。症见：阴部潮红，见多个水疱，或糜烂、灼热痒痛，口苦纳呆，大便不爽，小便黄赤，舌红、苔黄腻，脉弦滑数。

【临证加减】偏虚热则加用西洋参、白薇、白蔹；偏虚寒加大党参用量，并用山药、菟丝子、砂仁（后下）；湿重加炒薏苡仁、白蔻仁、车前子；刺痒灼痛重加紫草、钩藤（后下）；肝郁不舒加柴胡、郁金、川楝子、合欢皮等。

【疗效】以本方治疗复发性生殖器疱疹 40 例，痊愈有效 31 例，无效9例，总有效率 77.5%。

【来源】覃永健，胡赛升．经方甘草泻心汤治疗复发性生殖器疱疹的疗效观察．中国康复，2012，26（6）：437

胆芪蚤休汤

生黄芪 30g　薏苡仁 20g　土茯苓 20g　龙胆草 12g　白花蛇舌草 12g　蚤休 12g　甘草 12g　穿山甲 6g　黄精 12g　枸杞 12g

【用法】水煎服，每天 2 次，每日 1 剂。

【功效】健脾利湿，清热解毒，补益肝肾。

【适应证】生殖器疱疹（脾虚热结）。症见：阴部出现群集水疱，周边潮红，或糜烂、灼热痒痛，口苦纳呆，神倦，小便黄赤，舌红、苔黄腻，脉弦滑数。

【疗效】以本方治疗生殖器疱疹 32 例，痊愈 23 例（全身症状、体征消失，皮损消退 100%，无新出皮损），显效 7 例（皮损消退率 50% 以上），有效 2 例（皮损消退率 30%~50%），总有效率 100%。

【来源】洪彪．胆芪蚤休汤治疗生殖器疱疹的疗效观察．湖北中医杂志，2011，3（11）：41

外用加味珍珠散

珍珠 3g　青黛 3g　雄黄 2g　黄柏 3g　儿茶 6g　冰片 2g　白芷 3g　茵陈 3g

【用法】按此比例研磨制为粉末，过 120 目筛，消毒备用。外阴溃疡可直接将药末涂于溃疡面上，阴道、宫颈处病损，用窥阴器暴露宫颈然后进行常规消毒阴道宫颈，再用消毒过大药棉上喷加味珍珠散 1~2g，放入阴道，每日 1 次，7 天为 1 个疗程。

【功效】清热利湿，解毒生肌。

【适应证】女性生殖器疱疹（热毒内蕴型）。症见：阴部疱疹糜烂，脓液腥臭，疼痛明显，舌质红、苔黄，脉弦数。

【疗效】以本方治疗女性生殖器疱疹 50 例，治愈 45 例（临床症状消失，生殖器水疱溃疡消失），有效 5 例（临床症状明显改善，皮损范围明显缩小或减少，但仍有少量溃疡未愈合），总有效率 100%。

【来源】薛玉芳．外用加味珍珠散治疗女性生殖器疱疹 50 例临床观察．内蒙古中医药，2001，（S1）

❀ 扶正解毒汤

板蓝根 20g　西洋参 5g　虎杖 15g　黄芪 15g　知母 12g　黄柏 12g
白术 10g　淫羊藿 10g　甘草 5g

复发时加紫草 15g　蒲公英 12g　鱼腥草 12g

【用法】水煎服，每天 2 次，每日 1 剂。

【功效】清热解毒，利湿燥湿，补气养阴。

【适应证】**生殖器疱疹（气阴两虚型）**。症见：疱疹反复发作，疱液少，破溃后创面干燥，或少许脓液，伴头晕耳鸣，气短乏力，腰膝酸软，口干渴饮，心烦失眠，舌红、苔少，脉细数。

【疗效】以本方治疗生殖器疱疹 35 例，显效（治疗期间和停药后 3 个月内无复发）及有效 34 例（治疗期间复发次数比治疗前 3 个月的复发次数少和（或）复发时自觉症状减轻），无效 1 例（治疗期间复发次数增多，或复发症状比治疗前加重），总有效率 97.1%。

【来源】谭春明．中药扶正解毒汤治疗复发性生殖器疱疹的临床观察．吉林中医药，2004，24（7）：27

❀ 益气解毒利湿法

生黄芪 30g　板蓝根 30g　薏苡仁 30g　当归 15g　野菊花 15g　黄柏 10g　乌梅 10g　泽泻 10g　贯众 10g　甘草 6g

【用法】水煎服，每天 2 次，每日 1 剂，连服 20 天。

阿昔洛韦 0.2g/次，每日 4 次，连服 7 天。

甘露聚糖酞 5mg 肌内注射，隔日 1 次，共 10 次。

【功效】益气解毒，利湿祛浊。

【适应证】**生殖器疱疹（湿热下注型）**。症见：阴部出现群集水疱，周边潮红，或糜烂，口苦纳呆，大便不爽，小便黄赤，舌红、苔黄腻，脉弦滑数。

【疗效】以本方治疗生殖器疱疹 30 例，痊愈 12 例（治疗结束后观察 2 年内未复发），有效 11 例（治疗结束后，2 年内发作次数少于 4 次），无效 7 例（治疗结束后，2 年内发作次数多于 4 次以上者），总有效率 76.6%。

【来源】曹素清. 益气解毒利湿法治疗生殖器疱疹 30 例. 陕西中医，2007，(7)：844

当归饮子加减

当归 12g　生地 18g　熟地 18g　赤芍 12g　白芍 12g　川芎 12g　荆芥 10g　防风 10g　灸黄芪 18g　白蒺藜 12g　龙胆草 12g　黄连 10g　黄芩 10g　土茯苓 20g　白鲜皮 20g　甘草 6g

【用法】水煎服，每天 2 次，每日 1 剂。

【功效】滋养阴血，清热燥湿，祛风止痒。

【适应证】**顽固性生殖器疱疹（阴阳两虚型）**。症见：阴茎、龟头处水疱，局部瘙痒、疼痛、肿胀，开始为水疱，现破溃流水，难以行房事，且伴随双腿、前胸腹及后背出现丘疹，瘙痒难忍，咽痛，舌红、苔黄稍厚，脉细。

【临证加减】出气热、咽干，生熟地加到 20g，加玄参 12g、麦冬 12g。

【疗效】以本方治疗顽固性生殖器疱疹 1 例，痊愈，随访 3 年未复发。

【来源】戴晓萍. 当归饮子加减治愈顽固性生殖器疱疹. 陕西中医函授，1996，(2)：31

青蓝龙汤

大青叶 35g　板蓝根 35g　龙胆草 9g

【用法】水煎服，每天 2 次，每日 1 剂，14 天为 1 个疗程。

【功效】祛湿解毒凉血。

【适应证】**生殖器疱疹（湿热毒结型）**。症见：外阴生殖器或肛周部位出现多个群集小水疱，疱壁薄，疱液清，易溃破形成浅表糜烂，舌红、苔黄腻，脉弦细，实验室检测 HSV – PCR（＋）。

【临证加减】肝经湿热加柴胡、生地黄、车前子、蒲公英、木通、山药、泽泻各 15g，甘草 6g；正虚邪恋加知母、黄柏、山药、茯苓、泽泻各 12g，党参 30g，黄芪 60g。

【疗效】以本方治疗生殖器疱疹 300 例，治愈 300 例（症状消失，各项检测指标转阴），总有效率 100%。

【来源】负熙章．自拟青蓝龙汤治疗生殖器疱疹 300 例总结．甘肃中医，2003，（3）：23

利湿法

内服方：萆薢 10g　薏苡仁 30g　黄柏 10g　牡丹皮 12g　泽泻 12g
滑石（布包）5g　柴胡 10g　牛膝 6g　板蓝根 15g

外用方：龙胆草 30g　苦参 15g　白鲜皮 15g　黄柏 20g

【用法】水煎服，每天 2 次，每日 1 剂，7 天为 1 个疗程。

外用方药加水 2500ml，煎至 1000ml，略过滤，去渣存液，以手试温度适中为宜，早、晚浸泡患处约 15～20 分钟，7 天为 1 个疗程。

【功效】清热解毒扶正。

【适应证】**生殖器疱疹（湿热毒结型）**。症见：生殖器或其周围出现成群的针尖样大小的水疱，或破溃后露出糜烂面，烧灼感和痒感，或轻微不适。

【临证加减】并发感染，皮损处化脓，加金银花、连翘、蒲公英；烧灼感和痒感明显，加苦参、白鲜皮；反复发作，加黄芪、白术、党参。

【疗效】以本方治疗生殖器疱疹 23 例，治愈 15 例（体征症状消失，治疗后 3 个月内无复发），有效 5 例（体征消失仍有或无痒感，治疗后 3 个月内偶有复发），无效 3 例（体征、症状消失或无明显减轻，治疗后 3 个月内多次复发），总有效率 86.9%。

【来源】蔡秀珍．利湿法治疗生殖器疱疹 23 例．现代中西医结合杂志，1996，(3)：123

🪷 中药坐浴法 1

苦参 60g　大黄 30g　龙胆草 30g　马齿苋 60g　蒲公英 60g　败酱草 60g　土茯苓 30g

【用法】用冷水将中药淹过药约 5cm，浸泡 1 小时，煎 20 分钟，每剂煎 2 次，合并药液约 3000ml，以不烫皮肤为度，每天早、晚坐浴 2 次，每次 20 分钟，7 天为 1 个疗程。

【功效】清热燥湿，解毒杀虫，凉血化瘀，消肿散结。

【适应证】**生殖器疱疹（气滞血瘀型）**。症见：红斑皮损基础上成群的水疱，黏膜处的水疱易破，形成糜烂及溃疡。自觉症状多有灼热、痒痛，多有阴道或尿道分泌物，可伴有排尿困难、腹股沟淋巴结肿大及压痛。

【疗效】以本方治疗生殖器疱疹 23 例，痊愈 19 例（水疱消失，皮损结痂愈合，自觉症状消失），好转 4 例（水疱多数消失，皮损结痂愈合较慢，自觉症状好转），总有效率 100%。

【来源】杨广静．中药坐浴法治疗生殖器疱疹 23 例．中医外治杂志，1996，(1)：20

🪷 中药坐浴法 2

雄黄 30g　黄连 30g　黄柏 30g　百部 30g　大黄 30g　冰片 20g

【用法】将药物加水 1500ml，煮沸 15 分钟弃渣，再将药液放入干净盆内，趁热先以药液之蒸气熏蒸外阴，待药液降温后，用纱布浸药湿敷患处，每日 2 次，每日 1 剂，5 天为 1 个疗程。

【功效】清热解毒，燥湿生肌止痛。

【适应证】**生殖器疱疹（湿热下注型）**。症见：患病部位先有烧灼感，很快在红斑基础上发生 3~10 个成群的红色丘疹伴瘙痒，丘疹很快变成小水疱，3~5 天后变成脓疱，破溃后形成大片的糜烂和溃疡，自觉疼痛，最后结痂而愈。男性好发于龟头、冠状沟、尿道口、阴茎，大腿及臀部等；女性好发于阴唇、阴阜、阴蒂、肛周或阴道。

【疗效】以本方治疗生殖器疱疹 27 例，痊愈 27 例，总有效率 100%。

【来源】张小可．中药熏洗治疗生殖器疱疹 27 例．中华现代皮肤科学杂志，2005，15（5）：465

复方板蓝根合剂

黄芪 30g 板蓝根 15g 大青叶 15g 贯众 15g 黄柏 15g 苦参 15g 苍术 10g 牡丹皮 10g 泽泻 10g 甘草 3g

【用法】水煎服，每天 2 次，每日 1 剂。

【功效】清热利湿解毒，扶正补气。

【适应证】**女性生殖器疱疹（湿热瘀结型）**。症见：生殖器或其周围出现成群的针尖样大小的水疱，或破溃后露出糜烂面，烧灼感和痒感明显。

【疗效】以本方治疗女性生殖器疱疹 45 例，痊愈 29 例（局部皮损消失，无疼痛，随访半年无复发），好转 10 例（局部皮损干燥、结痂、疼痛减轻，或局部皮损消失，但随访半年有复发 1 次以上者），无效 6 例（局部皮损无变化，疼痛依旧），总有效率为 86.6%。

【来源】张雪梅．中西医结合治疗女性生殖器疱疹临床分析．浙江中西医结合杂志，2000，（1）：28

三妙丸加味

苍术 15g 牛膝 15g 白鲜皮 15g 板蓝根 15g 七叶一枝花 15g

黄柏 10g 苦参 10g 炙黄芪 10g 龙胆草 3g 人参叶 30g 生薏苡仁 30g

【用法】水煎服，每天 2 次，每日 1 剂。

【功效】清热解毒，祛湿补气。

【适应证】**生殖器疱疹**。症见：外生殖器部位奇痒或烧灼感，继之出现红斑或丘疹，形成群集水疱、糜烂面或浅溃疡，继而干燥结痂。

【疗效】以本方治疗生殖器疱疹 19 例，疗效满意。

【来源】周文卫. 中医药治疗生殖器疱疹. 中国民间疗法，2004，(7)

龙胆泻肝汤化裁

龙胆草 10g 栀子 20g 黄芩 15g 柴胡 10g 泽泻 30g 木通 10g
甘草 10g 当归 20g 虎杖 15g 苦参 20g 乌梅 30g

【用法】分将上药水煎沸，待凉，加入雌性素 3mg，聚肌胞 4mg，然后患者坐入药液中浸泡 20 分钟，洗净分泌物，蘸干疮面，用龙胆紫涂疮面，敷锡类散盖平疮面至无分泌止。

【功效】清热利湿，解毒化腐，收敛生肌。

【适应证】**龟头疱疹（湿热蕴结型）**。症见：龟头部出现群集小水疱，基底周边潮红，或糜烂、灼热痒痛，小便黄赤，舌红、苔黄腻，脉弦滑数。

【疗效】以本方治疗龟头疱疹 65 例，治愈 52 例（症状消失，疮面愈合，留有色素沉着），显效 13 例（症状减轻，疮面缩小，分泌物减少），总有效率 100%。

【来源】胡长春，胡庆彤. 中西医结合治疗龟头疱疹的临床观察. 中医外治杂志，1999，(1)：39

玉屏风散加味

黄芪 30g 白术 15g 防风 10g 当归 15g 生地黄 15g 黄柏 10g

蒲公英30g 大青叶15g 板蓝根15g

【用法】水煎服，每天2次，每日1剂。

第三煎药液浸洗患处，早、晚各1次，每次20～30分钟。

【功效】扶正燥湿祛邪。

【适应证】**女性生殖器疱疹（邪毒外袭型）**。症见：患处水疱，局部瘙痒、疼痛、肿胀，开始为水疱，破溃流水。

【疗效】以本方治疗女性生殖器疱疹41例，痊愈17例（皮疹消失，免疫荧光检测疱疹病毒阴性，随访1个月内未复发），显效11例（皮疹消失，但免疫荧光检测疱疹病毒阳性或皮疹明显减少，但未完全消退者），有效7例（局部皮疹减少，或皮疹颜色变浅），无效6例（皮疹无明显变化或加重者），总有效率85.37%。

【来源】马秀珍，步焕. 玉屏风散加味治疗生殖器疱疹41例. 医学动物防制，2005，(5)：330

养阴解毒汤

生地20g 麦冬20g 石斛20g 板蓝根30g 马齿苋20g 生薏苡仁20g 大青叶30g 太子参10g 黄柏15g 白花蛇舌草20g 炙鳖甲（先煎）10g 紫草20g

【用法】水煎服，每天2次，每日1剂，15天为1个疗程。

汤汁反复涂于皮损处，每日4～5次，15天为1个疗程。

【功效】养阴清热，解毒利湿。

【适应证】**生殖器疱疹（气阴两虚型）**。症见：疱疹反复发作，疱液少，破溃后创面干燥，或少许脓液，伴头晕耳鸣，腰膝酸软，口干渴饮，心烦失眠，舌红、苔少，脉细数。

【疗效】以本方治疗生殖器疱疹32例，治愈22例（1年中无复发），复发10例（1年中有1次以上复发，而行其他治疗），复发控制率为68.75%。

【来源】沈斐. 养阴解毒汤治疗生殖器疱疹. 中国中医急症，2001，(6)：371

增损双解散加减

僵蚕6g　全蝉蜕12只　片姜黄2g　防风30g　薄荷30g　荆芥穗3g　当归3g　白芍3g　黄连3g　连翘3g　栀子3g　黄芪3g　桔梗6g　石膏（先煎）18g　滑石（包煎）9g　甘草3g　酒浸大黄6g　芒硝6g

【用法】水煎服，每天2次，每日1剂。

【功效】清热解毒利湿。

【适应证】**生殖器疱疹（湿热下注型）**。症见：阴部出现群集小水疱，基底周边潮红，或糜烂、灼热痒痛，口苦纳呆，大便不爽，小便黄赤，舌红、苔黄腻，脉弦滑数。

【疗效】以本方治疗生殖器疱疹37例，治愈29例，复发8例，复发控制率为72.4%。

【来源】周文卫，汤志仁. 增损双解散加减治疗生殖器疱疹. 江苏中医药，2003，(7)：41

中药熏洗湿敷

苦参50g　马齿苋30g　蒲公英30g　败酱草30g　龙胆草25g　白花蛇舌草30g　蛇床子20g　黄柏20g　金银花10g

【用法】用冷水将中药淹过药面约8cm，浸泡1小时左右，煎20分钟，每剂煎2次，合并药液约2000ml，趁热熏洗冷后湿敷，每天3次，每次30分钟，7天为1个疗程。

【功效】消热燥湿，解毒杀虫，凉血化瘀，消肿散结。

【适应证】**生殖器疱疹（湿热下注型）**。症见：男性患者皮损易发生于包皮、龟头、冠状沟、尿道口及阴茎体等处；女性患者的皮损可发生于阴唇、阴道、阴蒂及宫颈等处，皮损为红斑基础上出现成群的小水疱，黏膜处的水疱易破，形成糜烂及溃疡。自觉症状多有灼热、痒痛，多有阴道或尿道分泌物，可伴有排尿困难，腹股沟淋巴结肿大及压痛。

【疗效】以本方治疗生殖器疱疹 26 例，痊愈 19 例（水疱消失，皮损结痂愈合，自觉症状消失），好转 7 例（水疱多数消失，皮损结痂愈合较慢，自觉症状好转），总有效率 73.07%。

【来源】线晓莉．中药熏洗湿敷治疗生殖器疱疹 26 例．新医学导刊，2008，(3)：111

🪷 疱疹汤

板蓝根 20g　大青叶 5g　薏苡仁 30g　土茯苓 30g　白花蛇舌草 20g　黄柏 15g　甘草 10g

外洗方：虎杖 30g　大青叶 30g　紫草 30g　大黄 20g　苦参 30g 枯矾 15g　野菊花 20g

【用法】水煎服，每天 2 次，每日 1 剂。

外洗方水煎至 2000ml，外洗浸泡患处，每日 1 次，约 20 分钟。

用药期间加用潘生丁 50mg 口服，3 次/日。

【功效】消热燥湿，解毒杀虫，凉血化瘀，消肿散结。

【适应证】**生殖器疱疹（湿热毒结型）**。症见：生殖器部位出现散在的痛性红斑、水疱、糜烂、溃疡。

【疗效】以本方治疗生殖器疱疹 40 例，痊愈 36 例（皮损完全消退，未再发者），有效 4 例（用药后皮疹基本消退后，偶有复发），总有效率 100%。

【来源】朱艳芝．自拟疱疹汤治疗生殖器疱疹疗效观察．医学理论与实践，2002，(6)：669

🪷 热疮饮

板蓝根 30g　马齿苋 30g　土茯苓 30g　黄芪 10g　白术 10g　防风 10g　全蝎 12g　蜈蚣 12g　穿山甲 12g　龙胆草 3g　生甘草 6g　黄柏

15g　薏苡仁 15g

【用法】水煎服，每天 2 次，每日 1 剂，20 天为 1 个疗程。

【功效】清热解毒，搜风通络，祛邪外出。

【适应证】**生殖器疱疹（热毒内蕴型）**。症见：阴部疱疹糜烂，脓液腥臭，疼痛明显，发热，头痛，纳差，心烦口干，小便短赤，大便无力，舌质红、苔黄，脉弦数。

【临证加减】肺胃积热者加生大黄 3g（后下）；阴虚内热者加知母 10g。

【疗效】以本方治疗生殖器疱疹 121 例，痊愈 98 例（PCR 查 HSV－DNA，结果转为阴者），总有效率 80.99%。随访 4 个月后，复发 7 例，复发控制率为 92.86%。

【来源】杨嘉鑫．热疱饮治疗复发性生殖器疱疹 121 例．江苏中医，2000，（6）

❀ 甘草泻心汤加西瓜霜外敷

甘草 20g　炙甘草 20g　黄芩 10g　西洋参 9g　干姜 3g　法半夏 10g　黄连 3g　大枣 5 枚（擘）

【用法】水煎服，每天 2 次，每日 1 剂。

外以碘伏清洗创面后用西瓜霜敷，每日 1 次，10 天为 1 个疗程。

【功效】扶正祛邪，清利湿热。

【适应证】**生殖器疱疹（湿热下注型）**。症见：多发于阴茎包皮、冠状沟、阴茎体或尿道口、阴囊处及龟头部位，肉眼可见到大小不等的水疱及破裂后的糜烂面，并且有少许脓性渗出物，伴有疼痛，皮损单发或融合，反复发作者常常发病在原处。

【临证加减】肝经湿热加苦参、薏苡仁、黄柏、苍术清利湿热，大青叶、板蓝根、土茯苓、木贼清热解毒。

【疗效】以本方治疗生殖器疱疹 21 例，痊愈 17 例（用药 10 天疱疹全部干涸、结痂、脱落、消退，可遗留淡褐色沉着斑，巩固治疗 1～3 个疗程后，半年无复发），显效 2 例（用药 10 天水肿、充血、渗液症状明显减轻，皮损干燥，疱疹结痂，大部分消退或消退 70% 以上，巩固治疗 1~3 个疗程后，半年无复发），好转 1 例（用药 10 天皮损消退 30%~70%，巩固治疗 1~3 个疗程后，痊愈半年内复发者），无效 1 例（疱疹消退不明显，症状无减轻或稍有改善，治疗结束后无不洁性接触史而典型症状反复出现），总有效率 90.48%。

【来源】牛文贵.内服甘草泻心汤加外用桂林西瓜霜治疗男性生殖器疱疹 21 例.中国民间疗法，2013，21（10）：43

补中益气汤加减

人参 10g　黄芪 30g　白术 12g　甘草 6g　当归 12g　陈皮 10g　升麻 10g　柴胡 12g　夏枯草 30g　板蓝根 30g　薏苡仁 30g

【用法】水煎服，每天 2 次，每日 1 剂，10 天为 1 个疗程。

口服阿昔洛韦，0.2g/次，每天 5 次，连服 10 天。

【功效】益气补中，清利湿热。

【适应证】**生殖器疱疹（湿热毒蕴型）**。症见：生殖器皮肤黏膜局部皮损鲜红，红疹瘙痒，迅速变为疱疹，灼热刺痛，口苦口渴，舌红、苔薄黄腻，脉弦。

【疗效】以本方治疗生殖器疱疹 24 例，痊愈 19 例（皮损于用药后 5 天内完全消失），显效 4 例（皮损在用药后 7 天内消失），有效 1 例（皮损在用药后 10 天内消失），总有效率 100%。复发 2 例（治疗结束后无不洁性接触史而出现典型症状者），复发控制率为 89.47%。

【来源】贺伟，孙彩梅，温海，等.中西医结合治疗生殖器疱疹 24 例.中国中西医结合杂志，2000，20（2）：109

祛毒洗液

白花蛇舌草 20g　板蓝根 30g　香附 15g　苍耳子 12g　苍术 12g　紫草 12g　黄柏 12g

【用法】加水约 500ml，先泡 20 分钟，武火煮沸后，改小火再煮沸 30 分钟，取液约 200ml 备用，温热至 30~40℃，每次浸泡患处 2 分钟，自然晾干，每日 3~4 次，6 天为 1 个疗程。

【功效】清热解毒祛邪。

【适应证】**男性生殖器疱疹（湿毒浸淫型）**。症见：多发于阴茎包皮、冠状沟、阴茎体或尿道口、阴囊处及龟头部位，肉眼可见到大小不等的水疱及破裂后的糜烂面，并且有少许脓性渗出物，伴有疼痛。

【疗效】以本方治疗男性生殖器疱疹 41 例，痊愈 17 例（皮疹消失，免疫荧光检测疱疹病毒阴性，随访 1 个月内未复发），显效 11 例（皮疹消失，但免疫荧光检测疱疹病毒阳性或皮疹明显减少，但未完全消退者），有效 7 例（局部皮疹减少，或皮疹颜色变浅），无效 6 例（皮疹无明显变化或加重者），总有效率 85.37%。

【来源】杜维祥，负清亮. 祛毒洗液治疗生殖器疱疹的临床观察. 山东中医杂志，2003，22（12）：727

🌸 祛毒汤

生地 25g　金银花 20g　连翘 15g　蒲公英 30g　黄柏 15g　鱼腥草 25g　茯苓 30g　板蓝根 30g　当归 15g　郁金 15g　延胡索 10g　木通 10g　甘草 15g

【用法】水煎服，每天 2 次，每日 1 剂，10 天为 1 个疗程。

口服阿昔洛韦，0.2g/次，每天 5 次，连服 10 天。

【功效】清热解毒利湿，活血化瘀止痛。

【适应证】**生殖器疱疹（湿毒蕴结型）**。症见：疱疹呈 1 个或多个小水疱，有的已破溃，以疼痛为主。

【疗效】以本方治疗生殖器疱疹 108 例，治愈 86 例（疱疹完全消失，破溃面全部愈合，疼痛消失，随访半年无复发者），显效 22 例（疱疹完全消失，破溃面明显好转，疼痛明显缓解，在半年内无复发者），总有效率 100%。

【来源】金玉顺. 生殖器疱疹 108 例诊治体会. 中国当代医药，2010，17（35）：99

黄虎汤

生黄芪 30g 虎杖 30g 土茯苓 30g 生白术 15g 赤芍 20g 牡丹皮 10g 紫花地丁 10g 生地 15g 玄参 15g 麦冬 10g 泽泻 10g 黄柏 10g 甘草 6g

【用法】水煎服，每天 2 次，每日 1 剂。

另取 1 剂水煎浓缩 150ml 外洗，每日 2 次，10 天为 1 个疗程。

【功效】扶正益气，燥湿解毒。

【适应证】**复发性生殖器疱疹（正气亏虚型）**。症见：水疱密集，瘙痒疼痛、肿胀，渗液较少，咽痛，舌红、苔黄，脉细。

【疗效】以本方治疗复发性生殖器疱疹 42 例，显效 40 例（局部水疱全部干涸结痂消失，或留下少许色素沉着），有效 2 例（部分水疱干涸结痂），总有效率 100%。

【来源】廖树琪，毛德文. 黄虎汤治疗复发性生殖器疱疹 42 例临床观察. 湖南中医药导报，2001，4（4）：170

花草清毒汤

金银花 30g 蒲公英 30g 龙胆草 6g 白花蛇舌草 30g 鱼腥草 30g 苦参 10g 萆薢 10g 薏苡仁 18g 黄芪 18g 党参 12g 当归 15g 生甘草 6g

【用法】水煎服，每天 2 次，每日 1 剂。

【功效】清热解毒，凉血泻火，收敛利湿。

【适应证】**复发性生殖器疱疹（火毒入营型）**。症见：阴部出现群集小水疱，基底周边潮红，或糜烂、灼热痒痛，口苦纳呆，大便不爽，小便黄赤，舌红、苔黄腻，脉弦滑数。

【疗效】以本方治疗复发性生殖器疱疹 60 例，痊愈 31 例（1 周内皮疹全部消退愈合，自觉症状消失，观察 18 个月内无复发），显效 18 例（皮损 1 周内愈合，18 个月内复发 1 次），有效 7 例（皮损 1 周内愈合，18 个月内复发 2 次），无效 1 例（皮损 1 周内未能完全愈合或 18 个月内复发 3 次以上），总有效率 93.33%。

【来源】晏勇，刘长山，陈希琳. 花草清毒汤治疗生殖器疱疹 60 例. 江西中医药，2007，(5)：45

扶正败毒汤

黄芪 30g　败酱草 30g　大青叶 30g　紫草 20g　土茯苓 20g　板蓝根 20g　白术 15g　泽泻 15g　柴胡 15g　女贞子 15g　马齿苋 15g　虎杖 15g

【用法】水煎服，每天 2 次，每日 1 剂。

联合服用阿昔洛韦 200mg/次，5 次/日，均连服 1 个月。

【功效】清热燥湿，扶正养阴。

【适应证】生殖器疱疹复发预防（正气亏虚型）。症见：疱疹反复发作，疱液少，破溃后创面干燥，或少许脓液，伴头晕耳鸣，腰膝酸软，口干渴饮，心烦失眠，舌红、苔少，脉细数。

【疗效】以本方治疗患者组年均复发次数显著降低。

【来源】李谦，丁仁明. 自拟扶正败毒汤预防复发性生殖器疱疹复发疗效观察. 中医药临床杂志，2006，16（1）：62

扶莲解毒补虚方

扶芳藤 30g　黄花倒水莲 20g　半边莲 15g　半枝莲 15g　白花蛇舌草 30g　甘草 6g

【用法】水煎服，每天 2 次，每日 1 剂。

【功效】补益气血，解毒除湿。

【适应证】复发性生殖器疱疹（气血亏虚型）。症见：发病前局部感觉异常或自觉轻度刺痒和烧灼感，生殖器或肛周起群簇小水疱，容易破溃形成糜烂面或浅表溃疡，自觉症状很轻微，水疱消退后容易反复发作，病程一般为7~10天，聚合酶链式反应（PCR）检测皮损HSV的DNA阳性。

【疗效】以本方治疗生殖器疱疹50例，痊愈42例，显效4例，有效2例，无效2例，总有效率84%。

【来源】欧柏生，魏飞，冯杲. 壮药扶莲解毒补虚方治疗复发性生殖器疱疹50例. 广西中医药，2012，35（5）：29

养阴清肺汤

生地12g　麦冬9g　玄参6g　甘草6g　贝母6g　牡丹皮6g　薄荷（后下）6g　白芍6g　黄芩12g　西洋参5g　连翘15g　金银花15g　板蓝根20g

【用法】水煎服，每天2次，每日1剂。

【功效】养阴清肺解毒。

【适应证】**女性复发性生殖器疱疹（气阴两虚型）**。症见：疱疹反复发作，疱液少，破溃后创面干燥，或少许脓液，伴头晕耳鸣，腰膝酸软，口干渴饮，心烦失眠，舌红、苔少，脉细数。

【疗效】以本方治疗生殖器疱疹40例，痊愈36例（2周后皮疹伞部消退，仅有色素沉着斑），显效4例（皮疹消火≥60%），无效10例（皮疹消失<60%），复发18例（原皮疹消退后再次出现皮疹，治疗结束后3、6、12个月观察复发率）。

【来源】杨翠萍，崔丹凤，满清霞，等. 自拟养阴清肺汤治疗女性复发性生殖器疱疹疗效观察. 中国麻风皮肤病杂志，2008，24（12）：1022

温胆汤

陈皮10g　半夏10g　茯苓30g　枳实15g　竹茹15g　板蓝根30g

贯众 15g 车前子 30g（包煎） 牛膝 15g 甘草 5g

【用法】水煎服，每天 2 次，每日 1 剂。

阿昔洛韦 0.2g/次，5 次/日，7 天后减至 200mg/日，2 次/日维持，共服 4 周。

肤阴洁外洗，1~2 次/日。

【功效】清热祛湿解毒。

【适应证】**女性复发性生殖器疱疹（湿热毒结型）**。症见：疱疹反复发作，疱疹破溃后渗液，或少许脓液，伴口干口苦，舌红、苔黄腻，脉弦数。

【疗效】以本方治疗女性复发性生殖器疱疹 52 例，治愈 13 例（用药 7 天内皮损愈合，疼痛消失，停药半年内无复发），显效 18 例（用药 7 天内症状体征消失，停药 3 个月后复发），有效 16 例（用药超过 7 天症状体征消失，停药 2 个月内复发），无效 5 例（用药超过 10 天症状体征消失，停药不足 1 个月复发），总有效率 90%。

【来源】杨玉峰，杜少辉，杨瑛.温胆汤加减治疗生殖器疱疹的临床研究.河北中医药学报，2000，15（3）：10

🪷 中药内外合用

内服药处方：紫花地丁 15g 马齿苋 25g 木通 10g 黄精 10g 侧柏叶 10g 白鲜皮 15g 黄柏 10g 赤芍 10g 甘草 8g

外洗药处方：蛇床子 20g 马齿苋 30g 苍耳子 15g 苦参 20g 蒺藜 15g 地骨皮 15g 艾叶 15g 甘草 10g

【用法】内服方：水煎服，每天 2 次，每日 1 剂。

外服方：水煎取汁，外洗患处，每日 1~3 次，每次 10~15 分钟。

【功效】清热解毒，消肿止痒，活血化瘀，祛风燥湿。

【适应证】**生殖器疱疹（热毒内蕴型）**症见：阴部疱疹糜烂，脓液腥臭，疼痛明显，发热，头痛，纳差，心烦口干，小便短赤，大便无力，舌质红、苔黄，脉弦数。

【临证加减】发痒者加浮萍 10g、防风 15g、蝉蜕 10g；作痛者加连翘 10g、升麻 10g、红花 10g、附子 6g；腹泻者加肉桂 10g、砂仁 10g、茯苓 20g；小便刺痛者加车前子 15g、泽泻 10g、茜草 10g、桑白皮 10g；口腔糜烂者加黄连 10g、生地 10g、黄芩 10g；发热者加柴胡 20g、牛蒡子 6g、荆芥 10g、菊花 10g；疮面渗液者加五味子 10g、白及 20g、白芸香 6g。

【疗效】以本方治疗生殖器疱疹 36 例，均治愈，其中 20 例用药 15 天而愈，16 例 20~30 天而愈；有再次复发者，但症状比原来轻。

【来源】董·萨那巴特尔，白彦塔娜，张文成. 中药内外合用治疗生殖器疱疹36 例. 中国民间疗法，2002，1（1）：32

熟黄扶正清毒汤

熟地 30g　黄芪 30g　板蓝根 20g　虎杖 15g　土茯苓 15g　黄柏 12g　连翘 12g　贯众 15g　紫花地丁 15g　生地 15g　玄参 15g　薏苡仁 20g

【用法】水煎服，每天 2 次，每日 1 剂。

【功效】清热解毒，扶正祛邪。

【适应证】复发性生殖器疱疹（气滞血瘀型）。症见：阴部出现水疱，周边潮红，或糜烂、灼热痒痛，口苦纳呆，大便不爽，气短神疲，小便黄赤，舌红、苔黄腻，脉弦滑数。

【临证加减】若腹股沟淋巴结肿大者，加柴胡 12g、夏枯草 15g、丹参 15g；兼脾虚纳呆，去生地、玄参，加白术 12g、陈皮 9g、怀山药 15g；或兼头晕眼花，心悸者，加当归 15g、黄精 15g、枸杞 12g。

【疗效】以本方治疗生殖器疱疹 37 例，治愈 32 例（溃疡愈合后，观察半年未复发），有效 3 例（复发次数比原来明显减少），无效 2 例（复发次数无变化），总有效率为 94%。

【来源】廖有志. 中药治疗复发性生殖器疱疹 37 例观察. 实用中医药杂志，1997，(5)：11

🌸 四妙丸加味

白花蛇舌草30g　黄柏15g　苍术10g　牛膝10g　苦参10g　土茯苓30g　炒薏苡仁30g　防己15g　秦艽15g　炒麦芽10g　川楝子15g

【用法】水煎服，每天2次，每日1剂。

【功效】清热利湿，化浊解毒。

【适应证】**复发性生殖器疱疹（湿浊毒结型）**。症见：阴部疱疹糜烂，脓液腥臭，疼痛明显，发热，头痛，纳差，心烦口干，小便短赤，大便无力，舌质红、苔黄，脉弦数。

【疗效】以本方治疗生殖器疱疹37例，痊愈14例（12个月内未见复发），显效15例（12个月内复发，但次数不超过2次），进步5例（12个月内复发，但次数不超过4次），无效3例（复发时间和频率不变），总有效率78.4%。

【来源】刘建东，张国强，许国文，等．四妙丸加味治疗复发性生殖器疱疹37例临床观察．中国医学创新，2009，(5)：36

🌸 益气祛湿汤

黄芪30g　北沙参30g　炒白术10g　土茯苓30g　猪苓10g　板蓝根30g　黄柏10g　苍术10g　薏苡仁30g

【用法】水煎服，每天2次，每日1剂。

【功效】化湿解毒扶正。

【适应证】**复发性生殖器疱疹（气阴亏虚，邪毒内结型）**。症见：阴部出现水疱，周边潮红湿润，或糜烂、灼热痒痛，口苦纳呆，大便不爽，气短神疲，小便黄赤，舌红、苔黄腻，脉弦滑数。

【疗效】以本方治疗生殖器疱疹31例，显效25例（观察期内未复发），有效3例（观察期内仅复发1次），无效3例（观察期内复发2次或2次以上），总有效率90%。

【来源】王志洋．益气祛湿汤治疗复发性生殖器疱疹临床观察．成都中医药大学，2011

🌸 加减四君子汤

黄芪 30g　白术 15g　北沙参 30g　薏苡仁 30g　猪苓 15g　土茯苓 20g　板蓝根 30g　大青叶 30g　白茅根 30g　黄柏 15g

【用法】水煎服，每天 2 次，每日 1 剂。

【功效】健脾益气养阴，除湿解毒。

【适应证】**复发性生殖器疱疹（气阴两虚型）**。症见：水疱成片，周边潮红湿润，糜烂、灼热痒痛，口苦纳呆，大便不爽，气短神疲，小便黄赤，舌红、苔腻，脉弦滑。

【疗效】以本方治疗生殖器疱疹 31 例，19 例未出现复发，9 例显效，3 例无效，总有效率为 90.3%。

【来源】代军．加减四君子汤治疗复发性生殖器疱疹的临床观察．成都中医药大学，2007

🌸 丹栀银龙汤内服外洗

牡丹皮 15g　栀子 15g　金银花 15g　龙胆草 10g　柴胡 10g　黄芩 10g　白芍 20g　山豆根 10g　白花蛇舌草 20g　炙黄芪 30g　女贞子 10g

【用法】水煎服，每天 2 次，每日 1 剂。

煎煮第 3 次，再加用苦参 15g、黄柏 15g 同煎，取汁 150~200ml，凉温后将外生殖器浸泡药汁中药 30 分钟，每日 2 次，2 周为 1 个疗程，易复发者可坚持治疗 2~3 个疗程。

【功效】清热化湿，解毒泻火。

【适应证】**复发性生殖器疱疹（湿毒内蕴型）**。症见：男性龟头、包皮、冠状沟等部位出现散在性成簇样水疱、红斑、丘疹，局部灼热、疼痛或刺痒，数日后发生糜烂或溃疡；女性位于阴唇、阴蒂、宫颈处，局部灼热、疼痛或刺痒，因潮湿、摩擦，水疱常不明显，多表现为小片浸渍糜烂面或形成浅溃疡。

【疗效】以本方治疗生殖器疱疹 75 例，患者均在 1~3 个疗程结痂痊愈，治愈率 100%。

【来源】胡彦军，李芳琴. 丹栀银龙汤内服外洗治疗生殖器疱疹 75 例. 长春中医药大学学报，2011，27（4）：633

🪷 补气清毒汤

红参 6~10g　炙黄芪 30g　当归 12g　川牛膝 30g　龙胆草 9g　黄芩 9g　黄柏 9g　金银花 12g　白鲜皮 12g　苍术 9g　陈皮 9g

【用法】水煎服，每天 2 次，每日 1 剂。

【功效】扶正驱邪。

【适应证】复发性生殖器疱疹（气虚感毒型）。症见：外阴或子宫颈皮肤黏膜出现针头大或稍大的、密集成簇的水疱，疱液透明，后转混浊，或破溃糜烂，伴有疼痛，疱疹反复发作，病程超过 1 年；平素体弱多病，神疲乏力，腰膝酸软，女性白带多而稀薄，舌质淡、苔白腻或薄黄，脉细弱，或舌红、少苔，脉细数。

【临证加减】发作间歇期去龙胆草、苦参，加薏苡仁 12g、扁豆 9g；阴虚内热去龙胆草、苦参、苍术，加北沙参 12g、麦冬 9g、鳖甲 9g（先煎）。

【疗效】以本方治疗生殖器疱疹 96 例，治愈 77 例（疱疹消失，2 年内无复发），好转 16 例（2 年内复发，但次数明显减少，症状减轻），无效 3 例（复发次数未减少），总有效率 96.9%。

【来源】季平. 补气清毒汤治疗生殖器疱疹 96 例疗效观察. 中国中医药科技，2001，（4）：214

清毒补益汤

板蓝根 15g　大青叶 15g　党参 15g　黄芪 15g　生地黄 12g　麦冬 12g　玄参 12g　白术 12g　甘草 6g

【用法】水煎服，每天 2 次，每日 1 剂，连服 15 天；之后根据病情随症加减，2 天 1 剂，共服 3 个月。

阿昔洛韦 0.2g，口服，每日 5 次，连服15 天；之后每次 0.4g，每日 2 次，共服 3 个月。

【功效】清热解毒，补益肝脾。

【适应证】**复发性生殖器疱疹（热毒郁结，肝脾两虚证）**。症见：生殖器红斑或丘疹或数个群集的小水疱，有的水疱破后形成溃疡，自觉刺痒，有灼热感，全身症状不明显或无，腹股沟淋巴结不肿大。既往有生殖器疱疹史。舌质红或淡红、少津，苔薄白，脉细数或弱。

【疗效】以本方治疗生殖器疱疹34 例，治愈33 例（临床症状体征消失），无效 1 例，总有效率97.06%。观察半年，28 例未复发（临床症状体征消失后半年内不复发），复发 6 例，防止复发总有效率82.35%。

【来源】程良伟.清毒补益汤加阿昔洛韦治疗复发性生殖器疱疹观察.实用中医药杂志，2004，18（5）：27

大青叶汤

大青叶 25g　板蓝根 20g　薏苡仁 30g　土茯苓 20g　柴胡 10g　白花蛇舌草 15g　黄柏 12g　甘草 5g

【用法】水煎服，每天 2 次，每日 1 剂，连服 15 天。

阿昔洛韦片 0.2g，口服，每日 5 次，连服 15 天。

【功效】清肝利胆，解毒除湿。

【适应证】**复发性生殖器疱疹（肝胆湿热型）**。症见：疱疹密集成簇，神疲乏力，腰膝酸软，女性白带多而稠，气味臭秽，舌质淡、苔白腻，脉滑数。

【疗效】以本方治疗生殖器疱疹35例，痊愈32例（皮损于用药后5天内完全消失），显效3例（皮损于用药后7天内消失），好转0例（皮损于用药10天内消失），无效0例（用药10天以上皮损未见消失），总有效率100%。

【来源】陈贯宏.自拟大青叶汤加阿昔洛韦治疗复发性生殖器疱疹35例.江西中医药,2007,（2）：31

🪷 知柏柴苓汤

薏苡仁30g 板蓝根20g 虎杖15g 土茯苓15g 黄芪15g 泽泻15g 赤芍15g 黄柏12g 知母12g 紫草12g 龙胆草10g 柴胡10g 甘草6g

【用法】水煎服，每天2次，每日1剂。

阿昔洛韦片0.2g，口服，每日2次，3个月为1个疗程。

【功效】清热解毒，利湿燥湿，益气养阴。

【适应证】**复发性生殖器疱疹（阴虚有热型）**。症见：疱疹反复发作，疱液少，破溃后创面干燥，或少许脓液，伴头晕耳鸣，腰膝酸软，口干渴饮，心烦失眠，舌红、苔少，脉细数。

【疗效】以本方治疗生殖器疱疹41例，有效36例（治疗期间无复发或治疗期间复发次数比治疗前3个月的复发次数减少，或复发时症状减轻），无效5例（治疗期间复发次数同治疗前或增多，或复发症状比治疗前加重），总有效率87.8%。

【来源】冯桥."知柏柴苓汤"治疗复发性生殖器疱疹41例.江苏中医药,2003,24（1）：29

🪷 黄芪扶正饮

黄芪20g 金银花20g 土茯苓15g 白花蛇舌草15g 薏苡仁30g 板蓝根30g 马齿苋30g 紫草15g 黄柏9g 白术15g 苍术15g 当

归 15g　红花 10g　甘草 10g

【用法】水煎服，每天 2 次，每日 1 剂。

阿昔洛韦片 0.2g，口服，每日 2 次，3 个月为 1 个疗程。

【功效】益气解毒，清热利湿，扶正祛邪。

【适应证】**复发性生殖器疱疹（正虚邪恋型）**。症见：疱疹反复发作，疱液少，破溃后创面干燥，或少许脓液，伴头晕耳鸣，腰膝酸软，口干渴饮，心烦失眠，舌红、苔少，脉细数。

【疗效】以本方治疗复发性生殖器疱疹 31 例，痊愈 31 例（皮损完全消失，皮肤恢复正常），总有效率 100%。随诊 6 个月，复发 10 例，复发控制率 67.7%。

【来源】史永俭，杜锡贤，张春红，等. 黄芪扶正饮治疗复发性生殖器疱疹的临床观察. 中国中西医结合杂志，2008，3（3）：222

抗病毒 I 号方内服外洗

苦参 15g　土茯苓 15g　地肤子 15g　败酱草 15g　蒲公英 15g　白头翁 15g　白花蛇舌草 15g　虎杖 15g　牡丹皮 15g　生甘草 15g　炒白术 15g　黄柏 10g　白果 10g

【用法】水煎服，每天 2 次，每日 1 剂。

剩余药渣再加水 2000～5000ml 煎煮 15～20 分钟，用 35℃ 药液浸洗局部，或用 6～8 层纱布块敷贴患处或坐浴，7 天为 1 个疗程。

【功效】清热解毒利湿。

【适应证】**生殖器疱疹（湿热蕴结下焦证）**。症见：阴部水疱周边潮红，或糜烂、灼热痒痛，口苦纳呆，大便不爽，小便黄赤，舌红、苔黄腻，脉弦滑数。

【疗效】以本方治疗复发性生殖器疱疹 158 例，痊愈 26 例（生殖器疱疹消失，伴发症状消失），显效 28 例（疱疹数量减少，伴发症状基本消失），有效 68 例（疱疹数量减少，伴发症状减轻），无效 36 例（与治疗前比较疱疹不变，伴发症状无改变或加重），总有效率77.2%。

【来源】王知侠，朱经建. 抗病毒 I 号方法治疗生殖器疱疹 158 例临床观察. 陕西中医函授，1997，（23）

🪷 解毒消疹汤

马齿苋18g　白花蛇舌草15g　金银花15g　土茯苓15g　生地12g
赤芍12g　女贞子12g　黄芪15g　苍术10g　薏苡仁15g　柴胡10g
板蓝根12g　甘草3g

【用法】水煎服，每天2次，每日1剂。

配合外敷，及盐酸伐昔洛韦口服，0.3g/次，每天2次。

【功效】清热解毒，益气养阴，祛湿健脾，活血化瘀。

【适应证】**复发性生殖器疱疹（湿毒瘀结型）**。症见：阴茎包皮、龟头及阴部皮肤黏膜和女性外阴部皮肤的成群水疱，局部灼热、刺痛、瘙痒。PCR检测皮损 HSV－2 为阳性。

【临证加减】腰骶部酸痛者加牛膝；局部灼痛明显者加延胡索、香附；局部渗出多者去生地加白芷；伴小便不利者加车前子、泽泻；大便秘结者加大黄；心烦不眠者加栀子、夜交藤。

【疗效】以本方治疗生殖器疱疹30例，痊愈15例（皮疹全部消失1年未见复发者），显效9例（1年复发1~2次且症状体征轻微者），有效4例（1年复发3~5次局部症状体征减轻者），无效2例（1年仍复发6次以上且症状体征无明显改善者），总有效率93.33%。

【来源】苏华. 中西医结合治疗复发性生殖器疱疹30例临床观察. 中国性科学，2009，18（4）：34

🪷 中药经验方

黄芪30g　败酱草30g　板蓝根15g　茵陈15g　土茯苓20g　熟地

20g　泽泻 15g　虎杖 15g　甘草 5g

【用法】水煎服，每天 2 次，每日 1 剂。

泛昔洛韦 0.25g，口服，每日 3 次，共 20 天。

胸腺肽注射液 50mg，肌内注射，隔日 1 次，共 10 次。

【功效】燥湿解毒，扶正祛邪。

【适应证】**复发性生殖器疱疹（湿毒内结型）**。症见：群集水疱，后形成浅表溃疡，自觉灼热疼痛，病程短，每年复发在 2 次以上。从病损的底部刮取感染病毒细胞，用免疫荧光法测定检查病毒包涵体阳性。

【疗效】以本方治疗复发性生殖器疱疹 77 例，痊愈 29 例（皮损完全消退，症状消失），显效 31 例（皮疹消退≥60%，症状明显改善），有效 14 例（皮疹消退≥20% 而＜60%，症状有所改善），无效 3 例（皮疹消退＜20% 或继续扩大，症状无改善或加剧），总有效率96.1%。复发6 例（治疗结束时已判定痊愈，6 个月内排除新感染因素而再次发病者），复发控制率79.3%。

【来源】杨成. 中西医结合治疗复发性生殖器疱疹 77 例临床观察. 中医药导报，2005，11（11）：35

清毒圣汤

金银花 15g　紫花地丁 15g　赤茯苓 10g　牡丹皮 10g　泽泻 10g
薏苡仁 30g　川楝子 5g　黄芩 10g　黄柏 10g　滑石 10g（布包）　川木通 10g　萆薢 10g

【用法】水煎服，每天 2 次，每日 1 剂，14 天为 1 个疗程。

【功效】清热利湿解毒。

【适应证】**复发性生殖器疱疹（湿热下注型）**。症见：群集水疱，后形成浅表溃疡，自觉灼热疼痛，病程短，每年复发在 2 次以上。从病损的底部刮取感染病毒细胞，用免疫荧光法测定检查病毒包涵体阳性。

【疗效】以本方治疗复发性生殖器疱疹 60 例，治愈 46 例（临床症状全部消失，HSV 检查恢复正常，为阴性），显效 8 例（临床症状基本消失，HSV

检查基本恢复正常），有效 3 例（临床症状好转，HSV 检查转为弱阳性），无效 3 例（症状改变不明显，HSV 检查为阳性），总有效率为 95%。

【来源】陈初梅．自拟清毒圣汤治疗生殖器疱疹．中华现代中医学杂志，2010，6（1）：52

🪷 清疱汤

西洋参 6g　黄芪 30g　黄精 15g　大青叶 12g　赤芍 12g　土茯苓 12g
熟地 15g　虎杖 12g　紫草 10g　苦参 12g　沙参 12g　当归 10g　甘草 6g

【用法】水煎服，每天 2 次，每日 1 剂。

伐昔洛韦片 0.3g，口服，2 次/日。

重组人 IL－2 注射液 20 万单位皮下注射，隔日 1 次，4 周为 1 个疗程，连用 3 个疗程。

【功效】益气养阴，滋补肝肾，清热燥湿解毒。

【适应证】复发性生殖器疱疹（气阴亏虚型）。症见：在生殖器及肛门周围发生簇集性丘疱疹，可变成小水疱、破溃、糜烂形成溃疡，自觉灼热疼痛，病程短，每年复发 >2 次；血清 HSV－2IgG、IgM 阳性和（或）HSV－1IgG、IgM 阳性或取疱底分泌物检测 HSV－2DNA 和（或）HSV－1DNA 阳性。

【疗效】以本方配合西医治疗复发性生殖器疱疹 70 例，治愈 27 例（疗效指数 100%），显效 29 例（疗效指数 60% ~），有效 12 例（疗效指数 30% ~），无效 2 例（疗效指数 <30%），总有效率为 97.14%。6 个月后复发 5 例，复发控制率为 81.48%。

【来源】成桂明．自拟清疱汤在治疗复发性生殖器疱疹中的协同作用研究．南方医科大学学报，2010，30（6）：1422

🪷 二丁汤加转移因子

紫花地丁 30g　黄花地丁 30g　白花蛇舌草 30g　龙胆草 10g　青

木香 10g　黄柏 10g　栀子 10g　金银花 10g　乌药 5g　甘草 5g

【用法】水煎服，每天 2 次，每日 1 剂，10 天为 1 个疗程。

转移因子干燥粉剂（2mg×2），均匀扑撒于皮损表面，每日 1 次至痊愈。

【功效】清热燥湿解毒。

【适应证】**女性复发性生殖器疱疹（湿毒内蕴型）**。症见：外生殖器部、大小阴唇间、前庭阴道及宫颈处分别可见集簇小水疱，疱内为透明浆液，周围绕以红晕，部分红斑、糜烂，可有全身不适与高热。

【疗效】以本方配合转移因子治疗复发性生殖器疱疹 14 例，痊愈 14 例（疼痛和不适症状缓解，皮疹脱痂、阴部疱疹与红斑消失），总有效率为 100%。随访 12 个月后复发 4 例，复发控制率为 71.49%。

【来源】马秀清，钟莉莉，钟世醒，等. 自拟中药二丁汤加转移因子治疗女性复发性生殖疱疹 14 例. 全国第六届中西医结合妇产科学术会议论文及摘要集，2002

🌸 养阴祛邪汤

熟地 15g　山茱萸 15g　山药 15g　紫草 12g　大青叶 12g　白花蛇舌草 12g　虎杖 12g　泽泻 12g　牡丹皮 12g　茯苓 12g　薏苡仁 18g　甘草 6g

【用法】水煎服，每天 2 次，每日 1 剂。

【功效】养阴清热，利湿解毒。

【适应证】**复发性生殖器疱疹（湿热蕴毒型）**。症见：疱疹反复发作，疱液少，破溃后创面干燥，或少许脓液，伴头晕耳鸣，腰膝酸软，口干渴饮，心烦失眠，舌红、苔少，脉细数。

【疗效】以本方治疗复发性生殖器疱疹 40 例，有效 30 例（治疗期间无复发或复发次数较治疗前减少），无效 10 例（治疗期间复发次数与治疗前相同或增多），总有效率 75%。

【来源】张剑，杨文信，叶田. 养阴祛邪汤治疗复发性生殖器疱疹临床观察. 中国皮肤性病学杂志，2004，18（9）：565

🪷 疱疹排毒汤

太子参 15g　黄芪 15g　麦冬 15g　生地 18g　泽泻 10g　茯苓 10g

金银花 10g　板蓝根 15g　黄柏 9g　薏苡仁 20g　龙胆草 9g　萆薢 15g

【用法】水煎服，每天 2 次，每日 1 剂。

【功效】清热解毒扶正。

【适应证】**复发性生殖器疱疹（气阴不足型）**。症见：龟头部、冠状沟或阴茎体反复发生水疱并且水疱易破，破后灼热疼痛，而后逐渐结痂。

【疗效】以本方治疗复发性生殖器疱疹 43 例，治愈 9 例（经治疗后生殖器部位不再发生水疱，随访 1 年无复发），好转 27 例（经治疗后复发频率下降至 1 次/半年，并且复发时水疱明显减少或无水疱发生），有效 7 例（经治疗后复发次数减少至 1 次/3 个月，复发时水疱明显减少或无水疱发生），无效 0 例（经治疗后复发频率未下降、水疱不减少），总有效率 100% 。

【来源】陆江涛．疱疹排毒汤治疗复发性生殖器疱疹的临床观察．中国热带医学，2007，(10)：1885

🪷 疱清洗剂

赤芍 15g　黄柏 15g　大黄 15g　紫花地丁 30g　马齿苋 30g　五倍子 15g　儿茶 15g

【用法】药物加水 2000ml，煮沸 30 分钟后弃渣，再将药液倒入干净盆内，趁热先以蒸汽熏蒸外阴或肛周，待药液降温后，再用干净纱布浸药液湿敷患处，5 天为 1 个疗程。

口服阿昔洛韦，每次 0.2g，每天 5 次，5 天为 1 个疗程。

【功效】清热燥湿，解毒祛邪。

【适应证】**复发性生殖器疱疹（邪毒未清型）**。症见：阴部疱疹糜烂，脓液腥臭，疼痛明显，发热，头痛，纳差，心烦口干，小便短赤，大便无力，舌质红、苔黄，脉弦数。

【疗效】以本方熏洗联合阿昔洛韦治疗复发性生殖器疱疹 16 例，能有效地缩短皮损愈合时间，促进皮损的修复，减轻临床症状。

【来源】龚五洲，冯丽蓉. 中药"疱清洗剂"熏洗联合阿昔洛韦片治疗复发性生殖器疱疹 16 例. 世界中医药，2008，(6)：351

中药外洗内服

内服方：马齿苋 30g 薏苡仁 30g 丹参 12g 板蓝根 15g 夏枯草 15g 柴胡 10g 猫爪草 15～20g 甘草 6g。

外洗方：马齿苋 30g 猫爪草 30g 板蓝根 30g 白矾 20g 夏枯草 15g

【用法】内服方：水煎服，每天 2 次，每日 1 剂。

外洗方：药物加水 2000ml，煮沸 30 分钟后弃渣，再将药液倒入干净盆内，趁热先以蒸汽熏蒸外阴或肛周，待药液降温后，再用干净纱布浸药液湿敷患处，5 天为 1 个疗程。

口服阿昔洛韦，每次 0.2g，每天 5 次，5 天为 1 个疗程。

【功效】祛湿疏肝解毒。

【适应证】**生殖器疱疹（邪毒侵袭型）**。症见：阴部疱疹糜烂，脓液腥臭，疼痛明显，舌质红、苔黄，脉弦数。

【疗效】以本方治疗复发性生殖器疱疹 30 例，治愈 19 例（皮损全部消失，3 个月以上无复发），好转 11 例（皮损干燥结痂，但 3 个月内有复发），总有效率 63.3%。

【来源】孙维斌. 中医药治疗生殖器疱疹 30 例. 新中医，1999，31（10）：47

知柏地黄汤

知母 15g 生地 15g 熟地 15g 牡丹皮 15g 玄参 15g 黄柏 12g

泽泻 12g 山茱萸 10g 白芍 10g 车前子 10g 板蓝根 20g

【用法】水煎服，每天 2 次，每日 1 剂。

第三煎熏洗外阴，每日 1 次。

【功效】养阴清热解毒。

【适应证】**复发性生殖器疱疹（肝肾阴虚型）**。症见：起疹前局部有烧灼感、针刺感或感觉异常；外生殖器或肛门周围群簇小水疱，很快破溃形成糜烂或浅溃，自觉烧灼感、针刺感、疼痛感或感觉瘙痒。疱疹反复发作，疱液少，伴心烦失眠、头晕耳鸣，腰膝酸软，咽干口渴，舌红、少苔，脉细。

【疗效】以本方治疗复发性生殖器疱疹 56 例，痊愈 41 例（12 个月无复发），显效 5 例（1 个月内复发，但复发频率减小），有效 8 例（6 个月内复发，复发频率减小），无效 2 例（复发时间和频率不变），总有效率为 96.4%。

【来源】张昕. 知柏地黄汤治疗复发性生殖器疱疹 56 例. 实用中医药杂志, 2000, (5)：14-15

导赤散合六味地黄汤

生地黄 15g　木通 7.5g　生甘草 10g　竹叶 10g　熟地黄 25g　山茱萸 15g　山药 15g　牡丹皮 10g　茯苓 10g　泽泻 10g　黄芪 35g　大青叶 30g

【用法】水煎服，每天 2 次，每日 1 剂。

第三煎熏洗外阴，每日 1 次。

【功效】清心养阴通淋，扶正祛邪。

【适应证】**复发性生殖器疱疹（心肾不交型）**。症见：阴部疱疹糜烂，脓液腥臭，发热、头痛，纳差、心烦口干，腰膝酸软，小便短赤，舌质红、苔黄，脉沉细。

【临证加减】伴腹股沟淋巴结肿大者加金银花、连翘、黄柏。

【疗效】以本方治疗复发性生殖器疱疹 38 例，治愈 38 例，1 年后复发 15 例，复发控制率为 60.53%。

【来源】王桂艳. 导赤散合六味地黄汤治疗生殖器疱疹 38 例. 中国中医急症, 2010, 19（5）：804

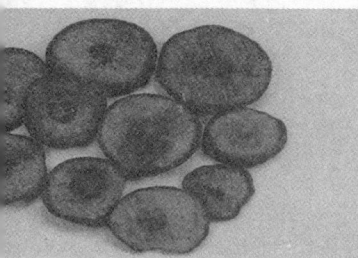

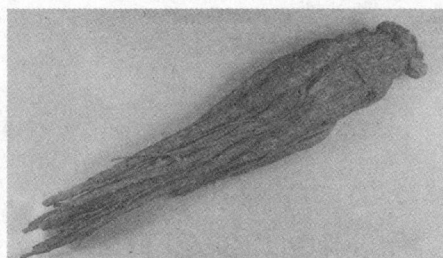

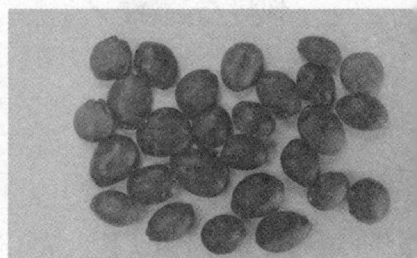

第九章

滴虫性阴道炎

　　滴虫性阴道炎是由阴道毛滴虫引起的以黄绿色泡沫白带增多与外阴瘙痒为主要症状的性传播疾病，本病十分常见，属于滴虫病范畴。广义上滴虫病是指阴道毛滴虫、人毛滴虫及口腔毛滴虫分别寄生于人体泌尿生殖道、肠道及口腔内引起疾病的总称，其中阴道毛滴虫引起的阴道炎最为常见。临床表现为带下量多，呈灰黄色泡沫状，味道臭秽，伴外阴及阴道瘙痒灼痛，甚者可见失眠。本病还可导致尿道感染、产后感染及不孕症，该病潜伏期不明确，主要通过性交传播，也可通过浴室、脚盆、脚布、游泳池或消毒不严的医疗器械作为媒介途径进行传染，比较难治，且易复发，严重影响妇女健康。

　　滴虫性阴道炎大致属于中医学"带下"、"阴痒"范畴。系脾虚生湿，湿热互结，损伤任带，湿热蕴结生虫或外感不洁，邪毒内侵，虫浊阴中所致，主要是肝、肾、脾功能失常，多因性交不洁，感染虫毒，虫扰阴部，发为阴痒；或脾虚湿盛，郁久化热，湿热蕴结于下焦；或因忧思恼怒，肝郁日久化热、夹湿下注所致，病变部位多在下焦，局部症状明显。辨证分型多见肝经湿热、肝肾阴虚，医家多注重外治法，兼以内治法，治疗多清热解毒、燥湿杀虫、祛风止痒。

🪷 大黄方

大黄 10g　远志 5g　补骨脂 10g

【用法】大黄、远志、补骨脂以 1∶0.5∶1 的比例配制，共研细末，用甘油脂肪酸酯制成栓剂，每日 1 次，阴道用药，15 天为 1 个疗程。

【功效】清热解毒，凉血消肿。

【适应证】**滴虫性阴道炎（湿热蕴毒型）**。症见：外阴瘙痒难忍，灼热感，有性交痛，白带多呈黄色或黄绿色脓性、泡沫状或呈浅豆沙色，有时可合并尿路感染。

【疗效】以本方治疗滴虫性阴道炎例，治愈 36 例，仅 1 例无效，总有效率达 97.2%。

【来源】张玉兰，王云霞．大黄方治疗滴虫性阴道炎．山东中医杂志，2002，21（8）：485

🪷 外洗方

苦参 50g　蛇床子 50g　地肤子 50g

【用法】甲硝唑片剂 2g，维生素 B_6 20mg，睡前顿服。

次日晨起用苦参 50g、蛇床子 50g、地肤子 50g 水煎药液稀释到 2000ml，水温适宜，阴道冲洗浴 30 分钟，同时更换内裤、床单。

【功效】清热利湿，杀虫止痒。

【适应证】**滴虫性阴道炎（肝经湿热型）**。症见：自觉外阴瘙痒、烧灼痛、蚁走感，白带增多呈稀薄的泡沫状，有腥味。妇科检查见外阴红肿，部分患者外阴等处皮肤破溃，有湿疹，白带多，呈现黄绿色并有泡沫，阴道壁及子宫颈黏膜潮红，有散在出血点；化验室检查镜下滴虫（＋）。

【疗效】以本方治疗滴虫性阴道炎 153 例，治愈 150 例，用药后自觉外阴瘙痒及烧灼感好转，72 小时后妇科检查见外阴破溃及湿疹结痂，红肿消退，白带减少，色白，阴道壁及子宫黏膜颜色转为正常，复查镜下滴虫阴性，治愈率达 98%。

【来源】牛玉梅，马进城．中西医结合治疗滴虫性阴道炎 153 例．河北中医，2007，29（1）：45

二妙虎参煎剂

　　苍术　金银花　百部各 30g　黄柏　花椒　明矾各 15g　虎杖根 100g　苦参　蛇床子　地肤子各 60g　白鲜皮 45g

【用法】将上药加水 3000ml，先浸泡 10 分钟，文火煎 20~30 分钟，滤渣取汁，取 150ml 趁热熏之，温后用布擦洗外阴部 10~15 分钟，早、晚各治疗 1 次。长线栓紧棉球浸入 2 药液，临睡前纳入阴道深处，晨起取出，每剂药可用 2~3 天，10 天为 1 个疗程，治疗 1~3 个疗程。

西药口服甲硝唑 400mg，每日 2 次，7 天为 1 个疗程，治疗 1~3 个疗程（妊娠早期 3 个月内不服用）。每日换洗衣物。

【功效】清热解毒，燥湿止带，杀虫止痒。

【适应证】**滴虫性阴道炎（湿热蕴结型）**。症见：阴道分泌物增多，伴外阴瘙痒灼痛，分泌物为黄绿色、泡沫状、腥臭味。妇科检查：阴道黏膜充血，有散在出血点。实验室检查阴道分泌物找到滴虫。

【疗效】以本方治疗滴虫性阴道炎 256 例，治愈 243 例（症状、体征消失，病原菌连续 3 次月经后镜检阴性），占 94.92%；有效 13 例（症状、体征明显减轻，病原菌镜检阳性），占 5.08%。总有效率达 100%。

【来源】王杰．中西医结合治疗滴虫性阴道炎 256 例．内蒙古中医药，2012，（22）：26

坐浴熏洗方

　　蛇床子 30g　白鲜皮 30g　苦参 30g　黄柏 30g　花椒 30g　冰片 3g

【用法】甲硝唑每次口服 0.4g，1 天 3 次。

　　睡前用中药煎水坐浴熏，用纱布包诸药，以水煎汤后取出药袋，将药汤入盆，坐浴 20 ～ 30 分钟，并自用纱布蘸药液擦洗阴道。治疗期间勤换内裤，并用开水泡煮消毒，阳光暴晒。严禁同房。每次月经干净后用药，1 个疗程 7 天，连用 3 个月。

【功效】清热燥湿，杀虫止痒。

【适应证】**滴虫性阴道炎（湿热生虫型）**。症见：阴道分泌物增多，外阴瘙痒，性交疼痛。

【疗效】以本方治疗滴虫性阴道炎 30 例，总有效 29 例，其中治愈 27 例（症状及体征消失，连续 3 次月经后检查阴道分泌物，均未找见滴虫），总有效率 96.7%。

【来源】范丽欣. 甲硝唑阴道泡腾片与中药熏洗联合治疗滴虫性阴道炎 60 例疗效观察. 中国医药指南，2010，8（30）：241－242

🪷 蛇凤汤

　　蛇床子 10g　苦参 10g　凤眼草 6g　山豆根 10g　黄柏 6g　明矾 5g

【用法】上药加水 1000ml，煎开 10 分钟，待温后洗浴。病位较深者，洗浴后用消毒纱布浸药液加线置阴道，2 小时后取出。

　　辨证属肝经湿热下注内服龙胆泻肝丸；肝郁脾虚内服丹栀逍遥丸，均每日 2 次，每次 9g，连服 2 周 ～ 1 个月。

【功效】清热燥湿止痒。

【适应证】**滴虫性阴道炎（湿热下注型）**。症见：阴道分泌物增多，外阴瘙痒疼痛，分泌物为黄绿色、泡沫状，腥臭味明显。

【疗效】以本方治疗滴虫性阴道炎 31 例，痊愈 24 例（自觉症状消失，阴道分泌物镜检无滴虫，悬滴法滴虫培养检查阴性，月经及白带正常，随访 1 年无复发），占 77.42%；有效 5 例（自觉症状消失，阴道分泌物镜检无滴虫，1 年内有复发），占 16.13%；无效 2 例（症状缓解但无明显改善，阴道分泌物镜检滴虫阳性继用此方治疗无明显效果），占 6.45%。总有效率为 93.55%。

【来源】方敬，宁洪端，宁廷勇，等．蛇凤汤外洗治疗滴虫性阴道炎 31 例．河北中医，2002，24（12）：905

萆薢渗湿汤合龙胆泻肝汤加减

内服方：萆薢 15g 薏苡仁 20g 黄柏 10g 茯苓 10g 牡丹皮 10g 泽泻 10g 通草 15g 滑石（包煎）10g 栀子 10g 黄芩 10g 柴胡 10g 车前子 10g 白鲜皮 15g 苦参 10g。

外洗方：黄柏 10g 地肤子 20g 蛇床子 20g 透骨草 15 白鲜皮 20g 苦参 15g 蛇蜕 10g 蝉蜕 10g

【用法】内服方头煎加水约 500ml，先泡 20 分钟，武火煮沸后，改小火再煮沸 30 分钟，取液约 200ml；二煎，加水约 400ml，武火煮沸后，改小火再煮沸 30 分钟，取液约 200ml；两煎药汁混合后，分成 2 份，分早、晚口服（温服），每天 2 次，每日 1 剂。

外洗方煎液趁热外洗，每天 2 次，每次 15～30 分钟，日 1 剂，7 天为 1 个疗程。治疗期间禁忌性交，忌食辛辣、海鲜，妊娠及经期停用。

【功效】健脾祛湿，清热泻火，杀虫解毒。

【适应证】**滴虫性阴道炎（湿郁化热型）**。症见：阴部瘙痒，带下量多，呈乳白色泡沫状，白黄相杂，有腥臭味，阴部瘙痒难忍，腰膝酸软，身疲乏力，舌红、苔黄腻，脉弦细。白带涂片检查有滴虫。

【临证加减】若伴赤带者，加地榆 10g；伴腥臭者，加鱼腥草 15g、金银花 20g。

【疗效】以本方治疗滴虫性阴道炎 40 例，治愈 25 例（自觉症状完全消失，阴道分泌物涂片检查 3 次以上均为阴性），显效 11 例（自觉症状明显减轻，瘙痒减轻），无效 4 例（用药后临床症状、体征、阴道分泌物涂片检查无变化），总有效率达 90%。

【来源】刘北煦，闫淑芳．滴虫性阴道炎的中医治疗．黑河科技杂志，1999，(3)：50

🌸 狼毒汤外洗方

狼毒 30g　蛇床子 30g　地肤子 30g　金银花 30g　黄柏 30g　冰片 3g　枯矾 3g

【用法】取狼毒、蛇床子、地肤子、金银花、黄柏，加水 1500～3000ml，水煎去渣，将冰片、枯矾放入药液中，待冷却至 35～40℃ 时坐浴熏洗，早、晚各 1 次，每次 30～40 分钟，7 天为 1 个疗程。

【功效】清热解毒，燥湿杀虫。

【适应证】**滴虫性阴道炎合并妊娠（湿毒瘀结型）**。症见：白带量多、质稀、色黄、有异味，外阴及阴道瘙痒，有时难以忍受，小便黄，大便正常。妇科检查见外阴湿疹，阴道黏膜及宫颈明显充血，有泡沫样脓性白带，白带涂片检查阴道滴虫（+～+++）。

【疗效】以本方治疗滴虫性阴道炎 326 例，治愈 312 例（治疗 1 个疗程后，检查阴道及外阴炎症明显消失，黏膜恢复，3 次复查白带涂片阴性），好转 10 例（治疗 1～2 个疗程后，外阴及阴道瘙痒减轻，黄白色脓性分泌物减少，无臭味，白带涂片阴性，有时复发），无效 4 例（与治疗前无明显差别，检查时可见阴道黏膜有散在的红色斑点，分泌物中可找到滴虫），总有效率达 98.2%。用药最短 5 天，最长 21 天，平均 13 天，大部分用药 1 个疗程即愈。

【来源】岳梅，王兴兰. 狼毒汤外洗治疗滴虫性阴道炎 326 例. 四川中医，1999，17（8）：48－49

🌸 妇炎康栓

黄连　黄柏　蛇床子　大黄　川楝子各 60g

【用法】黄连、黄柏、蛇床子、大黄、川楝子一起捣碎后煎煮 3 次，每次至少 1 小时，将所有煎液合并，再将其浓缩至 1000ml，将 600ml 明胶与 1000ml 甘油掺入浓缩的煎液中，将其混合；将混合液倒入紫草油栓具内，冷却后冷藏，制备 1000 粒栓。制备的妇炎康栓剂放入阴道内，并口服甲硝唑片剂 1 片 （0.4g），每天 3 次，1 周为 1 个疗程，共 3 个疗程。

【功效】清热解毒，利湿止带。

【适应证】**滴虫性阴道炎（湿热蕴毒型）**。症见：阴道瘙痒，白带增多，质稀有泡沫、秽臭。

【疗效】以本方治疗滴虫性阴道炎 108 例，治愈 97 例（阴道及外阴奇痒症状消失，白带正常，停药 3 个月无复发，各项检查均正常），有效 8 例（白带正常，其他症状减轻，阴道分泌物检查有异常），无效 3 例（治疗前后阴道分泌物检查及其他各项检查无变化），总有效率达 97.2%。

【来源】王丽君，朱伟群，晏桂华，等. 妇炎康栓联合甲硝唑治疗 108 例滴虫性阴道炎疗效分析. 亚太传统医药，2014，10（4）：126 – 127

🪷 黄鹤止痒方

黄柏 20g　仙鹤草 30g　金银花 15g　鸡冠花 10g　生地 15g　紫草 20g　苦参 10g　白鲜皮 10g　茵陈 15g　百部 10g　蛇床子 10g

【用法】加工制成药液，每袋 150ml，按 1:10 的比例加入温开水稀释，搅匀后坐浴，早、晚各 1 次，每次 20~30 分钟，10 天为 1 个疗程。病情轻者治疗 1 个疗程，病情重者可连续治疗 2~3 个疗程，经期停药。

【功效】清热解毒，除湿止痒。

【适应证】**滴虫性阴道炎（湿热下注型）**。症见：阴道分泌物增多，伴外阴瘙痒灼痛，分泌物为黄绿色、泡沫状、腥臭味。

【疗效】以本方治疗滴虫性阴道炎 50 例，痊愈 43 例（症状、体征消失，阴道分泌物检查转为正常，停药 3 个月经周期无复发），显效 3 例（症状、体征减轻，阴道分泌物检查正常），有效 4 例（阴道分泌物检查正常而其他症状、体征存在，或其他症状、体征消失或减轻而阴道分泌物检查异常），无效 0 例（症状、体征及检查结果无变化），总有效率达 100.0%。

【来源】田虹利，张春旭. 黄鹤止痒方治疗滴虫性阴道炎 100 例疗效观察. 河北中医药学报，2010，25（1）：30

消滴汤

远志 苦参各15g 羌活 黄柏 白鲜皮 防风 川牛膝各10g
五倍子3g

【用法】每日1剂，用水1000ml浸泡半小时，文火煎20分钟，共煎3次，每次煎200ml，前2次混合液分早、晚口服。

第3次煎液外洗，外阴坐浴和阴道冲洗交替进行，第一天外阴冲洗，第二天则改为外阴坐浴，经期仅坐浴，15天为1个疗程，连用3个疗程，症状消除后，仍巩固治疗1~2个疗程。

【功效】清热祛湿，杀虫止痒。

【适应证】滴虫性阴道炎（湿热内蕴型）。症见：白带量多、质稀、色黄、有异味，外阴及阴道瘙痒，有时难以忍受，小便黄赤。

【疗效】以本方治疗滴虫性阴道炎200例，治愈180例（临床症状全部消除，3次月经后白带滴虫检查均为阴性），占90%；有效12例（临床症状基本消失），占6%；无效8例（临床症状无明显改善），占4%。总有效率达96%。

【来源】高淑兰，崔素芝，刘增花．消滴汤治疗滴虫性阴道炎200例观察．实用中医药杂志，1999，15（3）：21

内服外洗方

内服方：车前子10g 茵陈15g

外用方：白鲜皮60g 地肤子60g 蛇床子30g

【用法】内服方水煎服，每天2次，每日1剂。

外用方加水1500ml，煎沸30分钟，过滤去渣，取液1000ml，适温冲洗阴道，每日1次，1剂药可煎用3次。

【功效】清热泻火利湿。

【适应证】滴虫性阴道炎（湿热下注型）。症见：白带增多，呈灰黄色，常带泡沫，污浊腥臭，外阴瘙痒、灼热、疼痛，急性期伴见尿频、尿急、尿痛、性交痛，脉弦数。妇科检查外阴部充血、水肿，并可见散在出血点或红色突起如草莓状，阴道分泌物涂片检查滴虫阳性。

【疗效】以本方治疗滴虫性阴道炎 31 例，服药最多 6 剂，最少 3 剂，阴道冲洗最多 5 次，最少 1 次，全部治愈（临床症状消失，阴道分泌物涂片检查阴性），经复查无 1 例复发。

【来源】郭德寿．中药内服外洗治疗滴虫性阴道炎 31 例．山西中医，1996，(4)：14

🪷 蛇床子散加减

蛇床子 30g　白矾 10g　苦参 10g　百部 30g　鹤虱 10g　黄连 15g　黄柏 10g　甘草 6g

【用法】将上药布包用冷水 1500ml 浸泡 20 分钟，再煎 15 分钟后倒入盆中，趁热熏洗外阴、阴道，待温后坐浴，每晚 1 次，每次 20 分钟。

口服用药：甲硝唑片每次 400mg，每日 2 次，7 天为 1 个疗程。

【功效】清利湿热，杀虫止痒。

【适应证】**滴虫性阴道炎（湿热下注型）**。症见：白带量多，容易流出，颜色为灰黄色或黄绿色，严重时带有血色，白带中有小泡沫，味臭。有时外阴肛门周围瘙痒难忍，坐立不安，阴道烧灼样疼痛，时轻时重，并伴有心烦少寐，胸闷不适，纳谷不香，口苦而腻，小便短赤，舌红、苔黄腻，脉弦数。经妇科检查可见小阴唇内侧、阴道内及后穹窿有大量泡沫样分泌物，质稀，色淡黄，味腥臭，擦除后可见阴道及宫颈黏膜红肿，有散在红色斑点。白带涂片检查示：滴虫满视野，阴道清洁度为Ⅳ度。

【疗效】以本方治疗滴虫性阴道炎 200 例，治愈 183 例（治疗后临床症状完全消失，阴道分泌物涂片检查阴性，治疗前的阴道充血、白带增多及外阴瘙痒转为正常，连续 4 次月经后复查均为阴性），显效 13 例（治疗后临床症状消失或明显好转，白带量正常，阴道黏膜充血面积减少 1/2，阴道分泌物检查未见滴虫，4 次月经后复查均为阴性），有效 4 例（临床症状基本消失或好转，阴道分泌物检查偶见滴虫，4 次月经后复查 3 次阴性），无效 0 例（症状、体征及阴道分泌物检查均同用药前），总有效率达 100% 。用药时间最短 2 个疗程，最长 4 个疗程。

【来源】王艳，杜凤娟. 中药熏洗配甲硝唑片治疗滴虫性阴道炎 200 例. 中国民间疗法，2008，（2）：32 – 33

🌸 内服坐浴方

内服方：茵陈　蒲公英　鱼腥草　苦参各 20g　栀子　炒黄柏　炒薏苡仁　炒苍术各 15g　法半夏　皂荚　车前子（布包）　制乳香　制没药各 10g

坐浴方：苦参　蛇床子　蒲公英　白花蛇舌草　枯矾各 20g　黄柏　大黄各 15g

【用法】内服方水煎服，每天 2 次，每日 1 剂，7 天为 1 个疗程。

坐浴方共煎水 2 次，取液 1500ml，其中 150ml 用阴道冲洗器冲洗阴道，卧床 10 分钟。再用余液坐浴、清洗外阴 10 分钟，用药期间禁房事，衣裤消毒。

【功效】淡渗利湿，清热解毒。

【适应证】**滴虫性阴道炎（湿热下注型）**。症见：白带稀薄、色黄、气味腥臭，阴道及外阴瘙痒，腰部酸痛，少腹坠胀，苔黄腻，脉弦滑。镜检白带滴虫阳性，妇查报告：阴道黏膜充血，有散在出血斑点，宫颈 Ⅱ 度糜烂。

【疗效】以本方治疗滴虫性阴道炎 72 例，1 个疗程后痊愈 42 例，2 个疗程后痊愈 20 例（临床体征消失，连续 3 次经后复查白带均阴性，1 年内不复发），显效 7 例（临床体征消失，经后复查白带阴性，1 年内复发），无效 3 例（各项指标无改善），总有效率 95.83% 。

【来源】张永峰，王奕温. 中药治疗滴虫性阴道炎 72 例. 中国全科医学，2004，7（1）：13

消滴汤

地肤子 30g　蛇床子 30g　苦参 20g　白鲜皮 20g　川椒 15g　土茯苓 20g　枯矾 9g　黄柏 15g　蒲公英 30g　甘草 6g

【用法】甲硝唑片夫妻各服 2.4g，1 次顿服。

中药加水 2000～2500ml 煮沸 10 分钟，过滤去渣，用盆盛汁，先熏洗外阴部，待水温适度后坐浴，每次 30～40 分钟，早、晚各 1 次，每日 1 剂。晚间用指套于阴道深部放置甲硝唑泡腾片 200mg，每日 1 次，连用 7 天为 1 个疗程，于月经前后各 1 周使用，共连续应用 3～6 个月经周期，治疗期间禁止性交。

【功效】清热祛湿杀虫。

【适应证】**复发性滴虫性阴道炎（湿浊内停型）**。症见：阴道分泌物增多，呈黄绿色、质稀薄、泡沫状、脓性有腥臭味，外阴部瘙痒及烧灼感，阴道、子宫颈黏膜及外阴黏膜皮肤充血，并有散在的红色斑点。

【疗效】以本方治疗滴虫性阴道炎 170 例，痊愈 142 例（阴道分泌物正常，外阴红肿瘙痒消失，溃疡愈合，白带常规化验正常），显效 24 例（阴道分泌物明显减少，外阴红肿，溃疡面缩小），无效 4 例（阴道分泌物明显减少，溃疡面无愈合），总有效率达 98%。

【来源】李玲．自拟消滴汤治疗复发性滴虫性阴道炎效果观察．中国乡村医药，2008，（9）：26

熏洗方

百部 30g　蛇床子 30g　苦参 30g　白鲜皮 30g　地肤子 20g　土茯苓 20g　黄柏 20g　龙胆草 20g　甘草 10g　川椒 10g

【用法】奥硝唑 50mg，每日 2 次，性伴侣同时服药，治疗早期避免性生活；奥硝唑 0.5g 早、晚各 1 枚坐浴后阴道放置，7 天为 1 个疗程。

上药加水 2000ml，温火煎至 1500ml，把药液滤出放入小盆中熏蒸外阴，至药液不烫时坐浴冲洗阴道 30 分钟，每日 2 次，同时换洗内裤沸水泡洗，疗程为 7 天。

【功效】清热解毒杀虫。

【适应证】滴虫性阴道炎（湿热蕴毒型）。症见：稀薄的泡沫状白带增多及外阴瘙痒，或有灼热、疼痛、性交痛，有其他细菌混合感染则分泌物为脓性、有臭味；合并尿路感染，可有尿频、尿痛，也可见血尿。

【疗效】以本方治疗滴虫性阴道炎 60 例，痊愈 50 例（经治疗临床症状消失，脓性或泡沫样阴道分泌物消失，镜检滴虫阴性），有效 9 例（临床症状明显好转，阴道分泌物比治疗前明显减少，镜检滴虫数量明显减少），无效 1 例（临床症状和体征未见好转，阴道分泌物无改善，镜检滴虫数无改变），总有效率达 98.33%。

【来源】韩玉英，郝翠芳. 中西医结合治疗滴虫性阴道炎 60 例. 中国社区医师，2008，10（7）：83

🪷 六神栓

天然麝香　冰片　蟾酥　珍珠　雄黄　人工牛黄各适量

【用法】除蟾酥、冰片外，其余四味分别粉碎成 1200 目细粉，将蟾酥、冰片各 6g 用 95% 乙醇 25ml 溶解，加牛黄、珍珠粉各 9g，麝香、雄黄各 6g 放乳钵内研细，密封保存。将明胶加水浸渍 1 小时加甘油，加热搅拌使之胶溶，再加密封保存。药粉 3g 搅匀后倒入鸭嘴形模具内，冷却后即成鸭嘴形栓剂。经期结束后第 3 日开始治疗，将栓剂塞入阴道深处，以后由患者每晚临睡前自行上药，每日 1 次，7 日为 1 个疗程，间隔 2 日再进行第 2 个疗程，于下一次经期结束后 2 日复查，如未痊愈再重复上述治疗，直至痊愈。

【功效】燥湿解毒，化瘀消肿，祛腐生肌。

【适应证】滴虫性阴道炎（湿热下注，热毒内蕴型）。症见：月经后外阴瘙痒，带下量多，色黄、味臭、质稀、呈泡沫状，舌淡红、苔薄，脉细数。妇科检查：阴道及宫颈黏膜充血，有散在小出血点。镜检：阴道分泌物涂片查到滴虫且清洁度差。

【疗效】以本方治疗滴虫性阴道炎 220 例，治愈 198 例（治疗后临床症状消失，阴道分泌物涂片检查未见滴虫，连续 3 次月经后复查均为阴性），好转 22 例（治疗后临床症状消失阴道分泌物涂片检查偶见滴虫，连续 3 次月经后复查有 1 次偶见滴虫），无效 0 例（治疗后临床症状无明显好转，阴道分泌物涂片仍可见到滴虫），总有效率达 100%。

【来源】苏佩清，康连，曹丽君，等. 六神栓治疗滴虫性阴道炎 220 例. 四川中医，2001，19（7）：50

🪷 内服健脾清化汤及外用止痒止带汤

健脾清化汤：红藤 败酱草 蒲公英 白鲜皮各 20g 苍术 白术 黄柏 茯苓 车前子各 10g 薏苡仁 30g 生牡蛎（先煎）30g

止痒止带汤：苦参 蛇床子 鱼腥草 虎杖各 30g 白矾 10g

【用法】内服方煎取 250ml，每日 1 剂，分 2 次服。

外用方煎汤熏洗坐浴分钟，每日 1 剂，早、晚各 1 次；甲硝唑 0.2g，每晚 1 粒阴道塞药，3 周为 1 个疗程。经期停止治疗，期间禁止性生活，忌食辛辣刺激食品，每日换洗内裤。

【功效】清热利湿解毒，杀虫止痒。

【适应证】**滴虫性阴道炎（脾虚湿热型）**。症见：阴痒，带下量多，色黄呈泡沫样或脓性状，有腥臭味，严重者伴阴道灼热、疼痛、尿频、尿急及性交疼痛等。白带涂片查出滴虫。

【临证加减】若肾虚腰痛者，加杜仲、菟丝子各 20g；气虚者，加黄芪 20g、党参 10g；瘀血明显者，加泽兰 10g、红花 5g；白带夹血者，加地榆炭、荆芥炭各 10g。

【疗效】以本方治疗滴虫性阴道炎 60 例，治愈 32 例（临床症状消失，白带色、质、量、气味正常，白带涂片 3 次阴性），好转 26 例（临床症状明显减轻，白带基本正常，涂片阴性，停药后偶有发作，再用本法仍有效），无效 2 例（临床症状及体征无明显改善，白带涂片阳性），总有效率达 96.7%。

【来源】吴忠兰.内外合治疗滴虫性阴道炎 60 例.吉林中医药，2007，27（1）：22

🪷 外用方

土茯苓 200g　枯矾 15g

【用法】月经过后第三天给药，取土茯苓 200g 浸入 2000ml 水中 30 分钟，文火煎煮 20 分钟，煎得药液 1000ml，过滤去渣，取枯矾 15g，研细末放入药液中，趁热熏洗后坐浴，每次 30 分钟。取备用胶囊 2 个，按土茯苓、枯矾 5∶1 研细末装入胶囊 1.5g，放入阴道左右穹隆部各 1 粒，每晚 1 次，7 天为 1 个疗程，并于第 2~3 个月经周期再各连用 3 天。

【功效】清热利湿，杀虫止痒。

【适应证】**滴虫性阴道炎（湿热下注型）**。症见：白带增多，甚者有黄色脓性分泌物，腥臭味，外阴瘙痒，阴道口及尿道口有灼热感，小便后加重，舌质红、苔黄腻，脉弦数或弦滑。阴道分泌物涂片查出有阴道毛滴虫。

【疗效】以本方治疗滴虫性阴道炎 69 例，治愈 61 例（治疗后观察 3 个月经周期，黄白色脓性分泌物消失，外阴瘙痒、灼热症状明显消失，月经过后 3 天阴道分泌物涂片检查滴虫为阴性），好转 6 例（黄白色脓性分泌物明显减少，外阴瘙痒减轻，阴道分泌物涂片检查滴虫阴性，但有时复发），无效 2 例（经治疗后症状无明显改变，阴道分泌物中可找到滴虫），总有效率达 97.1%。

【来源】洪鸢.中药外用治疗滴虫性阴道炎 69 例临床观察.中国寄生虫病防治杂志，2004，17（4）：198

🪷 复方狼毒合剂

狼毒 30g　苦参 30g　蛇床子 30g　黄柏 20g　金银花 30g　连翘

20g　地肤子 30g　艾叶 30g　土槿皮 30g　滑石（包煎）30g

【用法】每日 1 剂，水煎早、晚冲洗外阴及阴道，亦可坐浴。

【功效】杀虫止痒。

【适应证】**滴虫性阴道炎及霉菌性阴道炎（湿热下注型）**。症见：白带量多、质稀、色黄、有异味，外阴及阴道瘙痒，有时难以忍受，小便短少。

【疗效】以本方治疗滴虫性阴道炎及霉菌性阴道炎 180 例，结果痊愈 127 例。

【来源】范瑞强 . 实用皮肤病性病验方精选 . 广州：广东科技出版社，2002：312 – 313

杀虫止痒洗剂

金龟莲　苦参　生百部　虎杖　乌梅　蛇床子　土茯苓　鹤虱各 30g　雄黄　白矾　龙胆草　花椒各 15g　重楼 20g

【用法】每天 1 剂，水煎至 2000ml，早、晚冲洗外阴及阴道，10 天为 1 个疗程。

【功效】杀虫止痒。

【适应证】**滴虫性阴道炎（湿热下注型）**。症见：白带量多、质稠、色黄、气味臭秽，外阴及阴道瘙痒，难以忍受。

【疗效】以本方治疗滴虫性阴道炎 260 例，结果痊愈 241 例，好转 14 例。

【来源】范瑞强 . 实用皮肤病性病验方精选 . 广州：广东科技出版社，2002：313 – 314

桃叶糊

新鲜桃叶适量

【用法】新鲜桃叶适量，捣烂如泥，加入少量生理盐水，使成糊状，消毒纱布包裹成拇指头大小备用；使用时塞入阴道，6 ~ 8 小时后取出，每天 1 次，

7 天为 1 个疗程。

【功效】清热解毒，杀虫止痒。

【适应证】**滴虫性阴道炎（湿热毒结型）**。症见：白带量多，有黄色脓性分泌物，腥臭味，外阴瘙痒，阴道口及尿道口有灼热感，舌质红、苔黄腻，脉弦数或弦滑。

【来源】范瑞强 . 实用皮肤病性病验方精选 . 广州：广东科技出版社，2002：314

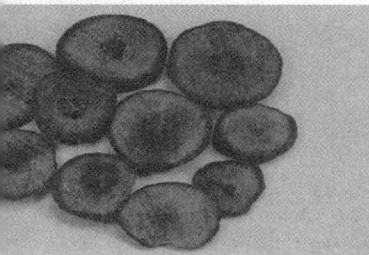

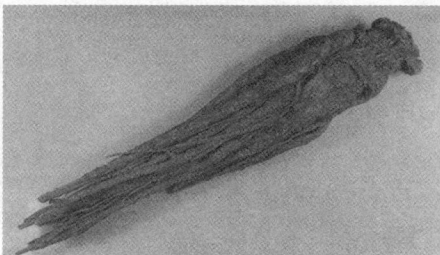

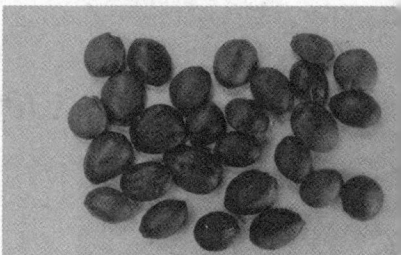

细菌性阴道炎

　　细菌性阴道炎（BV）是一种由阴道加特纳菌和一些厌氧菌的混合感染，导致阴道内微生态平衡失调，引起的阴道分泌物增多，白带有鱼腥臭味及外阴瘙痒灼热的综合征。本病可通过性接触传染，在性关系混乱的人群中发病率较高。发病因素有性接触，或接触被细菌污染的公共厕所坐便器、浴盆、浴池座椅及使用不洁卫生纸，还有服用大量抗生素、过度讲究卫生造成生殖道菌群失群。是生育年龄妇女最常见的阴道感染，起病隐匿，具有潜在危险性，一旦发生相关并发症，危害极大。本病可造成不孕、影响胎儿发育、诱发其他（生殖器感染、盆腔炎、肾周炎、性交痛等）疾病、影响夫妻生活质量，常见并发症与妇科宫颈炎、盆腔炎同时发生，也常与滴虫性阴道炎同时发生。在妊娠期细菌性阴道病可引起不良围产期结局，如绒毛膜羊膜炎、羊水感染、胎膜早破、早产及剖宫产后或阴道产后子宫内膜感染等。

　　细菌性阴道炎属于中医学带下病范畴，临床以带下量多，色灰黄或黄，质稀薄且伴有鱼腥味为特征。本病总由湿邪为患，责之肝、脾、肾三脏功能失调，湿热、虫、毒乘虚而入，阴道阴阳平衡失调所致。辨证分为湿热内侵型、肝经湿热型、脾虚湿困型，治疗上多清热解毒、利湿止带、疏肝解热、补脾益气。

止带方合五味消毒饮

金银花 15g　蒲公英 15g　野菊花 15g　紫背天葵 6g　茯苓 9g　猪苓 9g　泽泻 6g　赤芍 6g　牡丹皮 9g　茵陈 6g　黄柏 9g　栀子 6g　牛膝 9g　车前子 9g

【用法】水煎服，每天 2 次，每日 1 剂。

【功效】清热解毒，利湿止带。

【适应证】细菌性阴道炎（湿毒内侵型）。症见：带下量多、质稀薄、色如米泔、味腥臭，伴阴痒，小便短赤，小腹胀痛或心烦口渴，舌红，脉滑数。

【来源】禤国维，范瑞强．中医皮肤性病科治法锦囊．广州：广东科技出版社，2005：426

丹栀逍遥散加减

牡丹皮 15g　栀子 15g　白芍 9g　柴胡 9g　茯苓 12g　白术 12g　甘草 4g　郁金 9g　薄荷（后下）3g　茵陈 15g　薏苡仁 20g

【用法】水煎服，每天 2 次，每日 1 剂。

【功效】疏肝清热利湿。

【适应证】细菌性阴道炎（肝经湿热型）。症见：带下淋沥不断，质黏味臭，外阴灼热，兼乳胀，胸闷不舒，头晕目眩，口舌咽干，苔黄腻，脉弦滑。

【来源】禤国维，范瑞强．中医皮肤性病科治法锦囊．广州：广东科技出版社，2005：426

补中益气汤加减

党参 15g　白术 15g　陈皮 6g　升麻 10g　柴胡 12g　茯苓 12g　苍术 15g　黄柏 15g　白鲜皮 15g

【用法】水煎服，每天 2 次，每日 1 剂。

【功效】补脾益气，除湿止带。

【适应证】**细菌性阴道炎（脾虚湿困型）**。症见：湿热实证迁延日久，带下清稀、淋沥不尽，味时腥臭，阴痒不甚，疲倦，时腰酸，口淡，面色苍白，舌质淡有齿印、苔白腻，脉濡。

【来源】禤国维，范瑞强. 中医皮肤性病科治法锦囊. 广州：广东科技出版社，2005：426 - 427

🌸 解毒止带汤

野菊花　蒲公英　忍冬藤　生薏苡仁　茯苓各 15g　赤芍　车前子（包煎）　萆薢　白芷　黄柏　枳壳各 10g　丹参 20g　甘草 6g

【用法】中药头煎加水约 500ml，先泡 20 分钟，武火煮沸后，改小火再煮沸 30 分钟，取液约 200ml；二煎，加水约 400ml，武火煮沸后，改小火再煮沸 30 分钟，取液约 200ml；两煎药汁混合后，分成 2 份，早、晚口服（温服），每天 2 次，每日 1 剂。

带下清洗液组成：黄柏 15，苦参、野菊花、土茯苓、地肤子各 30g，水煎为 250ml 阴道冲洗，每日 1 次，连用 10 天。

【功效】清热解毒，利湿止带。

【适应证】**细菌性阴道炎（湿热下注型）**。症见：带下量多、质稀薄、味腥臭，伴阴痒，小便短赤，心烦口渴，舌红，脉滑数。

【疗效】以本方治疗细菌性阴道炎 80 例，治愈 42 例（症状、体征消失，实验室检查正常），显效 15（病情明显好转，4 项诊断指标均转阴，或有 1 项未完全恢复正常），有效 10 例（用药后病情缓解，或实验室指标未转阴），无效 13 例（用药 72 小时后病情及实验室指标不改善或加重者）。

【来源】吴阳，李军. 中药内服外洗治疗细菌性阴道病疗效观察. 山西中医，2011，27（2）：20 - 21

🪷 消带方

党参 10g　白术 10g　黄芪 30g　茯苓 15g　苍术 10g　升麻 5g　黄柏 10g　白果 10g　煅龙骨　煅牡蛎（先煎）各 15g　海螵蛸 10g　芡实 10g　金樱子 30g

【用法】水煎服，每天 2 次，每日 1 剂。

联合 10% 参柏舒阴洗液，每日 1 次，阴道冲洗或坐浴。

【功效】健脾除湿，解毒杀虫。

【适应证】**细菌性阴道炎（湿浊蕴积型）**。症见：带下量多、色黄而稠、味腥臭，小便短赤，小腹胀痛或心烦口渴，舌红，脉滑数。

【疗效】以本方治疗细菌性阴道炎 100 例，痊愈 84 例（外阴瘙痒或不适消失，阴道分泌物转为正常，实验室检查结果正常），有效 11 例（外阴瘙痒或不适减轻，阴道分泌物量减少或性状好转，实验室检查结果至多 1 项呈阳性），无效 5 例（治疗后症状、体征、实验室检查结果同治疗前），总有效率达 95%。

【来源】张文英，沈雨，裴凤兰. 消带方配合参柏舒阴洗液治疗细菌性阴道病 100 例疗效观察. 山东中医，2011，33（1）：50－51

🪷 熏洗方 1

蛇床子 20g　苦参 30g　土茯苓 20g　山药　苍耳子　鸡冠花各 15g　甘草 6g

【用法】加水 2000ml，浸泡 1 小时后煎成 1000ml，去渣后倒入盆中，熏蒸外阴，待水温适中时再坐浴 20～30 分钟，用小纱布擦洗阴道，每天 1 剂，每剂两煎，7 天为 1 个疗程，有反复发作史者，可以适量增加疗程。

甲硝唑 400mg，每日 2 次，口服，共 7 天。

【功效】杀菌止痒，清热解毒，健脾固肾，燥湿止带。

【适应证】**老年细菌性阴道炎（湿热蕴毒型）**。症见：湿热实证迁延日久，带下清稀、淋沥不尽，味时腥臭，阴痒不甚，疲倦，时腰酸，口淡，面色苍白，舌质淡有齿印、苔白腻，脉濡。

【疗效】以本方治疗细菌性阴道炎48例，痊愈42例（治疗后临床症状消失，阴道分泌物直接镜检菌丝或芽胞和假菌丝为阴性，3次月经后复查均为阴性），显效5例（治疗后临床症状消失或明显好转，阴道分泌物涂片检查菌丝或芽胞和假菌丝为阴性，3次月经后复查有1次弱阳性），无效1例（带下量、色、质、气味无改变，治疗后临床症状无明显好转，阴道分泌物涂片仍可见菌丝或芽胞和假菌丝），总有效率达97.5%。

【来源】陆煜. 中西医结合治疗48例老年细菌性阴道炎研究. 中国现代医生杂志，2011，49（7）：157－158

熏洗方2

蛇床子　胡椒　百部　椿皮各10g　苦参　黄柏各15g　白鲜皮12g

【用法】煎液外阴熏洗，适温后坐浴，每次10分钟。入睡前阴道使用甲硝唑1枚，每天1次，连续用药12天。

【功效】清热解毒，杀虫止痒。

【适应证】细菌性阴道炎（湿毒蕴结型）。症见：白带增多，色灰黄，质稀薄，鱼腥臭味明显，阴道瘙痒。

【疗效】以本方治疗细菌性阴道炎66例，治愈46例（治疗后，患者自觉症状、体征均消失，病原体检查呈阴性结果），显效8例（治疗后，患者外阴阴道不适症状改善明显，阴道内分泌物性状逐渐转为正常，病原体检查为阴性），有效7例（治疗后，患者症状、体征减轻，化验检查为阴性），无效5例（患者治疗后，症状、体征无明显改善，病原体检查呈阳性结果），总有效率达92.4%。

【来源】邓剑秀. 中西医结合治疗细菌性阴道病66例门诊诊疗分析. 当代医学，2014，20（1）：158－159

🌸 外洗方

苦参　蛇床子　白鲜皮各30g　黄柏　鱼腥草　大叶桉各15g　冰片1.5g　车前子10g

【用法】每日1次，将上述处方的药物装入纱布袋中，水煎1000ml，药液（提出药袋）待温热适宜后，用冲洗器冲洗阴道3～5次，再反复洗敷外阴至药液凉为止，如遇经期则仅用温开水淋洗外阴，禁行阴道冲洗，经血干净3天后，可再用上述方法治疗，10天为1个疗程。

【功效】清热解毒，祛风燥湿，杀虫止痒，祛瘀止痛。

【适应证】**细菌性阴道炎（湿热瘀结型）**。症见：白带增多呈稀薄均匀黄色，有恶臭味；外阴充血潮红，瘙痒常伴有灼热感。实验室检查：阴道分泌物 pH 值大于 4.5；氢氧化钾试验阳性；阴道涂片镜检，可见 20% 以上的线索细胞。

【疗效】以本方治疗细菌性阴道炎 80 例，经 10 天治疗后，临床治愈72 例（临床症状消失，阴道分泌物减少，无臭味，pH < 4.5，氢氧化钾试验（－），线索细胞 < 20%），占 90%；有效 8 例（临床症状减轻，pH ≤ 4.5，氢氧化钾试验弱阳性，线索细胞 20% ～40%），占 10%。总有效率 100%。

【来源】齐建强，李淑云，姜丽娜. 中药洗方剂治疗细菌性阴道病 80 例. 中医药学报杂志，2000，（1）：53

🌸 鸡冠花白果止带汤

鸡冠花15g　白果15g（打碎），扛板归15g　茵陈15g　黄柏15g　党参15g　白术10g　茯苓15g　黄芪20g　枳壳10g　陈皮10g　甘草6g

【用法】水煎服，每天2次，每日1剂，7天为1个疗程，下一周期月经干净3天后重复治疗一个疗程。

【功效】健脾渗湿，清热解毒。

【适应证】细菌性阴道炎（脾虚湿热型）。症见：带下清稀、淋沥不尽，味时腥臭，阴痒不甚，疲倦乏力，腰酸，口淡，面色苍白，舌质淡有齿印、苔白腻，脉濡。

【疗效】以本方治疗细菌性阴道炎30例，治愈14例（中医证候主症消失，兼症大部分消失。西医检查：临床症状消失，实验室未查出线索细胞，pH<4.5，胺试验阴性，血尿常规均正常。停药3个月经周期无复发，多项检查均正常），好转8例（中医证候主症消失，兼症部分消失。西医检查：分泌物明显减少，实验室未查出线索细胞，pH<4.5或胺试验阴性），有效5例（阴道分泌物检查正常，而主症和兼症部分消失。实验室检查线索细胞（+），pH<4.5或胺试验阴性），未愈3例（治疗前后症状、体征、白带及检查无变化），总有效率达90.00%。

【来源】方为民．鸡冠花白果止带汤治疗细菌性阴道病疗效机制初探．黔南民族医专杂志，2015，28（3）：180-183

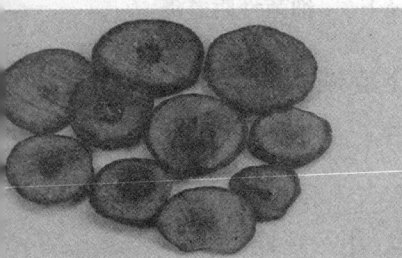

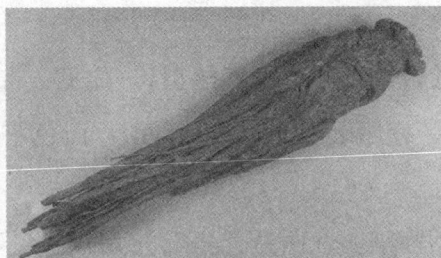

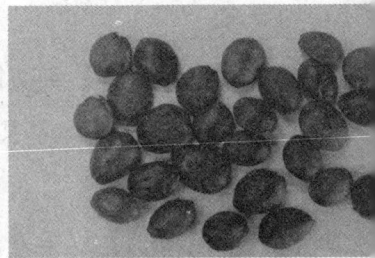

第十一章
生殖器念珠菌病

生殖器念珠菌病主要是由白色念珠菌感染所引起的一种常见的侵犯皮肤、黏膜的霉菌病，可累及男女两性，男性中表现为念珠菌性包皮龟头炎，好发于包皮过长者；而女性中表现为外阴阴道念珠菌病（vulvovaginalcandidiasis，VVC），好发于育龄妇女，以外阴瘙痒和阴道分泌物增多为主要表现。念珠菌是条件致病性真菌，一般健康妇女阴道可带有念珠菌而无临床症状，孕妇带菌者更多。某些因素，如机体抵抗力降低，导致念珠菌大量繁殖而致病，可通过性交传染给性伴侣，但也可以通过物体而间接传染。主要致病菌为白色念珠菌，部分为其他念珠菌和球拟酵母。当人体在妊娠、糖尿病、口服避孕药、长期应用广谱抗生素、皮质激素及免疫抑制剂等使机体免疫力下降，改变阴道内环境的情况下，容易诱发念珠菌感染。

生殖道念珠菌病属于中医学"带下""阴虫病""阴藓"范畴。本病病因与湿热、脾虚、饮食、风冷、湿痰、七情、房室损伤有关，责之脾、肝、肾三脏。中医证候可分为湿热下注、脾虚湿热、肝肾阴虚、脾虚湿盛、肝经郁热、脾肾阳虚、湿浊蕴结、阴虚挟湿等，治疗上多清热利湿、健脾渗湿、疏肝清热，利湿祛浊。

健脾利湿清热方

太子参 15g　冬瓜皮 20g　茵陈 12g　扁豆 10g　草薢 12g　白鲜皮 15g　地肤子 12g　茯苓 12g　柴胡 5g　浮小麦 30g

【用法】水煎服，每天 2 次，每日 1 剂。

同时外用达克宁栓，400mg 纳阴道，每日 1 次，连续治疗 21 天。

【功效】健脾祛湿，清热解毒。

【适应证】念珠菌性外阴阴道炎（湿浊蕴结型）。症见：带下量多色黄白，黏腻有块呈豆渣状，或凝乳状，阴痒，小便短少，神疲乏力，口淡无味，纳少便溏，舌肥红、苔黄腻，脉细滑数。

【疗效】以本方治疗念珠菌性外阴阴道炎 52 例，痊愈 32 例（外阴瘙痒灼痛消失，阴道分泌物量及性状恢复正常；阴道分泌物涂片镜检 2 次未发现真菌孢子和假菌丝），有效 15 例（外阴瘙痒灼痛感减轻，阴道分泌物量及性状改善；阴道分泌物涂片镜检 2 次未发现真菌孢子和假菌丝），无效 5 例（外阴瘙痒灼痛未减轻，阴道分泌物量及性状未改善，阴道分泌物涂片镜检仍可见真菌孢子与假菌丝），总有效率达 90.38%。

【来源】滕秀香. 健脾利湿清热方防治念珠菌性外阴阴道炎复发的临床观察. 中国中医药信息杂志，2011，18（1）：82－83

内服完带汤及外用洗方

内服方：苍术 10g　白术 10g　陈皮 10g　连翘 10g　山药 30g　芡实 10g　白果 10g

外洗方：龙胆草 15g　土槿皮 15g　苦参 30g　白花蛇舌草 30g　蛇床子 15g　地肤子 15g　花椒 15g　百部 15g　白鲜皮 15g　黄柏 15g　黄连 15g　黄芩 15g　连翘 15g

【用法】达克宁栓 1 枚，甲硝唑 1 片每日晚睡前放入阴道或制霉素 2 片，甲硝唑 1 片，每晚放入阴道。

外洗方每日 1 剂，水煎至 300ml 坐浴，日 1 次，每次 30 分钟，夫妻同治，10 天为 1 个疗程。

内服方每日 1 剂，水煎分 2 次温服，临床依据病情加减用药，连用 10 天为 1 个疗程。

【功效】健脾止带，燥湿止带。

【适应证】**念珠菌性阴道炎（湿热蕴毒型）**。症见：外阴瘙痒，灼痛，严重时影响睡眠，痛苦异常。部分患者有尿频、尿急、尿痛，急性期白带增多，质稠厚呈凝乳状或豆腐渣样。

【临证加减】若舌红苔黄者，加鱼腥草 15g、黄连 4g；伴少腹痛、小腹发凉、怕冷者，加小茴香 10g、官桂 6g；属瘀血者，加穿三甲 10g、王不留行 20g；腰酸困加牛膝 15g、炒杜仲 15g、川续断 10g。

【疗效】以本方治疗念珠菌性阴道炎 208 例，206 例治愈（自觉症状及体征消失，如阴道炎症消失，阴道细胞学检查未见孢子和假菌丝），2 例无效（临床症状和体征无明显改变）。其中 172 例治疗 1 个疗程，占 82.6%；24 例治疗 2 个疗程，占 11.5%；6 例治疗 3 个疗程，占 5.9%。临床治愈率 99.5%。

【来源】李文新. 中西医结合治疗念珠菌性阴道炎. 内蒙古中医药，2007，(4)：33

外洗方

白鲜皮 15g　苦参 30g　蛇床子 15g　白花蛇舌草 15g　地肤子 15g　黄柏 15g　花椒 10g　百部 15g

【用法】中药每日 1 剂，水煎至 300ml，坐浴，日 1 次，每次 30 分钟，以上治法 10 天为 1 个疗程。

西药口服制霉菌素片 50mg，每日 2 次，饭后服；阴道放入甲硝唑 0.2g，制霉菌素片 50mg，每日 1 次。

【功效】清热解毒，燥湿止痒。

【适应证】**念珠菌性阴道炎（湿热下注型）**。症见：白带量多，或外阴瘙痒、灼痛，严重时坐卧不宁，异常痛苦，伴有尿频，尿痛及性交痛，急性期白带增多，质稠厚呈凝乳或豆渣样。

【疗效】以本方治疗念珠菌性阴道炎 104 例，全部治愈（自觉症状及体征消失，妇检阴道炎症消失，阴道细胞学检查未见孢子和假菌丝），其中 1 个疗程治愈 86 例，占 82.6%；2 个疗程治愈 12 例，占 11.5%；3 个疗程治愈 3 例，占 5.9%。临床治愈率 100%。

【来源】薛海燕，李东生，云锐. 中西医结合治疗念珠菌性阴道炎. 内蒙古中医药，2002，(3)：21

🪷 止痒洗剂

当归 20g　赤芍 30g　黄柏 15g　苍术 15g　白鲜皮 30g　土茯苓 30g　地肤子 30g　蒲公英 30g　苦参 30g　蛇床子 30g

【用法】上药加水 3000ml，煮沸 15 分钟后滤出药液，倒入消毒过的洗具内，先用热气薰蒸外阴，待药液凉至达体温时，再用冲洗器装入药液冲洗阴道，之后再用米可啶泡藤片 1 片放置阴道深部，15 天为 1 个疗程，每剂药可煎 2 次（用 2 天），经期停用。对以前有反复发作者均作系统治疗，即延长疗程 3~4 周，然后每次月经来潮前后各用药 7 天，连续用 3 个月。

【功效】清热利湿，凉血解毒，杀虫止痒。

【适应证】**念珠性阴道炎（湿毒内侵型）**。症见：带下量多色黄白，黏腻凝乳状，阴痒，小便短少，神疲乏力，口淡无味，纳少便溏，舌肥红、苔黄腻，脉细滑数。

【疗效】以本方治疗念珠菌性阴道炎 100 例，近期治愈 99 例（外阴瘙痒、灼痛及外阴、阴道充血水肿等消失，白带性状正常，停药 3 天后白带复查为阴性，隔天再查 1 次仍为阴性），无效 1 例；治愈 97 例（以后每次月经来潮前数日复查 1 次，共 3 个月，均为阴性），复发 2 例（停药后 5 天后复查白带阳性者）。

【来源】陈燕. 中西医结合治疗念珠菌性阴道炎 100 例. 中医研究，2001，14 (6)：26-27

🪷 冰荷合剂

冰片50g　薄荷30g　青蒿50g　花椒10g

【用法】将上药加水浸泡半小时后，煎药机煎煮两次，煎煮时间分别为1小时和40分钟，合并煎药液，过滤浓缩至每毫升药液相当于1g生药量，10ml作1支，使用时温开水稀释两倍后外洗龟头，浸泡15~20分钟，每天2次，每日1剂，2周为1个疗程。

【功效】化浊避秽，燥湿杀虫止痒。

【适应证】**念珠菌性龟头炎（湿浊下注型）**。症见：龟头包皮处红斑、丘疹、丘疱疹、糜烂，覆白色乳酪样膜，伴瘙痒。

【疗效】以本方治疗念珠菌性龟头炎30例，痊愈21例（症状和体征完全消失，真菌镜检及培养阴性），显效6例（症状和体征消退≥60%，真菌镜检及培养阴性），有效3例（症状和体征消退≥30%，真菌镜检和/或培养阴性或阳性），无效0例（症状和体征消退＜30%，真菌镜检和/或培养阳性），总有效率达90.0%。

【来源】朱湘生，谭育红，刘颖，等. 冰荷合剂治疗念珠菌性龟头炎30例临床观察. 中医药导报，2007，13（11）：34-36

🪷 中药制霉方

苦参　蛇床子各30g　龙胆草20g　生百部　木槿皮　花椒　地肤子各15g

【用法】上药加水2000~2500ml，煎30~45分钟，去渣取汁约200ml，加热熏洗局部，每天3次，每次20~30分钟，每日1剂，连续使用10天为1个疗程。配合2%咪康唑霜，每日3次。停用其他一切抗真菌类药物。

【功效】清热解毒，利湿消肿，杀虫止痒。

【适应证】**念珠菌性包皮龟头炎（湿热生虫型）**。症见：包皮内侧及龟头弥漫性潮红、附有乳白色斑片，或分布有针帽大小的红色小丘疹，伴有脱屑，可波及阴囊产生红斑、脱屑，阴部瘙痒，口苦，口黏，小便黄赤。实验室真菌镜检阳性。

【疗效】以本方治疗念珠菌性包皮龟头炎 46 例，治愈 27 例（症状消失，红斑、糜烂愈合，真菌镜检阴性），有效 14 例（症状消失或明显减轻，红斑、糜烂减轻，真菌镜检阴性），无效 5 例（症状减轻或无变化；红斑、糜烂改善不明显，真菌镜检阳性，有 3 项中之一者），总有效率达 89.13%。

【来源】李文忠，陈学军. 中西医结合治疗念珠菌性包皮龟头炎的疗效探讨. 社区医学杂志，2006，4（7）：23 - 24

知柏地黄汤加减

知母 10g　黄柏 6g　熟地 20g　酒萸肉 10g　牡丹皮 6g　泽泻 20g　茯苓 20g　山药 20g　黄芪 15g　车前子 15g　桃仁 10g　酒苁蓉 20g　芡实 10g　白果仁 10g　酸枣仁 20g

【用法】水煎服，每天 2 次，每日 1 剂，连用 14 剂。

并予凯妮汀月经前后各用 1 粒，连用 3 个月。嘱治疗期间禁性生活。

【功效】滋补肝肾，清热止痒。

【适应证】哺乳期念珠菌性阴道炎（阴虚火旺型）。症见：外阴阴道瘙痒、红肿，阴道分泌物增多，呈现豆渣样，月经期前后加重，自觉阴部干涩、灼热疼痛，口干，体倦乏力，纳可，寐欠佳，大便 5 ~ 6 天一行，奶水量可，舌红、苔薄黄，脉沉细。

【疗效】以本方治疗哺乳期念珠菌性阴道炎 1 例，1 个疗程后外阴瘙痒、红肿消失，阴道干涩疼痛好转，诸症渐愈。效不更方，予前方 14 剂，每天 1 剂，早晚分服诸症未再复发，嘱服中成药"知柏地黄丸"巩固治疗 2 个月。

【来源】姚琦，朱颖. 中西医结合治疗哺乳期念珠菌性阴道炎验案 1 则. 湖南中医杂志，2015，31（6）：100 - 101

🪷 完带汤加减

北黄芪 30g　党参 30g　苍术 15g　白术 15g　怀山药 30g　黄精 45g　丁香 5g　白鲜皮 10g　鹿角霜 15g　茯苓 15g　百部 10g　藿香 9g　蛇床子 9g

外用灭菌灵坐浴剂：茜草 30g　紫草根 30g　黄连 20g　黄柏 20g　苦参 20g　虎杖 30g　蛇床子 10g　青蒿 10g　艾叶 10g　白鲜皮 10g　川楝皮 10g　土槿皮 10g　丁香 9g

外用灭菌灵擦洗剂：百部 30g　苍术 15g　藿香 15g　黄精 20g　枯矾 9g　茜草 30g　黄连 20g　黄柏 20，苦参 20g　虎杖 30g　蛇床子 10g　艾叶 10g　白鲜皮 10g　土槿皮 10g　丁香 9g

【用法】水煎服，每天 2 次，每日 1 剂。

灭菌灵坐浴剂水浸泡 30 分钟，再加水至 1000ml，煎沸 30 分钟过滤去渣，趁热熏洗，冷时坐浴 30 分钟，每日 1 剂，早、晚各 1 次，10 天为 1 个疗程。

灭菌灵擦洗剂水浸泡 30 分钟，再加水至 1000ml，煎沸 30 分钟过滤去渣浓缩，卵圆钳取带线纱布包扎紧消毒棉球，蘸取此中药液，仔细擦洗阴道，每次 5 例棉球擦洗阴道，早、中、晚各 1 次，擦洗后把带线棉球浸透药液放入阴道后穹隆部，10 日为 1 个疗程。

【功效】益气健脾，温阳补肾，除湿止带，杀虫止痒。

【适应证】**念珠菌性阴道炎（脾虚湿盛型）**。症见：面色苍白，四肢不温，胃纳减少，小腹坠胀，大便溏薄，阴部湿痒，带下色白，呈豆渣样，臭秽刺鼻，舌质淡红、苔薄白，脉象缓弱。

【疗效】以本方治疗念珠菌性阴道炎 10 例，治愈 9 例（连续用药 10 天后，临床症状和体征消失，阴道分泌物涂片检查转阴），有效 1 例（连续用药 10 天，临床症状和体征减轻，阴道分泌物涂片检查转阴或弱阳性）。

【来源】谢舜辉，谢义达，丁让览，等. 中药内服外用治疗白色念珠菌性阴道炎 33 例. 上海中医药杂志，1996，(4)：34-35

逍遥散合止带汤化裁

柴胡5g　茵陈15g　黄柏9g　苍术9g　黄连6g　苦参9g　薏苡仁45g　茜草15g　百部10g　白鲜皮12g　虎杖15g　猪苓15g　茯苓15g

【用法】水煎服，每天2次，每日1剂。

同时结合使用灭菌灵坐浴剂和擦洗剂，用法同上。

【功效】疏肝固肾，清热解毒，利湿止带，杀虫止痒。

【适应证】**念珠菌性阴道炎（肝经郁热型）**。症见：头目晕眩，精神不舒，胸闷纳少，口苦咽干，嗳气泛恶，小便不利，阴部奇痒，带下色黄，呈豆渣样，腥秽刺鼻，舌质鲜红、舌苔黄腻，脉象弦数。

【疗效】以本方治疗念珠菌性阴道炎10例，治愈10例（连续用药10天后，临床症状和体征消失，阴道分泌物涂片检查转阴）。

【来源】谢舜辉，谢义达，丁让览，等. 中药内服外用治疗白色念珠菌性阴道炎33例. 上海中医药杂志，1996，（4）：34－35

补宫丸合内补丸化裁

黄芪30g　党参30g　黄精45g　怀山药30g　白术15g　丁香5g　肉桂皮5g　桑螵蛸9g　沙苑子10g　百部10g　蛇床子9g　茜草15g　鹿角胶15g

【用法】水煎服，每天2次，每日1剂。

同时结合使用灭菌灵坐浴剂和擦洗剂，用法同上。

【功效】益气健脾，温阳壮肾，祛湿止带，杀虫止痒。

【适应证】**念珠菌性阴道炎（脾肾阳虚型）**。症见：面色浮黄，四肢厥冷，精力疲乏，腰酸背软，大便溏薄，小便清长，阴部作痒，带下清稀，状似蛋清，带有臭味，舌质淡白，脉迟乏力。

【疗效】以本方治疗念珠菌性阴道炎13例，治愈12例（连续用药10天后，临床症状和体征消失，阴道分泌物涂片检查转阴），有效1例（连续用药

10 天，临床症状和体征减轻，阴道分泌物涂片检查转阴或弱阳性）。

【来源】谢舜辉，谢义达，丁让览，等.中药内服外用治疗白色念珠菌性阴道炎 13 例.上海中医药杂志，1996，（4）：34－35

熏洗方

蛇床子 50g　苦参　百部　苍耳子　白鲜皮各 15g

【用法】上述中药加 2000ml，煎至 1500ml，趁热熏洗外阴部，待温度适中时再坐浴，1 天 1 剂，每剂两煎，7 天为 1 个疗程，有反复发作史者，以 28 天为限。

达克宁栓每晚睡前 1 颗（粒），患者（手洗干净）自行放入阴道内，7 天为 1 个疗程；甲硝唑 200mg，口服每天 3 次；酮康唑 200mg，每天 2 次口服，7 天为 1 个疗程。有反复发作史者，用药剂量和疗程酌情增减。

【功效】清热燥湿，杀菌止痒。

【适应证】**念珠菌性阴道炎（湿热下注型）**。症见：外阴及阴道瘙痒、或奇痒难忍及烧灼感、带下色黄多呈凝乳胶状奶酪样，阴道黏膜及外阴皮肤表现为红斑，表面有灰白色乳酪状伪膜。取阴道分泌物直接镜检有菌丝并培养出念珠菌或芽胞和假菌丝。

【疗效】以本方治疗念珠菌性阴道炎 68 例，治愈 63 例（治疗后临床症状消失，阴道分泌物直接镜检菌丝或芽胞和假菌丝为阴性，3 次月经后复查均为阴性），有效 5 例（治疗后临床症状消失或明显好转，阴道分泌物涂片检查菌丝或芽胞和假菌丝为阴性，3 次月经后复查有 1 次弱阳性），无效 0 例（带下量、色、质、气味无改变，治疗后临床症状无明显好转，阴道分泌物涂片仍可见菌丝或芽胞和假菌丝），总有效率达 92.6%。

【来源】吴斯金.中西医结合治疗细菌性阴道炎 129 例临床疗效分析.时珍国医国药，2006，17（4）：669

祛湿汤

百部 10g　黄芩 8g　黄连 6g　黄柏 6g　金银花 10g　连翘 15g　大

青叶15g　蒲公英20g　苦参10g　土茯苓15g　地肤子10g　蛇床子10g　花椒10g　槟榔10g　薄荷20g　蝉蜕10g

【用法】 每剂加水500ml，煎取200ml备用，用时加热，以温热感为度，治疗前应洗净龟头，用一次性水杯盛装100ml药液浸泡龟头20分钟。每日2次，连用1周。

制霉菌素20片打碎，磨粉，过250目筛，倒入量筒，加100ml甘油搅拌均匀即可，每日早、晚涂擦1次，连用1周。

【功效】 清热燥湿，泻火解毒。

【适应证】 **念珠菌性龟头炎（湿热阻滞型）** 症见：包皮龟头潮红，龟头有丘疹，包皮内板或龟头冠状沟有奶酪样斑片，阴茎包皮水肿、剧痒，有浅在溃疡。真菌镜检可见卵圆形孢子和假菌丝，真菌培养可见大量白色小圆菌落生长，取菌落作涂片革兰染色，可见大量芽生孢子。

【疗效】 以本方治疗念珠菌性龟头炎85例，治愈80例（症状消失，皮损完全消退，皮肤颜色恢复正常，真菌镜检阴性），显效3例（症状基本消失，皮损消退大于60%，真菌镜检阴性），有效1例（症状较前减轻，皮损消退大于30%，真菌镜检时有阴性），无效1例（症状减轻不明显，皮损消退小于30%，真菌镜检为阳性），总有效率达98.82%。

【来源】 孙岚. 祛湿汤合并制霉菌素治疗念珠菌性龟头炎的疗效观察. 公共卫生与预防医学，2008，19（3）：64

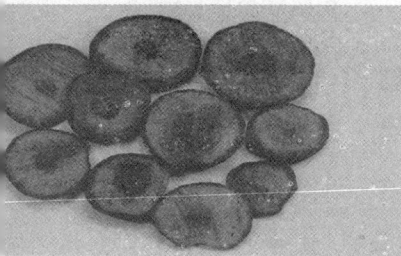

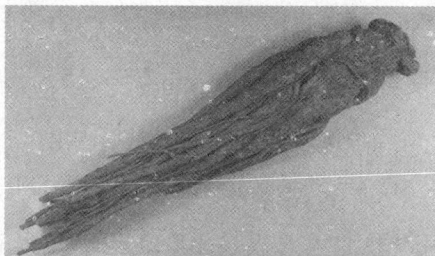

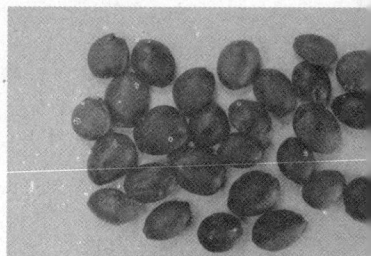

第十二章
传染性软疣

传染性软疣是由传染性软疣病毒所引起的疣类传染性皮肤病，可通过直接接触，搔抓后自体接种感染，也可通过性接触传染。本病多见于儿童及青少年，皮损好发于躯干、四肢、肩胛、阴囊、眼睑等处，皮疹为粟粒至黄豆大半球形疹，正常皮肤或灰白色。表面有蜡样光泽，中央有脐凹，可挤出乳酪样物质（称软疣小体）。一般无自觉症状或有轻度瘙痒，慢性病程，可持续数月至数年不等。甚至引起更严重的疾病如肾炎等。

治疗与预防对传染性软疣及时有效的治疗在预防自身接种和相互传染是有益处的。

治疗原则：清热解毒，除湿敛疮为主。

二陈汤加味

清半夏15g 陈皮15g 茯苓12g 炙甘草6g 芥子9g 香附9g
丹参15g 生牡蛎30g（先煎）

【用法】水煎服，每天2次，每日1剂。

【功效】理气健脾，燥湿化痰，软坚散结。

【适应证】**传染性软疣（痰湿蕴脾）**。症见：皮疹色淡，发病以下半身居多，伴倦怠乏力，纳食不振，舌淡、苔白，脉濡弱。

【疗效】全部治愈，治愈率100%。

【来源】秦亮，王宏斌．传染性软疣从痰论治．辽宁中医药大学学报，2012，14（8）：98－99

首乌地黄汤合二陈汤合桃红四物汤加减

何首乌 熟地各12g 枸杞 胆南星 陈皮 石菖蒲 天麻 桃仁红花 僵蚕各10g 法半夏 白芍 川芎各15g

【用法】水煎服，每天2次，每日1剂。

【功效】滋补肝肾，化痰逐瘀。

【适应证】**传染性软疣（肝肾亏虚型）**。症见：全身散在米粒形隆起，色微红、乳白，中心凹陷，搔抓破溃后红肿疼痛，伴口渴，小便红赤，大便干结，舌红、苔薄黄，脉浮数。

【疗效】临床治愈32例，显效21例，无效2例，总有效率93.75%。

【来源】王霞，张彦敏．传染性软疣90例．实用中医药杂志，2002，18（1）：23

平疣汤

大青叶 紫草根 败酱草各24g 土茯苓 蒲公英 生薏苡仁各30g 连翘15g 板蓝根18g 蚤休10g

【用法】水煎服，每天 2 次，每日 1 剂。

【功效】清热解毒，消肿散结。

【适应证】**传染性软疣（热毒壅盛型）**。症见：隆起物米粒大小，红肿疼痛，伴口渴，小便红赤，大便干结，舌红、苔薄黄，脉浮数。

【疗效】本组病例连续用药，最少 4 天，最多 12 天，全部治愈，治愈率 100%。平均治愈天数为 7.2 天。

【来源】王霞，张彦敏. 传染性软疣 90 例. 实用中医药杂志，2002，（1）：23

❀ 三藤汤

红藤 18g　忍冬藤 15g　络石藤 12g　板蓝根 30g　薏苡仁 30g　甘草 6g

【用法】水煎服，每天 2 次，每日 1 剂，7 天为 1 个疗程。

【功效】祛风清热解毒。

【适应证】**传染性软疣（风热外袭型）**。症见：全身散在米粒状隆起，边缘微红，搔抓破溃后红肿疼痛，伴口渴，小便红赤，大便干结，舌红、苔薄黄，脉浮数。

【疗效】30 例全部治愈，其中服药最少者 5 剂，最多者 14 剂，表现为赘生物消失，不留痕迹。

【来源】王树广，刘东义. 三藤汤治疗传染性软疣. 实用中医药杂志，1998，（1）：41

❀ 中药内服外洗方

板蓝根 15g　香附 10g　紫草 10g　百部 10g　茯苓 12g　桃仁 10g　牡丹皮 9g　桔梗 10g　夏枯草 10g　木贼草 10g　秦皮 10g　白鲜皮 15g

【用法】水煎服，每天 2 次，每日 1 剂。

外洗疗法：内服药剂量加倍再加明矾 30g，水煎 3 遍，第三遍纳内服药之药渣同煎，取汁趁热搓洗患处，每日 2 次，每剂连用 2 天，至疣体充血结痂萎缩为止。

【功效】清热解毒，祛风止痒，软坚散结。

【适应证】**传染性软疣（痰热互结，气滞血瘀型）**。症见：皮疹色偏黯，烦躁，纳食不香，舌红、苔黄，脉弦。

【临证加减】感染者加金银花 30g；痒甚者加地肤子 10g。

【疗效】治愈皮损全部消退，显效皮损消退 70% 以上，有效皮损消退 30%，无效皮损消退 30% 以下或半年内复发。治愈 26 例，显效 8 例，有效 3 例，无效 3 例，总有效率 92.5%。

【来源】孙桂荷，付兰新，刘春华. 中药内服外洗治疗传染性软疣 40 例. 医药产业资讯，2005，(5)：114

板蓝根薏苡仁汤

板蓝根 薏苡仁各 30g 木贼 防风各 10g 生槟榔 6g

【用法】水煎服，每天 2 次，儿童酌情减量，每日 1 剂。

外用解毒祛疣膏：青黛 30g，海螵蛸粉、雄黄粉各 10g，轻粉 6g。将药物粉用凡士林调匀，常规消毒后装瓶内备用。治疗时用手指熏上药膏在疣体上反复涂抹，以看不见油迹为度，每日 2 次。内服外抹同时并用，5 天为 1 个疗程，效果不佳可连续治疗 2 个疗程。

【功效】疏风清热解毒。

【适应证】**传染性软疣（风毒浸淫型）**。症见：全身散在米粒状隆起物，色灰白、乳白或正常皮色，边缘微红，小便红赤，大便干结，舌红、苔薄黄，脉浮数。

【疗效】治愈皮损全部消退，显效皮损消退 70% 以上，有效皮损消退 30%，无效皮损消退 30% 以下或半年内复发。40 例患者中治愈 26 例，显效 8 例，有效 3 例，总有效率为 92.5%。

【来源】张书林，武文玉. 中药治疗传染性软疣 40 例. 河北中医，1990，(5)：14

四妙勇安汤加味

金银花30g 玄参25g 当归15g 生甘草9g 黄连6g 陈皮9g

【用法】水煎服，每天2次，每日1剂。

【功效】清热解毒，敛疮除湿。

【适应证】**传染性软疣（痰热互结型）**。症见：皮疹色淡，发病以下半身居多，伴烦躁，纳食不香，舌淡、苔白，脉弦。

【临证加减】气虚加黄芪9g；舌边溃烂甚者加龙胆草9g、柴胡9g；舌尖溃烂甚者加淡竹叶6g；发热加生石膏（先煎）12g。

【疗效】1个疗程治愈52例，其余7例2个疗程治愈，平均治愈时间为4～5天，治愈率100%。

【来源】张书林，武文玉.中药治疗传染性软疣108例.河北中医，1990，（5）：14

中药酊剂

红花30g 骨碎补40g 干姜30g 吴茱萸15g 樟脑10g 生半夏30g

【用法】上药用75%乙醇1000ml浸泡一周，滤渣即可。用药液涂疣体，每日多次。

【功效】清热解毒，软坚散结。

【适应证】**传染性软疣（痰热搏结型）**。症见：皮疹色淡，发病以下半身居多，伴烦躁，纳食不香，舌淡、苔白，脉弦。

【来源】汪黔蜀，李群.自制中药酊剂治疗传染性软疣.云南中医杂志，1988，（3）：22

会厌逐瘀汤加减

桃仁10g 红花6g 生地12g 桔梗10g 当归12g 赤芍10g 玄参12g 土茯苓30g 板蓝根15g 连翘12g 蒲公英15g 甘草5g

【用法】水煎服，每天 2 次，每日 1 剂。

【功效】清热解毒，活血化瘀，消肿散结。

【适应证】**传染性软疣（风热外袭型）**。症见：搔抓后红肿疼痛，伴口渴，小便红赤，大便干结，舌红、苔薄黄，脉浮数。

【临证加减】声音嘶哑者加石菖蒲 15g。

【疗效】经随访 6 个月到 1 年，本组 59 例中，治愈 43 例，好转 15 例。

【来源】江永忠．中西医结合治疗咽喉部传染性软疣 4 例．湖南中医杂志，2004，20（5）：31 – 32

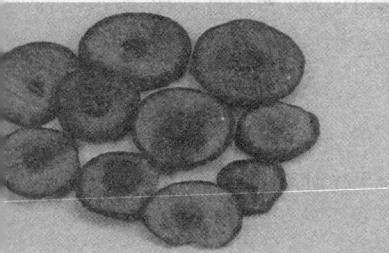

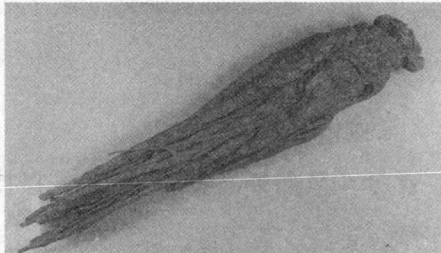

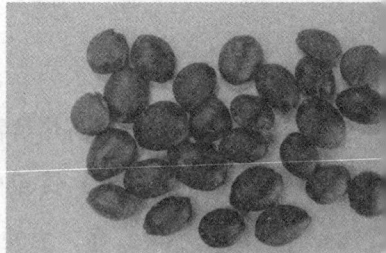

第十三章
性病后综合征

性病后综合征（Post STD Syndrome）是指淋病、尖锐湿疣、梅毒、非淋菌性尿道炎等性传播疾病患者经正规治疗后已达到临床和实验室痊愈，仍自身感觉有诸多不适症状。国外报道较少，目前国内此类患者较多，且对该病的命名尚不统一，其他命名如"性病性尿道炎后综合征"、"性病过治综合征"等；某一疾病引起的如"淋病后综合征"、"淋病及非淋菌性尿道炎后综合征"等。命名各有偏重，但病证相似，可同步参考用方。

中医学认为本病总与患者余邪未清，七情内伤，正气虚损有关，证候特点热、郁、瘀、虚。

中青年患者病程短，抗生素用量较少者主要表现为湿热下注与肝气郁结型；中年患者为气滞血瘀与心脾两虚型；老年患者病程长且抗生素用量大者多表现为肝肾阴虚或脾肾阳虚；女性患者则表现为肝郁气滞与气滞血瘀型。多予清肝利胆、理气化痰、活血化瘀、调理心脾、滋补肝肾等辨证施治。

导赤清心汤

　　鲜生地 18g　茯神 6g　细木通 4.5g　麦冬 6g　牡丹皮 6g　淡竹叶 4.5g　莲子心 2g　益元散 9g

【用法】水煎服，每天 2 次，每日 1 剂。

【功效】清利湿热，导火下行。

【适应证】**性病后综合征（心火亢盛型）**。性传播疾病已行正规治疗，实验室检查阴性。症见：尿道烧灼感，晨起尿道口有少许分泌物，女患者则白带增多，阴道不适，头晕、耳鸣，心烦不寐，乏力，腰酸等。

【临证加减】若尿道或阴道不适，白带增多，舌红苔黄者，加川黄柏、栀子；心烦不寐，头晕者，加知母、远志、酸枣仁；腰痛、腰酸乏力者，加山茱萸、枸杞子、泽泻等。

【疗效】以本方治疗性病后综合征 28 例，结果痊愈 7 例（各种症状基本消失），好转 18 例（大部分症状消失），无效 3 例（大部分症状未消失或加重），总有效率 89%。最短服药 2 周，最长 4 周。

【来源】张婉成，蔡凯. 导赤清心汤治疗性病后综合征 28 例初探. 光明中医杂志，1995，（2）：39－40

八正散加味

　　瞿麦　萹蓄　车前子　大黄　焦栀子　灯心草　滑石（包煎）穿山甲各 10g　王不留行 15g　木通　甘草各 6g

【用法】水煎服，每天 2 次，每日 1 剂。

服药后取渣再煎外用熏洗外阴，温度适宜后坐浴 20 分钟；病情重者可给予微波治疗，并结合心理疏导；共 14 天为 1 个疗程，连用 2~3 个疗程。

【功效】清利湿热，活血化瘀。

【适应证】**男性尿道炎后综合征（湿热下注型）**。淋病及非淋菌性尿道炎病史，性病常规治疗后，经淋球菌涂片化验、前列腺常规镜检、衣原体与支原体检测均无阳性发现。症见：骨盆区、耻骨上或会阴部疼痛不适，部分患者有尿频、尿急、排尿不畅或灼热、刺痛等尿道刺激征，伴有失眠、头晕、性欲减退。

西药：局部疼痛明显者，予多虑平片25mg，每日3次；排尿不畅、尿频、尿急者，予坦洛新（哈乐）片0.2mg，每日1次。

【临证加减】若疼痛较甚，瘀血明显者，加桃仁、红花各10g；肝肾不足、腰膝酸软者，加杜仲、女贞子各10g；失眠、头晕者，加酸枣仁15g。

【疗效】以本方治疗26例，结果治愈8例（临床症状消失，肛门指诊前列腺无压痛，大小基本正常），有效11例（临床症状明显好转），无效7例（治疗前后症状和检查无改善），总有效率为73.07%。

【来源】郭志飞，杨美霞. 中西医结合治疗男性尿道炎后综合征26例. 浙江中医杂志，2003，（4）：160

🪷 清前汤加减

红藤30g　萆薢10g　虎杖15g　沙苑子15g　菟丝子15g　乌药10g　红花10g　甘草3g

【用法】水煎服，每天2次，每日1剂，连用10天。

西药：抗生素治疗，交沙霉素0.2g，左氧氟沙星0.1g，均每日2次，口服。对两者均不敏感者，采用复方新诺明2片，多西环素0.1g，均每天2次，口服。可连用10天。

【功效】清热利湿，解毒化瘀。

【适应证】**性病后前列腺炎（湿热蕴结型）**。症见：均有性病病史，全部接受抗生素或其他相关治疗，效果不明显或复发，表现不同程度的前列腺压痛，尿频、尿急、尿痛，或有浆液性或稀薄性分泌物，小便变细、排尿不畅，有异味，或尿道口瘙痒。

【临证加减】若气滞者，加川楝子10g、香附10g、荔枝核10g、延胡索10g；瘀血重者，加赤芍15g、丹参15g、莪术6g、土鳖虫6g、三棱6g；湿热偏甚者，加黄柏 10g、栀子 10g、车前子 10g；疼痛明显者，加蜈蚣 1 条、全蝎 3g；肾虚者，加淫羊藿 10g、杜仲 10g、续断 10g、肉苁蓉 10g；脾虚者，加薏苡仁 30g、黄芪 18g、白术 15g、茯苓 15g。

【疗效】以本方治疗性病后前列腺炎 57 例，结果痊愈 26 例（自觉症状消失，B 超检查前列腺形态结构正常），显效 20 例（自觉症状基本消失，B 超检查接近正常），有效 8 例（自觉症状好转），无效 3 例（自觉症状无好转或加重），总有效率 94.7%。

【来源】王图超 . 中西医结合治疗性病后前列腺炎 57 例 . 中国实验方剂学杂志，2011，17（13）：237－238

龙胆泻肝汤加减

龙胆草 10g 黄芩 10g 苦参 10g 泽泻 10g 车前子 10g 木通 10g 当归 10g 生地 10g 萹蓄 10g 瞿麦 10g 土茯苓 30g

【用法】水煎服，每天 2 次，每日 1 剂，3 周为 1 个疗程。

【功效】清泻肝胆湿热。

【适应证】**性病后综合征（肝胆湿热型）**。症见：均有明确性病史，自觉阴部潮湿、灼热、瘙痒，会阴部胀满不适，小便黄，大便黏滞不爽，舌红、苔黄腻，脉滑数。专科检查：男性阴茎无红肿，尿道口无脓性或清稀分泌物，少数患者前列腺轻度肿大；女性多无异常，少数有阴道内轻度充血。

【疗效】以本方治疗性病后综合征 23 例，结果痊愈 9 例（患者自我评价症状消失），有效 12 例（症状有明显消退），无效 2 例（症状有一定消退或明显消退），总有效率为 91.3%。

【来源】李元文，张丰川，周德瑛 . 中医辨证治疗性病后综合征初探 . 北京中医药大学学报，2000，23（5）：66

逍遥散加减

柴胡 10g 郁金 10g 丹参 30g 紫苏子 10g 陈皮 10g 半夏 10g

浙贝母 20g　厚朴 10g　佩兰 30g　当归 10g　香附 10g

【用法】水煎服，每天 2 次，每日 1 剂，3 周为 1 个疗程。

【功效】理气化痰。

【适应证】**性病后综合征（气滞痰阻型）**。症见：均有明确性病史，吞咽不畅，自觉梗阻在喉，胸闷憋气，或有性交痛，月经不调，舌胖大、苔黄腻，脉弦滑。专科检查：男性阴茎无红肿，尿道口无脓性或清稀分泌物，少数患者前列腺轻度肿大；女性多无异常，少数有阴道内轻度充血。

【疗效】以本方治疗性病后综合征 5 例，结果痊愈 2 例（患者自我评价症状消失），有效 3 例（症状有明显消退），无效 0 例（症状有一定消退或明显消退），总有效率为 100%。

【来源】李元文，张丰川，周德瑛. 中医辨证治疗性病后综合征初探. 北京中医药大学学报，2000，23（5）：66

🪷 血府逐瘀汤加减

当归 30g　川芎 10g　赤芍 10g　红花 10g　桃仁 10g　柴胡 10g
枳壳 10g　蒲黄（包煎）10g　五灵脂 10g

【用法】水煎服，每天 2 次，每日 1 剂，3 周为 1 个疗程。

【功效】活血化瘀，理气止痛。

【适应证】**性病后综合征（气滞血瘀型）**。症见：均有明确性病史，腰痛如刺，腹痛腹胀，痛处拒按，性交痛，女子闭经，舌暗，脉涩。专科检查：男性阴茎无红肿，尿道口无脓性或清稀分泌物，少数患者前列腺轻度肿大；女性多无异常，少数有阴道内轻度充血。

【疗效】以本方治疗性病后综合征 6 例，结果痊愈 2 例（患者自我评价症状消失），有效 3 例（症状有明显消退），无效 1 例（症状有一定消退或明显消退），总有效率为 83.3%。

【来源】李元文，张丰川，周德瑛. 中医辨证治疗性病后综合征初探. 北京中医药大学学报，2000，23（5）：66

归脾汤加减

当归 10g　川芎 10g　党参 10g　赤芍 10g　黄芪 10g　白术 10g　茯苓 20g　酸枣仁 30g　百合 30g　珍珠母 30g　煅龙骨牡蛎（先煎）各 30g

【用法】水煎服，每天 2 次，每日 1 剂，3 周为 1 个疗程。

【功效】益气养血，调理心脾。

【适应证】**性病后综合征（心脾两虚型）**。症见：均有明确性病史，食欲不佳，疲乏无力，小腹隐痛，心悸，自汗，面色苍白，排尿不适，厌恶过性生活，舌淡、苔白，脉虚。专科检查：男性阴茎无红肿，尿道口无脓性或清稀分泌物，少数患者前列腺轻度肿大；女性多无异常，少数有阴道内轻度充血。

【疗效】以本方治疗性病后综合征 10 例，结果痊愈 2 例（患者自我评价症状消失），有效 6 例（症状有明显消退），无效 2 例（症状有一定消退或明显消退），总有效率为 80.0%。

【来源】李元文，张丰川，周德瑛. 中医辨证治疗性病后综合征初探. 北京中医药大学学报，2000，23（5）：66

六味地黄汤加减

生地 20g　女贞子 30g　何首乌 10g　旱莲草 10g　山茱萸 10g　牡丹皮 10g　车前子 10g　山药 10g

【用法】水煎服，每天 2 次，每日 1 剂，3 周为 1 个疗程。

【功效】滋补肝肾。

【适应证】**性病后综合征（肝肾不足型）**。症见：均有明确性病史，五心烦热，腰膝酸软，厌恶性生活，月经量少，舌红、苔少或花剥，脉细滑。专科检查：男性阴茎无红肿，尿道口无脓性或清稀分泌物，少数患者前列腺轻度肿大；女性多无异常，少数有阴道内轻度充血。

【疗效】以本方治疗性病后综合征4例,结果痊愈1例(患者自我评价症状消失),有效3例(症状有明显消退),无效0例(症状有一定消退或明显消退),总有效率为100%。

【来源】李元文,张丰川,周德瑛.中医辨证治疗性病后综合征初探.北京中医药大学学报,2000,23(5):66